Cuidados Paliativos na Prática Clínica em Tempos de COVID-19

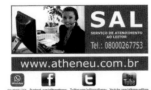

Cuidados Paliativos na Prática Clínica em Tempos de COVID-19

Daniel Battacini Dei Santi
Luciana Suelly Barros Cavalcante
Ednalda Maria Franck
Ricardo Tavares de Carvalho

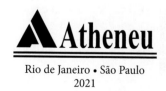

Rio de Janeiro • São Paulo
2021

EDITORA ATHENEU

São Paulo — Rua Avanhandava, 126 – 8º andar
Tel.: (11)2858-8750
E-mail: atheneu@atheneu.com.br
Rio de Janeiro — Rua Bambina, 74
Tel.: (21)3094-1295
E-mail: atheneu@atheneu.com.br

CAPA: Equipe Atheneu
PRODUÇÃO EDITORIAL/DIAGRAMAÇÃO: Villa d'Artes
IMAGENS DAS ABERTURAS DAS SEÇÕES E FINAL DO LIVRO: André François

CIP-BRASIL. CATALOGAÇÃO NA PUBLICAÇÃO
SINDICATO NACIONAL DOS EDITORES DE LIVROS, RJ

C973

Cuidados paliativos na prática clínica em tempos de covid-19 / editores Daniel Battacini Dei Santi ... [et al.]. - 1. ed. - Rio de Janeiro : Atheneu, 2021.
288 p. : il. ; 21 cm.

ISBN 978-65-5586-218-8

1. COVID-19 (Doenças). 2. Infecção por coronavírus. 3. Infecção por coronavírus - Diagnóstico. 4. Infecção por coronavírus - Tratamento. 5. Cuidados paliativos. I. Santi, Daniel Battacini Dei.

21-71118
CDD: 614.592414
CDU: 616.98:578.834

Camila Donis Hartmann – Bibliotecária – CRB-7/6472
20/05/2021   21/05/2021

DEI SANTI, D. B.; CAVALCANTE, L. S. B.; FRANCK, E. M.; CARVALHO, R. T.
Cuidados Paliativos na Prática Clínica em Tempos de COVID-19

© Direitos reservados à EDITORA ATHENEU – Rio de Janeiro, São Paulo, 2021

Sobre os editores

Daniel Battacini Dei Santi

    Médico Assistente do Núcleo Técnico Científico em Cuidados Paliativos do Hospital das Clínicas da Faculdade de Medicina da Universidade de São Paulo (HCFMUSP). Diretor Executivo do Grupo de Estudos em Cuidados Paliativos da Sociedade de Cardiologia do Estado de São Paulo (SOCESP). Doutorando na área de Cardiologia e Cuidados Paliativos pela Faculdade de Medicina da Universidade de São Paulo (FMUSP). Título de Especialista em Cardiologia pela Sociedade Brasileira de Cardiologia (SBC) e em Terapia Intensiva pela Associação de Medicina Intensiva Brasileira (AMIB). Especialista em Medicina Paliativa pelo Instituto Paliar. Especialista em Cardiologia pelo Instituto do Coração do Hospital das Clínicas da Faculdade de Medicina da Universidade de São Paulo (InCor-HCFMUSP). Residência de Clínica Médica e graduado em Medicina pela Universidade Estadual de Campinas (Unicamp).

Luciana Suelly Barros Cavalcante

    Psicóloga responsável da unidade de internação em Cuidados Paliativos do Hospital das Clínicas da Faculdade de Medicina da Universidade de São Paulo (HCFMUSP). Preceptora da Residência Multiprofissional em Saúde do Idoso em Cuidados Paliativos do HCFMUSP. Especialista em Psicologia Hospitalar pelo HCFMUSP. Aperfeiçoamento em Cuidados Paliativos pelo Instituto Paliar. Docente-Coordenadora no Instituto Paliar, disciplina Abordagem Psicossocial em Cuidados Paliativos. Graduada em Psicologia pela Universidade Nove de Julho (Uninove).

Ednalda Maria Franck

    Enfermeira Assistente do Núcleo Técnico Científico em Cuidados Paliativos do Hospital das Clínicas da Faculdade de Medicina da Universidade de São Paulo (HCFMUSP). Mestre e Estomaterapeuta pela Escola de Enfermagem da Universidade de São Paulo (EE-USP). Especialista em Cuidados Paliativos pelo Instituto Paliar. Vice-Presidente da Academia Nacional de Cuidados Paliativos – Estadual São Paulo (ANCP-SP).

Ricardo Tavares de Carvalho

Doutor em Ciências e Professor Colaborador da Faculdade de Medicina da Universidade de São Paulo (FMUSP). Coordenador do Núcleo Técnico Científico em Cuidados Paliativos do Hospital das Clínicas da Faculdade de Medicina da Universidade de São Paulo (HCFMUSP). Supervisor da Residência Médica de Medicina Paliativa do HCFMUSP. Coordenador Técnico do Programa de Residência Multiprofissional em Saúde do Idoso e Cuidados Paliativos do HCFMUSP. Diretor do Instituto Paliar.

Sobre os colaboradores

Amanda Celeste Gonçalves Campos – Auxiliar de Ensino do Curso de Medicina da Pontifícia Universidade Católica (PUC-SP). Especialista em Medicina Paliativa pelo Hospital das Clínicas da Faculdade de Medicina da Universidade de São Paulo (HCFMUSP). Especialista em Clínica Médica pela Universidade Estadual de Campinas (Unicamp). Graduada em Medicina pela Pontifícia Universidade Católica de São Paulo PUC-SP.

Ana Beatriz Brandão dos Santos – Membro do Núcleo Técnico Científico em Cuidados Paliativos do Hospital das Clínicas da Faculdade de Medicina da Universidade de São Paulo (HCFMUSP). Supervisora do Programa de Residência Multiprofissional em Saúde do Idoso em Cuidados Paliativos do HCFMUSP. Aperfeiçoamento em Cuidados Paliativos pelo Instituto Paliar. Mestre em Psicologia pela Universidade de São Paulo (USP). Especialista em Psicologia Hospitalar pelo Instituto do Coração do Hospital das Clínicas da Faculdade de Medicina da Universidade de São Paulo (InCor-HCFMUSP). Membro do Laboratório de Estudos sobre a Morte do Instituto de Psicologia da Universidade de São Paulo (IPUSP). Psicóloga formada pelo IPUSP.

Ana Carolina Porrio de Andrade – Diretora Executiva do Departamento de Odontologia da Sociedade de Cardiologia do Estado de São Paulo (SOCESP). Cirurgiã-Dentista do Hospital das Clínicas da Faculdade de Medicina da Universidade de São Paulo (HCFMUSP). Núcleo Técnico Científico em Cuidados Paliativos do HCFMUSP. Cirurgiã-Dentista da Seção de Odontologia do Instituto Dante Pazzanese de Cardiologia (IDPC). Preceptora do Programa de Residência Multiprofissional em Saúde do Idoso em Cuidados Paliativos do HCFMUSP.

Andressa de Souza Peixinho – Enfermeira Assistencial no Hospital Premier. Especialista em Cuidados Paliativos pelo Programa de Residência Multiprofissional em Saúde do Idoso e Cuidados Paliativos do Hospital das Clínicas da Faculdade de Medicina da Universidade de São Paulo (HCFMUSP). Graduada em Enfermagem pela Escola de Enfermagem da Universidade de São Paulo (EEUSP).

Arabella Claudine Soares de Freitas – Especialista em Medicina Paliativa pelo Hospital das Clínicas da Faculdade de Medicina da Universidade de São Paulo (HCFMUSP). Especialista em Neurologia pela Universidade Federal de Uberlândia (UFU). Médica graduada pelo Centro Universitário de Patos de Minas (UNIPAM).

Beatriz dos Santos Thimóteo – Médica Preceptora de Cuidados Paliativos na Faculdade de Medicina de Catanduva (Fameca). Especialista em Medicina Paliativa pelo Hospital das Clínicas da Faculdade de Medicina da Universidade de São Paulo (HCFMUSP). Especialista em Clínica Médica pela Fameca. Graduada em Medicina pela Fameca.

Bianca Fatel Luciano – Enfermeira Assistente da Equipe de Interconsulta em Cuidados Paliativos pela Palivida. Especialista em Cuidados Paliativos pelo programa de Residência Multiprofissional em Saúde do Idoso e Cuidados Paliativos do Hospital das Clínicas da Faculdade de Medicina da Universidade de São Paulo (HCFMUSP). Graduada em Enfermagem pela Escola de Enfermagem de Ribeirão Preto da Universidade de São Paulo (EERP-USP).

Breno Milbratz de Castro – Especialista em Acupuntura pelo Hospital das Clínicas da Faculdade de Medicina da Universidade de São Paulo (HCFMUSP). Pós-Graduando em Medicina do Estilo de Vida pelo Hospital Israelita Albert Einstein (HIAE). Graduado em Medicina pela Escola de Medicina da Santa Casa de Vitória (Emescam).

Bruna Mezan Algranti – Médica Assistente da Unidade de Internação do Núcleo Técnico Científico em Cuidados Paliativos Hospital das Clínicas da Faculdade de Medicina da Universidade de São Paulo (HCFMUSP). Título de Especialista em Geriatria pela Sociedade Brasileira de Geriatria e Gerontologia (SBGG).

Caio Barretto Anunciação – Médico Preceptor do Programa de Residência de Clínica Médica – Hospital das Clínicas da Faculdade de Medicina da Universidade de São Paulo (HCFMUSP). Residência em Clínica Médica – Ano Adicional – HCFMUSP. Especialista em Clínica Médica – Hospital Ipiranga. Pós-Graduado em Saúde da Família – Universidade Federal de Ciências da Saúde de Porto Alegre – RS (UFCSPA). Graduado em Medicina pela Universidade Federal de Sergipe (UFS).

Carine dos Santos Souza – Enfermeira especialista em Cuidados Paliativos pelo Programa de Residência Multiprofissional em Saúde do Idoso e Cuidados Paliativos do Hospital das Clínicas da Faculdade de Medicina da Universidade de São Paulo (HCFMUSP). Graduada em Enfermagem pela Universidade Federal do Recôncavo da Bahia (UFRB).

Sobre os colaboradores

Carla Rafaela de Oliveira – Enfermeira residente do programa multiprofissional em Saúde do Idoso em Cuidados Paliativos pelo Hospital das Clínicas da Faculdade de Medicina da Universidade de São Paulo (HCFMUSP). Graduada em Enfermagem pelo Centro Universitário Faculdade de Medicina do ABC (FMABC).

Carlos Henri Gomes Filho – Pós-Graduado em Medicina Legal pela Faculdade de Medicina da Universidade de São Paulo (FMUSP). Graduado em Medicina pela Faculdade de Medicina de Ribeirão da Universidade de São Paulo (FMRP-USP).

Douglas Henrique Crispim – Médico Geriatra pela Santa Casa de São Paulo Sociedade Brasileira de Geriatria e Gerontologia (AMB-SBGG). Presidente da Academia Nacional de Cuidados Paliativos (ANCP). Médico do Núcleo Técnico Científico em Cuidados Paliativos do Hospital das Clínicas da Faculdade de Medicina da Universidade de São Paulo (HCFMUSP). Fundador e Líder do Instituto Brasileiro de Comunicação em Saúde (IBCS). Diretor da Associação Sênior de Apoio à Saúde Grupo (Asas). Doutorado na temática dos Cuidados Paliativos pelo Departamento de Moléstias Infecciosas do HCFMUSP.

Fernanda Parra dos Anjos – Psicóloga Residente do Programa de Saúde do Idoso em Cuidados Paliativos pelo Hospital das Clínicas da Faculdade de Medicina da Universidade de São Paulo (HCFMUSP). Graduada em Psicologia pela Universidade de São Paulo (USP).

Fernando Salles Rodrigues Greco – Especialista em Medicina Paliativa pelo Hospital das Clínicas da Faculdade de Medicina da Universidade de São Paulo (HCFMUSP). Especialista em Clínica Médica pelo Hospital Nossa Senhora da Conceição – Associação Congregação Santa Catarina (HNSC – ACSC). Graduado em Medicina pela Universidade Federal do Rio Grande (Furg).

Gabrielle Trofa – Estudante de Medicina da Faculdade de Medicina da Universidade de São Paulo (FMUSP). *Research Intern.* na Harvard School of Public Health (2019). Diretora do Projeto Bandeira Científica da Universidade São Paulo (USP). Diretora da Liga de Oncologia. Professora de Química no cursinho pré-vestibular Medensina.

Gisela Biagio Llobet – Médica Assistente das equipes de Cuidados Paliativos do Hospital Alemão Oswaldo Cruz (HAOC) e do Hospital 9 de Julho. Complementação especializada em Cuidados Paliativos pelo Hospital das Clínicas da Faculdade de Medicina da Universidade de São Paulo (HCFMUSP). Residência em Clínica Médica pela Faculdade de Medicina da Universidade de São Paulo (FMUSP). Graduada em Medicina pela FMUSP. Graduação em Biomedicina pela Universidade Federal do Rio Grande do Sul (UFRGS).

Giulia Medeiros Guidoni – Médica com complementação especializada em Cuidados Paliativos pelo Hospital das Clínicas da Faculdade de Medicina da Universidade de São Paulo (HCFMUSP). Especialização em Clínica Médica pela Irmandade da Santa Casa de Misericórdia de São Paulo com título de especialista em Clínica Médica pela Associação Médica Brasileira (AMB) e Sociedade Brasileira de Clínica Médica (SBCM). Graduada em Medicina na Faculdade de Ciências Médicas de Santos (FCMS).

Gustavo Ryo Morioka – Pós-Graduando em Acupuntura pela Faculdade de Medicina da Universidade de São Paulo (FMUSP). Graduado em Medicina pela Faculdade de Medicina do ABC (FMABC).

Henrique Gonçalves Ribeiro – Médico Psiquiatra e Psicoterapeuta do Núcleo de Cuidados Paliativos do Hospital das Clínicas da Faculdade de Medicina da Universidade de São Paulo (HCFMUSP) e do Hospital Sírio-Libanês (HSL).

Isabella Bordim Rosa – Médica Assistente da Unidade de Internação de Cuidados Paliativos COVID – Hospital das Clínicas da Faculdade de Medicina da Universidade de São Paulo (HCFMUSP). Residência em Medicina Paliativa pelo HCFMUSP e em Clínica Médica no Hospital Municipal Pimentas Bonsucesso (HMPB). Graduação pelo Centro Universitário São Camilo.

Juliana Yu Ribeiro Toyoda – Psicóloga Residente do Programa Multiprofissional em Saúde do Idoso em Cuidados Paliativos do Hospital das Clínicas da Faculdade de Medicina da Universidade de São Paulo (HCFMUSP). Graduada em Psicologia pela Universidade São Paulo (USP).

Juraci Aparecida Rocha – Médica Intensivista com área de atuação em Medicina Paliativa. Médica Assistente do Núcleo Técnico Científico em Cuidados Paliativos Hospital das Clínicas da Faculdade de Medicina da Universidade de São Paulo (HCFMUSP). Coordenadora do Núcleo de Cuidados Paliativos do Hospital Cruz Azul. Doutora em Ciências da Saúde pela Faculdade de Medicina da Universidade de São Paulo (FMUSP).

Lara Cruvinel Barbosa – Psicóloga Especialista em Cuidados Paliativos pelo Programa de Residência Multiprofissional em Saúde do Idoso e Cuidados Paliativos do Hospital das Clínicas da Faculdade de Medicina da Universidade de São Paulo (HCFMUSP). Graduada em Psicologia pela Universidade Estadual Paulista (UNESP).

Sobre os colaboradores

Letícia Macedo Castelo Branco – Médica com complementação especializada em Cuidados Paliativos pelo Hospital das Clínicas da Faculdade de Medicina da Universidade de São Paulo (HCFMUSP). Geriatra pelo Hospital Universitário da Universidade Federal do Piauí (HU-UFPI). Especialista em Clínica Médica pelo Hospital Universitário Presidente Dutra (HUUFMA).

Letícia Santos de Carvalho – Psicóloga Residente do Programa Multiprofissional em Saúde do Idoso em Cuidados Paliativos do Hospital das Clínicas da Faculdade de Medicina da Universidade de São Paulo (HCFMUSP). Graduada em Psicologia pela Universidade Federal de Santa Catarina (UFSC).

Lis Magalhães Viana – Psicóloga especialista em Cuidados Paliativos pelo Programa de Residência Multiprofissional em Saúde do Idoso e Cuidados Paliativos do Hospital das Clínicas da Faculdade de Medicina da Universidade de São Paulo (HCFMUSP). Graduada em Psicologia pela Universidade Salvador – Campus Costa Azul (UNIFACS).

Luis Alberto Saporetti – Médico Geriatra no Hospital das Clínicas da Faculdade de Medicina da Universidade de São Paulo (HCFMUSP). Área de Atuação em Medicina Paliativa (AMB). Membro da Especialização em Cuidados Paliativos do Hospital Sírio-Libanês (HSL). Membro do Corpo Docente do Instituto Paliar. Especialista em Psicologia Junguiana e Abordagem Corporal Instituto Sedes Sapientiae. Sócio-Proprietário da InSpiritus Saúde e Espiritualidade.

Luiz Adriano Teixeira do Rego Barros – Cirurgião-Dentista especialista em Cuidados Paliativos pelo Programa de Residência Multiprofissional em Saúde do Idoso e Cuidados Paliativos do Hospital das Clínicas da Faculdade de Medicina da Universidade de São Paulo (HCFMUSP). Especialista em Pacientes com Necessidades Especiais pelo HCFMUSP. Graduado em Odontologia pela Universidade Santo Amaro (Unisa).

Márcio Veronesi Fukuda – Médico do Núcleo Técnico Científico em Cuidados Paliativos do Hospital das Clínicas da Faculdade de Medicina da Universidade de São Paulo (HCFMUSP) e do Grupo de Cuidados de Suporte do Hospital Municipal Vila Santa Catarina/RS. Hospital Israelita Albert Einstein (HIAE). Especialização em Cuidados Paliativos pelo Instituto Pallium Latinoamérica. Especialista em Clínica Médica pela Sociedade Brasileira de Clínica Médica (SBCM).

Maria Fernanda Ferreira Angelo – Especialista em Terapia Intensiva, Gerenciamento em Enfermagem pelo Centro Universitário São Camilo e Estomaterapia pela Centro Universitário Faculdade de Medicina do ABC (FMABC). Aperfeiçoamento em Cuidados Paliativos pelo Instituto Paliar. Membro do Núcleo Técnico Científico em Cuidados Paliativos do Hospital das Clínicas da Faculdade de Medicina da Universidade de São Paulo (HCFMUSP). Preceptora de Enfermagem do Programa de Residência Multiprofissional em Saúde do Idoso em Cuidados Paliativos do HCFMUSP. Enfermeira graduada pela Universidade de Mogi das Cruzes (UMC).

Maria Luiza Ferreira da Silva – Fisioterapeuta Assistencial no Hospital Alemão Oswaldo Cruz (HAOC). Especialista em Cuidados Paliativos pelo Hospital das Clínicas da Faculdade de Medicina da Universidade de São Paulo (HCFMUSP). Graduada em Fisioterapia pela Universidade Estadual Paulista "Júlio de Mesquita Filho" (Unesp).

Mariana Cincerre Paulino – Especialista em Medicina Paliativa pelo Hospital das Clínicas da Faculdade de Medicina da Universidade de São Paulo (HCFMUSP). Especialista em Clínica Médica pela Escola Paulista de Medicina (EPM). Graduada em Medicina pela Faculdade de Medicina de Marília (Famema).

Mariana Motta Kinouchi – Fisioterapeuta Assistencial no Hospital Oswaldo Cruz. Especialista em Cuidados Paliativos pelo Hospital das Clínicas da Faculdade de Medicina da Universidade de São Paulo (HCFMUSP). Graduada em Fisioterapia pela Universidade de Ribeirão Preto (UNAERP).

Mariana Sarmet Smiderle Mendes – Cirurgiã-Dentista especialista em Cuidados Paliativos pelo Programa de Residência Multiprofissional em Saúde do Idoso e Cuidados Paliativos do Hospital das Clínicas da Faculdade de Medicina da Universidade de São Paulo (HCFMUSP). Graduada em Odontologia pela Universidade de Taubaté (Unitau).

Marina Guimarães Oliveira Marques – Médica Preceptora do Programa de Residência em Medicina Paliativa do Hospital das Clínicas da Faculdade de Medicina da Universidade de São Paulo (HCFMUSP). Especialista em Medicina Paliativa pelo HCFMUSP. Especialista em Medicina de Família e Comunidade pela Fundação Estatal de Saúde da Família (FESF-FIOCRUZ). Graduada em Medicina pela Escola de Medicina e Saúde Pública (Bahiana).

Sobre os colaboradores

Mônica Estuque Garcia de Queiroz – Terapeuta Ocupacional graduada pela Faculdade de Medicina da Universidade de São Paulo (FMUSP). Pós-Graduação em Cuidados Paliativos pelo Instituto Palium Latinoamérica. Membro do Núcleo Técnico Científico em Cuidados Paliativos do Hospital das Clínicas da Faculdade de Medicina da Universidade de São Paulo (HCFMUSP). Coordenadora Pedagógica e Docente do Instituto Paliar. Vice-Coordenadora do Programa de Residência Multiprofissional em Saúde do Idoso em Cuidados Paliativos e Membro do Comitê Executivo da Liga de Cuidados Paliativos do HCFMUSP.

Natacha Silva Moz – Enfermeira especialista em Cuidados Paliativos pelo Programa de Residência Multiprofissional em Saúde do Idoso e Cuidados Paliativos do Hospital das Clínicas da Faculdade de Medicina da Universidade de São Paulo (HCFMUSP). Especialista em Oncologia pelo Programa de Residência em Atenção ao Câncer do Hospital de Câncer de Barretos (HA). Graduada em Enfermagem pela Faculdade de Medicina de Botucatu (UNESP).

Rayssa Peixoto Accioly Soares – Cirurgiã-Dentista Residente no Programa Multiprofissional em Saúde do Idoso e Cuidados Paliativos do Hospital das Clínicas da Faculdade de Medicina da Universidade de São Paulo (HCFMUSP). Residência em Atenção ao Câncer pelo Hospital de Câncer de Barretos (HA). Graduada em Odontologia pela Universidade de Pernambuco (Upe).

Renato Tommasiello Hungria – Fisioterapeuta Residente do Programa Multiprofissional em Saúde do Idoso em Cuidados Paliativos do Hospital das Clínicas da Faculdade de Medicina da Universidade de São Paulo (HCFMUSP). Graduado em Fisioterapia pela Universidade São Paulo (USP).

Rogério Adriano Abe – Especializado em Cuidados Paliativos pelo Instituto Paliar. Especializado em Fisioterapia Hospitalar pelo Hospital de Base de São José do Rio Preto (HB). Bacharelado em Fisioterapia pela Universidade Estadual Paulista (Unesp) de Presidente Prudente.

Sérgio Seiki Anagusko – Médico do Núcleo Técnico Científico em Cuidados Paliativos do Hospital das Clínicas da Faculdade de Medicina da Universidade de São Paulo (HCFMUSP). Médico do Projeto de Cuidados Paliativos do Programa de Apoio ao Desenvolvimento Institucional do Sistema Único de Saúde (PROADI-SUS) pelo Hospital Sírio-Libanês (HSL). Diretor Científico Médico da Associação Nacional de Cuidados Paliativos – Estadual São Paulo (ANCP-SP). Residência em Medicina Paliativa pelo HCFMUSP. Residência em Clínica Médica pelo Hospital das Clínicas de Ribeirão Preto (FMRP).

Simone Henriques Bisconsin Torres – Médica Geriatra e Paliativista pelo Hospital das Clínicas da Faculdade de Medicina da Universidade de São Paulo (HCFMUSP). especialização em Cuidados Paliativos pelo Instituto Pallium Latinoamérica e Instituto Paliar. Titulada pela Academia Nacional de Cuidados Paliativos (ANCP), Associação Médica Brasileira (AMB) e Sociedade Brasileira de Geriatria e Gerontologia (SBGG). Coordenadora do Ambulatório de Cuidados Paliativos do HCFMUSP. Doutoranda em Cuidados Paliativos.

Sumatra Melo da Costa Pereira Jales – Doutora em Ciências pelo Programa Neurologia da Faculdade de Medicina da Universidade de São Paulo (FMUSP). Coordenadora da Especialização em Dor Orofacial do Hospital das Clínicas da Faculdade de Medicina da Universidade de São Paulo (HCFMUSP). Cirurgiã-Dentista da Divisão de Odontologia e do Núcleo Técnico Científico de Cuidados Paliativos do HC/FMUSP. Supervisora da área da Odontologia da Residência Multiprofissional Saúde do Idoso em Cuidados Paliativos da FMUSP. Professora dos Cursos de Aperfeiçoamento e Especialização em Cuidados Paliativos do Instituto Paliar.

Wanessa Venturelli Rebuitti – Cirurgiã-Dentista especialista em Cuidados Paliativos pelo Programa de Residência Multiprofissional em Saúde do Idoso e Cuidados Paliativos do Hospital das Clínicas da Faculdade de Medicina da Universidade de São Paulo (HCFMUSP), especialista em Dor Orofacial e Disfunção Temporomandibular e habilitada em Odontologia Hospitalar pelo HCFMUSP. Graduada em Odontologia pela Universidade Braz Cubas (UBC).

Yasmin Oliveira Dias – Psicóloga especialista em Cuidados Paliativos pelo Programa de Residência Multiprofissional em Saúde do Idoso e Cuidados Paliativos do Hospital das Clínicas da Faculdade de Medicina da Universidade de São Paulo (HCFMUSP). Graduada em Psicologia pela Pontifícia Universidade Católica de Minas Gerais (PUC-MG).

Zenon Ribeiro Castelo Branco – Cirurgião-Dentista, Residente no Programa Multiprofissional em Saúde do Idoso e Cuidados Paliativos do Hospital das Clínicas da Faculdade de Medicina da Universidade de São Paulo (HCFMUSP). Graduado em Odontologia pela Centro Universitário (Unifacid) – Wyden.

Apresentação

A pandemia da COVID-19 atravessou os oceanos e chegou a todas as partes do mundo, interferindo na vida das pessoas de uma maneira sem precedentes e em todos os estratos da sociedade, mudando o modo de ser, de se comportar, de adoecer, de cuidar e de morrer. Com o Brasil não foi diferente! Toda a população foi atingida, tanto de maneira direta, com milhares de mortos e milhões de infectados, quanto indireta, pelo reflexo da pandemia nas rotinas, na política, na economia, no lazer, entre outros âmbitos da vida.

O Hospital das Clínicas da Faculdade de Medicina da Universidade de São Paulo – instituição tradicional e de referência nacional e internacional em assistência, ensino e pesquisa – realizou uma grande mobilização para auxiliar no enfrentamento à crise humanitária e sanitária que emergia.

Os Cuidados Paliativos, forma mundialmente reconhecida de cuidar de pacientes com enfermidades graves ou ameaçadoras à vida, mostraram-se fundamentais também no cenário desencadeado pela pandemia. Contudo, por se tratar de uma doença até então desconhecida, houve a necessidade de aprendizado e adaptação dos conceitos e das práticas já realizados a essa nova realidade. Uma missão e um desafio de proporções incomparáveis.

Este livro visa retratar o trabalho desenvolvido pelos profissionais do Núcleo Técnico Científico em Cuidados Paliativos do Hospital das Clínicas durante essa mobilização, trazendo as experiências vividas, deixando-as como legado desse período único em nossa história.

O livro está dividido em três seções. São três abordagens distintas, com seus próprios formatos e suas propostas, que complementam-se, justificam-se e dialogam entre si, para que, ao se unirem, possam permitir ao leitor adentrar em uma realidade nunca vista.

A primeira parte apresenta as bases do trabalho, os achados relevantes que diferenciam os Cuidados Paliativos no contexto da pandemia da prática clínica habitual, como se deu a organização do serviço, as estratégias criadas e utilizadas pelo grupo, os fundamentos técnicos e as referências literárias, bem como as dificuldades encontradas e os aprendizados adquiridos ao longo de meses de trabalho.

Na segunda parte do livro estão as vivências, capítulos que relatam as experiências com pacientes e familiares atendidos pela equipe de cuidados paliativos. Nessa seção, valorizam-se os aspectos biográficos e questões inerentes ao sofrer, desencadeados pela COVID-19, em 12 casos que ilustram a aplicação dos conceitos apresentados na seção anterior.

O livro se encerra com uma seção destinada ao olhar sobre o profissional de saúde, que frequentemente tem seu próprio sofrimento e cuidados negligenciados. Nessa parte, são discutidas as estratégias de abordagem ao profissional, trazendo a experiência do "Diário de Bordo", construído ao longo dos meses de trabalho na enfermaria de cuidados paliativos COVID-19.

Esperamos que esta obra sirva para evidenciar o papel dos Cuidados Paliativos como essencial na assistência à saúde, alçando essa abordagem ao expressivo reconhecimento das suas necessidades, proporcionando sua promoção, para que se dissemine e se torne uma prática universal.

Boa leitura!

Daniel Battacini Dei Santi

Prefácio à Seção I

"O que é mais original na nossa cidade é a dificuldade que se pode ter para morrer. Dificuldade, aliás, não é o termo exato: seria mais certo falar em desconforto. Nunca é agradável ficar doente, mas há cidades e países que nos amparam na doença e onde podemos, de certo modo, nos entregar. O doente precisa de carinho, gosta de se apoiar em alguma coisa."

A peste – Albert Camus

A pandemia de COVID-19, causada pelo novo coronavírus SARS-CoV-2, é indubitavelmente um desafio sem precedentes à saúde global. A princípio, a insegurança frente a um agente infeccioso ainda desconhecido, a rápida disseminação da infecção, a sua agressividade ao determinar doença grave e elevada mortalidade, a escassez de estratégias reconhecidamente eficazes de prevenção e controle, além da necessidade de adotar medidas de isolamento e distanciamento social geraram um ambiente de grande incerteza e apreensão.

Poucos meses após a sua descrição original na China, a epidemia atingiu o estado de São Paulo, exigindo ações efetivas de enfrentamento. Nesse cenário excepcional, o Hospital das Clínicas da Faculdade de Medicina da Universidade de São Paulo (HCFMUSP) mobilizou-se no início de 2020, colocando em ação um plano emergencial de resposta à crescente demanda assistencial. Passamos a acolher em larga escala pacientes acometidos pela COVID-19 com indicação de hospitalização, empenhando-nos para poder ofertar-lhes cuidado integral qualificado em enfermarias e unidades de terapia intensiva. A participação ativa das equipes multiprofissionais de diferentes especialidades foi fundamental para o sucesso da operação, que nos permitiu salvar vidas e aliviar o sofrimento de milhares de pacientes e suas famílias.

Cientes de nossa missão institucional, cabia-nos ainda compartilhar o aprendizado e a experiência aqui vividos de modo a contribuir para o aprimoramento da prática profissional em situações emergenciais dessa natureza. Nesse contexto, Ricardo Tavares de Carvalho e seus colaboradores ora nos brindam com **Cuidados Paliativos na Prática Clínica em Tempos de COVID-19**, obra inédita na literatura, que permite destacar o relevante papel dos profissionais atuantes em Cuidados Paliativos no cuidado integral às pessoas acometidas pela doença e a suas famílias.

Em sua primeira parte, o livro ilustra a experiência do Núcleo de Cuidados Paliativos do HCFMUSP no enfrentamento da pandemia. A partir da intensa vivência cotidiana no hospital ao longo do último ano e apoiados por literatura atualizada sobre o tema, os autores contextualizam a prática de cuidados paliativos no contínuo de cuidado prestado ao paciente e sua família, elaboram as ações empreendidas ao adaptar a prática dos cuidados paliativos a uma doença aguda potencialmente fatal, ressaltam a importância da atuação multiprofissional envolvendo diferentes áreas de formação em saúde e discutem os fundamentos bioéticos na tomada de decisão em saúde pautada no referencial dos direitos humanos. Os desafios da comunicação, elemento fundamental do cuidado em saúde, ainda mais em condições de isolamento e distanciamento social, são objeto de análise cuidadosa e inspiradora. Destaca-se, por fim, a particular atenção dedicada a intervenções práticas para o controle de sintomas, cuidado ao luto, mitigação do sofrimento familiar em situação de distanciamento de entes queridos e à continuidade da prática de cuidados paliativos a pacientes não infectados pelo coronavírus durante a pandemia.

Estou certo de que os leitores apreciarão esta obra. Nela, poderão reconhecer situações semelhantes às experimentadas por todos na prática da atenção à saúde, que poderão tomar como inspiração e encorajamento para prosseguir em sua missão de cuidar.

Aluisio Cotrim Segurado
Professor Titular de Infectologia da Faculdade de Medicina da Universidade de São Paulo (USP). Presidente do Conselho Diretor do Instituto Central do Hospital das Clínicas da Faculdade de Medicina da Universidade de São Paulo (HCFMUSP).

Prefácio à Seção II

"Curar a Veces, Aliviar a Menudo, Consolar Siempre"

Las historias clínicas que conforman esta segunda parte del libro componen un variado conjunto de ejemplos de lo que es el ejercicio profesional de la medicina. Si ésta tuviera como único objetivo la coración de los pacientes, su actividad acabaría siempre en fracaso, porque al final del proceso vital de toda persona, más tarde o más temprano, está la muerte. Negar ésta, no saber asumirla, es uno de los signos más evidentes de inmadurez psicológica y humana. Aprender a vivir es también aprender a sufrir y a morir. Esto puede parecer extraño en una cultura, como la actual, que si por algo se caracteriza por cerrar los ojos al sufrimiento, a la enfermedad y la muerte, en la ilusión vana de que la ciencia acabará no tardando el tiempo con todas las contingencias negativas de la vida, incluidas las enfermedades y nos hará inmortales. La crisis del coronavirus que estamos viviendo demuestra bien lo caro que se pagan estas ilusiones pueriles que nuestra civilización fomenta.

Ese modo de ver la vida, por más que nos pueda parecer extraño, no ha existido siempre. Es más, ha surgido en época relativamente reciente. Esto se advierte bien analizando el sentido de algunos de los términos que utilizamos a diario. Uno, el más frecuente en medicina, es el de curación. Procede de un verbo latino, *curare*, que en el latín clásico no significó curar técnica o médicamente sino "cuidar". Sucedió lo mismo en griego, donde el verbo *therapeúo* significó primariamente el cuidado o servicio de los dioses, de los seres humanos o de las cosas, y sólo a partir de ahí adquirió después el sentido técnico de terapéutica.

Recordar esto, por más que parezca elemental, es no solo conveniente sino incluso necesario. Porque sucede que el curar técnico puede hacer que acabemos olvidando el cuidar humano. Valga solo un ejemplo. El síntoma más ubicuo en medicina es sin duda el dolor. De ahí el apotegma clásico que dice: *divinum opus sedare dolorem* (aliviar el dolor es una obra divina). Y sin embargo la medicina no ha aliviado nunca de modo eficaz el dolor de sus pacientes. Una razón para no hacerlo me la enseñaron mis profesores cuando era estudiante de medicina. Shydenham, uno de los grandes clínicos del siglo XVII, impuso con su autoridad la tesis de que el dolor es un síntoma que avisa al médico de que algo va mal, razón por la que no conviene eliminarlo, ya que en caso contrario las consecuencias para el paciente podrían ser desastrosas. Y no ya en el siglo XVII, sino en el XX, Cicely Saunders, enfermera en el St. Thomas's Hospital de Londres durante los años de la Segunda Guerra Mundial, vivió espantada el dolor y sufrimiento de los solados que llegaban del frente para ser atendidos en el hospital. Fue allí donde se propuso buscar una solución al problema del dolor, a fin de mejorar la calidad de vida de los enfermos. El resultado, todos lo conocemos: Cecily Saunders revolucionó la práctica médica fundando los cuidados paliativos, que incluso hoy en día distan de estar debidamente implementados en la práctica médica.

Las historias clínicas que conforman esta segunda sección del libro son un buen ejemplo de cómo ejercer la medicina con suficiencia técnica y, a la vez, con calidad humana. El objetivo de la medicina no es solo curar sino también cuidar. O mejor, "curar a veces, aliviar a menudo, consolar siempre".

Diego Gracia Guillén

Doctor en Medicina, Catedrático Emérito de Historia de la Medicina y de Bioética en la Facultad de Medicina de la Universidad Complutense de Madrid. Miembro de las Reales Academias de Medicina y de Ciencias Morales y Políticas de España. Presidente del Patronato de la Fundación de Ciencias de la Salud.

Prefácio à Seção III

Nesta terceira parte do livro elaborado pelo Núcleo de Cuidados Paliativos do Hospital das Clínicas da Faculdade de Medicina da Universidade de São Paulo, serão abordados os "cuidados para com o cuidador", ou seja, para com toda a equipe de saúde e os funcionários a ela relacionados, em meio à pressão e à insegurança suscitadas pela pandemia.

Desdobra-se o painel delicado da pandemia exposta por quem a vê pelo lado de dentro dos hospitais, com a convivência diária e constante com os riscos em relação à própria saúde, o isolamento dos familiares e da sociedade em geral, as longas jornadas de trabalho e os resultados muitas vezes frustrantes diante de um patógeno sobre o qual tão pouco se conhece e que tanto surpreende ainda, apesar de todos os esforços realizados para o entender melhor.

Discute-se, então, a estratégia para abordar o problema aplicada pelo Núcleo, tecida com extremo cuidado e atenção, e posta em prática, ainda que em constante construção e aperfeiçoamento, para proteger não apenas a saúde física do cuidador, mas sua estrutura psicológica, existencial e até mesmo espiritual. Reuniões entre todos aqueles que, cada um em seu posto, presenciam diariamente tanta dor de pacientes e familiares, tentando paliá-la, são feitas e orientadas por profissionais da área da psicologia, buscando oferecer o suporte demandado, sobretudo "a força do grupo", de estreitar laços e compartilhar a dor, mas também de levar esperança, diluindo a carga individual em vários ombros.

A estratégia do "diário de bordo", por exemplo, é uma alternativa que conjuga duas armas de alta potência, que são a inteligência e o amor. Cada um desses profissionais, livremente, optou por deixar as suas impressões escritas para serem compartilhadas, sendo recebidas sem qualquer espírito crítico, mas com a firme vontade de trabalharem essa dor e angústia juntos, porque, como prega o dito popular, "estamos todos no mesmo barco". Trata-se de uma estratégia que recupera uma das ideias mais antigas da espécie humana, dos primeiros *Homo sapiens*, de enfrentarem as dificuldades com a força do grupo, alternativa que nos fez prevalecer como espécie e chegarmos até aqui. E que ainda nos levará muito longe, cada vez que lançarmos mão dela.

Entre os antigos soldados romanos, a instrução para o sucesso em uma batalha era de que o seu escudo protegesse o companheiro ao lado; assim, produziam-se muralhas de escudos encadeados, formando uma barreira intransponível ao ataque inimigo. Não é coincidência que a palavra coragem venha do latim *coraticum*, de *core* (coração). A estratégia de fortalecer o sentimento de grupo, de expor o seu coração em um diário para que ele seja compartilhado entre todos, de não poder ceder porque o seu escudo protege o companheiro ao lado, já venceu terríveis embates ao longo da história da humanidade.

Sei que agora o inimigo é diferente, desconhecido e malicioso, mas tampouco parecia conhecido e amigável ao *Sapiens* o último período glacial, com sua escassez de alimentos e necessidade de busca de refúgios para se aquecer, tendo o controle do fogo como único aliado... E prevalecemos. Há um tipo de "fogo" que se produz quando estamos juntos, que se chama esperança: ela aquece, alimenta, ilumina o fim do túnel. Graças a ela, esses "heróis", mais humanos agora do que nunca, certamente prevalecerão!

Lúcia Helena Galvão Maya
Graduada em Relações Internacionais pela Universidade de Brasília. Ministra aulas de Filosofia, Ética e Simbologia na Associação Cultural Nova Acrópole.

Sumário

Seção I – A Teoria Aplicada à Pandemia COVID-19, 3

Apresentação, 3
Ricardo Tavares de Carvalho

Capítulo 1 – **Fundamentos dos Cuidados Paliativos Aplicados à Pandemia, 5**
Sérgio Seiki Anagusko | Isabella Bordim Rosa | Maria Fernanda Ferreira Angelo

Capítulo 2 – **A Pandemia sob o Olhar da Gestão – Oportunidades e Processos de Trabalho, 17**
Ricardo Tavares de Carvalho | Ednalda Maria Franck

Capítulo 3 – **A Equipe Multiprofissional na Pandemia – Novas Formas de Atuação, Antigos Desafios, 31**
Ednalda Maria Franck | Sumatra Melo da Costa Pereira Jales | Daniel Battacini Dei Santi
Luciana Suelly Barros Cavalcante | Maria Luiza Ferreira da Silva

Capítulo 4 – **Bioética na Tomada de Decisão durante a Pandemia pela COVID-19, 45**
Daniel Battacini Dei Santi | Henrique Gonçalves Ribeiro | Ricardo Tavares de Carvalho

Capítulo 5 – **Controle de Sintomas – Especificidades da COVID-19, 63**
Márcio Veronesi Fukuda | Ana Carolina Porrio de Andrade | Rogério Adriano Abe

Capítulo 6 – **Comunicação em Cuidados Paliativos durante a Pandemia,** 75
Douglas Henrique Crispim | Gabrielle Trofa | Yasmin Oliveira Dias

Capítulo 7 – **Cuidado ao Luto pela COVID-19,** 87
Juliana Yu Ribeiro Toyoda | Ana Beatriz Brandão dos Santos

Capítulo 8 – **Sofrimento Familiar e Isolamento Social,** 99
Mônica Estuque Garcia de Queiroz

Capítulo 9 – **Cuidados Paliativos em Pacientes Não Infectados pela COVID-19 no Contexto da Pandemia,** 109
Juraci Aparecida Rocha | Bruna Mezan Algranti
Maria Fernanda Ferreira Angelo | Simone Henriques Bisconsin Torres

Seção II – Vivências, 123

Apresentação, 123
Daniel Battacini Dei Santi

Capítulo 10 – **"A Vida Não É Só Borboletas",** 127
Amanda Celeste Gonçalves Campos | Beatriz dos Santos Thimóteo
Bianca Fatel Luciano | Giulia Medeiros Guidoni | Lara Cruvinel Barbosa

Capítulo 11 – **"Vivendo em Agonia",** 131
Amanda Celeste Gonçalves Campos | Carine dos Santos Souza
Lara Cruvinel Barbosa | Wanessa Venturelli Rebuitti

Capítulo 12 – **"Se Ele Está Lutando, Vamos Cuidar!",** 137
Carine dos Santos Souza | Carlos Henri Gomes Filho | Fernanda Parra dos Anjos
Mariana Cincerre Paulino

Sumário

Capítulo 13 – "Pode Amarrar uma Rede em Qualquer Cantinho deste Hospital, que Eu Fico", 143
Andressa de Souza Peixinho | Beatriz dos Santos Thimóteo
Lis Magalhães Viana | Marina Guimarães Oliveira Marques

Capítulo 14 – "Ela É Só uma Criança e Tem uma Mãe Que Vai Morrer", 149
Breno Milbratz de Castro | Caio Barretto Anunciação
Lara Cruvinel Barbosa | Luiz Adriano Teixeira do Rego Barros

Capítulo 15 – "Nadando contra um Oceano", 155
Gisela Biagio Llobet | Natacha Silva Moz | Renato Tommasiello Hungria

Capítulo 16 – "E uma Pimentinha Vai Bem!", 161
Gustavo Ryo Morioka | Letícia Santos de Carvalho | Mariana Motta Kinouchi

Capítulo 17 – "O 'Nada' É Melhor do Que Esta Vida", 167
Amanda Celeste Gonçalves Campos | Bianca Fatel Luciano
Mariana Sarmet Smiderle Mendes | Yasmin Oliveira Dias

Capítulo 18 – "Será Que Posso Decidir sobre o Meu Corpo?", 173
Gustavo Ryo Morioka | Letícia Santos de Carvalho | Renato Tommasiello Hungria

Capítulo 19 – "Ser Humano É Ter Paciência", 179
Arabella Claudine Soares de Freitas | Carla Rafaela de Oliveira
Leticia Macedo Castelo Branco | Renato Tommasiello Hungria

Capítulo 20 – "Nossa Luta Foi em Vão", 185
Fernando Salles Rodrigues Greco | Marina Guimarães Oliveira Marques
Zenon Ribeiro Castelo Branco

Capítulo 21 – "Que Seja Feita a Vossa Vontade...", 191
Caio Barretto Anunciação | Natacha Silva Moz | Rayssa Peixoto Accioly Soares

Seção III – O Olhar da Equipe e sobre a Equipe, 199

Apresentação, 199
Luciana Suelly Barros Cavalcante

Capítulo 22 – **O Sofrimento da Equipe e a Necessidade de Cuidado ao Profissional durante a Pandemia de Coronavírus, 203**
Luciana Suelly Barros Cavalcante

Capítulo 23 – **O "Diário de Bordo" como Estratégia de Cuidado ao Profissional durante a Pandemia de COVID-19, 213**
Luciana Suelly Barros Cavalcante | Luis Alberto Saporetti

Capítulo 24 – **"As Ressonâncias do Cuidar" – Poemas, Relatos e Reflexões dos Profissionais de Cuidados Paliativos sobre a Pandemia, 227**
Letícia Santos de Carvalho | Luciana Suelly Barros Cavalcante

Índice Remissivo, 251

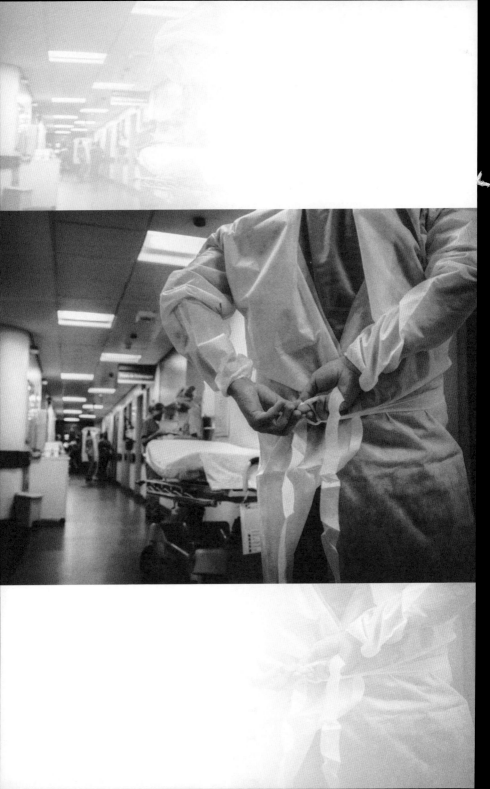

SEÇÃO

A TEORIA APLICADA À PANDEMIA COVID-19

Apresentação

A primeira parte desta obra diz respeito a aspectos contextuais e organizacionais relacionados à mobilização do Núcleo de Cuidados Paliativos do Hospital das Clínicas da Faculdade de Medicina da Universidade de São Paulo (HCFMUSP) para o enfrentamento da pandemia de COVID-19 em 2020.

Foi necessária uma ação coletiva com base em uma concepção intelectual compartilhada entre os diversos membros da equipe de trabalho.

Elaborado o escopo primordial das ações, a proposta, em um primeiro momento pouco compreendida em vista de tantas outras prioridades técnicas e operacionais, foi apresentada ao Comitê de Crise do HCFMUSP.

Discussões objetivas permitiram a compreensão, o reconhecimento do valor das propostas e a consequente parceria com as esferas administrativas institucionais, que permitiram sua concretização.

Foram realizados ajustes. O envolvimento amplo trouxe engajamento de equipes de apoio técnico, informática, farmácia e tantas outras, de maneira a gerar brilho, pertencimento e entusiasmo, apesar de tudo.

Este trabalho é descrito de maneira compartimentalizada nos próximos capítulos.

É importante ressaltar que, apesar dessa forma de apresentação, as ações aconteceram todas ao mesmo tempo e tiveram que ser implementadas, desde a primeira concepção, ainda mental, até a operacionalização concreta e final, em 15 dias.

Foram muitos os desafios e as dificuldades. Estes puderam ser superados com senso criativo, proatividade e olhar desprendido de si, com foco no outro, no cuidado.

Foram ações determinadas, de profissionais competentes e dispostos, os quais tenho o prazer de liderar e a quem me inclino, em agradecimento.

Ricardo Tavares de Carvalho

CAPÍTULO

1 Fundamentos dos Cuidados Paliativos Aplicados à Pandemia

Sérgio Seiki Anagusko
Isabella Bordim Rosa
Maria Fernanda Ferreira Angelo

Introdução

Em dezembro de 2019, em Wuhan, na China, surgiram os primeiros casos de pneumonia associada ao novo coronavírus. Pouco tempo depois, pesquisadores chineses identificaram o SARS-CoV-2 como vírus responsável pela Síndrome Respiratória Aguda Grave, caracterizando a doença e nomeando-a *Coronavirus Disease 2019* (COVID-19).[1]

Cerca de três meses mais tarde, em 11 de março de 2020, frente à disseminação e elevação do número de casos, com diagnósticos confirmados em mais de 115 países, a Organização Mundial de Saúde (OMS) declarou estado de pandemia.[2] Nesse período, a alta taxa de transmissão ocasionou um número muito elevado de pessoas infectadas e, por consequência, aumento significativo do número de internações, casos graves e óbitos. As estatísticas iniciais apontavam para a necessidade de internação de um a cada cinco infectados com idade acima de 80 anos.[2] Segundo a OMS, até dezembro de 2020, o número de casos registrados no mundo era superior a 80 milhões e o de mortes relacionadas alcançou 1,7 milhão, com mais de 190 mil mortes registradas no Brasil.[3]

Maior incidência foi observada na população adulta, associada a taxas mais elevadas de letalidade entre os idosos, tanto no Brasil quanto em outros países.[4] Alguns estudos mostraram que, entre idosos com mais de 80 anos, 14,8% dos infectados faleceram, comparado ao índice de 8% em pacientes entre 70 e 79 anos.[4] Além da faixa etária, alguns fatores de risco foram relacionados à maior mortalidade, como multimorbidades, gênero masculino, etnia negra e asiática, além de pacientes residentes em países com menor índice de desenvolvimento humano.[2]

Outras condições são consideradas como grupos de risco para evolução desfavorável da infecção, como obesos; hipertensos; diabéticos; extremos de idade; mulheres na gravidez e no puerpério; pacientes com doenças cardíacas, pulmonares, hepáticas, hematológicas e neurológicas; pacientes imunossuprimidos; e população indígena.[5]

A pandemia afetou diretamente a rotina das pessoas em todo o mundo e trouxe consequências em todas as esferas da sociedade. Em poucos meses, o novo coronavírus passou a ser, além de uma ameaça, foco de discussões entre profissionais de diversas áreas, dentre elas: saúde, economia, política, imprensa e população em geral. Diante desse gigante inesperado, todos os tipos de recursos humanos, financeiros, científicos e industriais foram direcionados para tentar diminuir os agravos provocados pela doença.

Nessa situação, pacientes clinicamente complexos, com doenças crônicas e ameaçadoras à vida, foram afetados de maneira significativa. A assistência fornecida a esse grupo tem se tornado cada vez mais expressiva e existe uma área da saúde cujo objetivo central é identificar e cuidar do sofrimento que aflige essa população. Essa abordagem, denominada Cuidados Paliativos, teve sua definição atualizada recentemente, em consenso publicado em 2020 pela International Association for Hospice and Palliative Care (IAHPC),[6] com a participação de especialistas de 88 países, incluindo o Brasil:

> *"Os Cuidados Paliativos são cuidados holísticos ativos, ofertados a pessoas de todas as idades que se encontram em intenso sofrimento relacionado à sua saúde, proveniente de doença severa, especialmente aquelas que estão no final da vida. O objetivo dos Cuidados Paliativos é, portanto, melhorar a qualidade de vida dos pacientes, de suas famílias e de seus cuidadores."*

O sofrimento relacionado à saúde é considerado grave quando há comprometimento físico, emocional, social e/ou espiritual e seu alívio não é alcançado sem uma intervenção profissional. Doença severa é aquela que carrega um alto risco de morte, com impacto negativo na qualidade de vida e funcionalidade, e/ou é onerosa em sintomas, tratamentos ou estresse do cuidador.[7]

Portanto, os Cuidados Paliativos têm como característica central o olhar focado no sofrimento humano, no sentido de entender suas causas, e fundamentado em conhecimento técnico e formações com bases sólidas, de modo a intervir, a partir de uma abordagem interdisciplinar, para preveni-lo ou aliviá-lo. Esse sofrimento pode ser causado por uma doença aguda ou crônica e os cuidados paliativos devem idealmente ser iniciados de forma precoce, em associação ao tratamento modificador de doença, de modo complementar e integrado (Figura 1.1).[8]

Fundamentos dos Cuidados Paliativos Aplicados à Pandemia

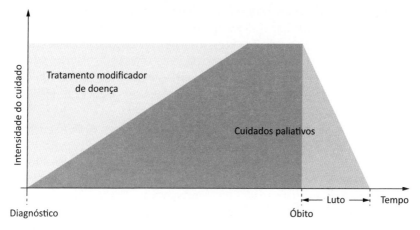

Figura 1.1. Representação gráfica do foco do cuidado de acordo com a progressão da doença.
Fonte: Adaptado de Gaertner J et al., 2011.[8]

As dimensões do sofrimento são explicitadas na definição de 2017 da OMS, que inclui as esferas física, emocional, social e espiritual. Seus princípios (Quadro 1.1) estão em consonância com os ensinamentos de Cicely Saunders, a precursora do "Movimento Hospice Moderno".

Quadro 1.1. Princípios fundamentais dos Cuidados Paliativos.

- Fornecer alívio da dor e de outros sintomas que possam causar sofrimento.
- Afirmar a vida, assim como o entendimento de que a morte faz parte dela.
- Não adiar ou postergar a morte.
- Integrar aspectos psicológicos e espirituais ao cuidado do paciente.
- Disponibilizar um sistema de apoio que ajude os pacientes a viverem o mais ativamente possível até o momento da morte.
- Oferecer suporte para auxiliar os familiares a lidar com o processo de adoecimentos do paciente e com seu próprio luto.
- Trabalhar em equipe, de maneira interdisciplinar, a partir da avaliação das necessidades do paciente e de seus familiares, incluindo o suporte ao luto.
- Melhorar a qualidade de vida, ciente de que essa ação pode influenciar positivamente no curso da doença.
- É apropriado desde o início do curso da doença, em conjunto com outras terapias que se destinam a prolongar a vida, como quimioterapia ou radioterapia, e inclui as investigações necessárias para melhor compreender e gerenciar complicações clínicas angustiantes.

Fonte: Adaptado de Radbruch L, 2020.[6]

Assim, as habilidades de uma equipe interdisciplinar se agregam para ajudar o paciente a se adaptar às mudanças de vida impostas pela doença e seus sintomas, promovendo a reflexão necessária para o enfrentamento dessa condição de ameaça, atuando sobre o binômio paciente-família.[9] De maneira prática, o cuidado é estabelecido por meio de uma relação que envolve boa comunicação, vínculo, responsabilização, respeito e empatia com o paciente, família e rede de apoio.[10]

Em 2010, a Worldwide Hospice and Palliative Care Alliance (WHPCA), em conjunto com a OMS, publicou a primeira edição do *Atlas Global de Cuidados Paliativos*, na qual o Brasil obteve a classificação de nível 3a, referente ao oferecimento de cuidados paliativos a partir de iniciativas isoladas, com financiamento predominantemente de doações e dificuldades no acesso à morfina. Em outubro de 2020, a segunda edição foi lançada com nova classificação para o Brasil, agora com nível 3b, no qual o fornecimento de cuidados paliativos é realizado de maneira generalizada, com fontes de financiamento, maior disponibilidade de morfina e com mais serviços e centros de treinamento disponíveis.[11] Assim, o Brasil caminha ao lado de países como Bolívia, Paraguai, Equador e Peru, enquanto Argentina, Chile e Uruguai encontram-se um degrau acima, no nível 4a, no qual os cuidados paliativos estão integrados de forma preliminar.

Segundo o *Atlas dos Cuidados Paliativos no Brasil*, de 2019, confeccionado pela Academia Nacional de Cuidados Paliativos, São Paulo é o estado com maior quantidade de serviços que oferecem cuidados paliativos, sendo 42% destes administrados pelo Sistema Único de Saúde (SUS).[12] O Hospital das Clínicas da Faculdade de Medicina da Universidade de São Paulo (HCFMUSP) representa um dos principais serviços do Brasil, atuando por meio de assistência, ensino e pesquisa.

Cuidados Paliativos e a COVID-19

A pandemia forçou os sistemas de saúde de diversos países a direcionarem seus esforços e recursos na priorização de leitos de terapia intensiva e cuidados agudos com pacientes infectados pelo novo coronavírus, acarretando prejuízo assistencial também aos pacientes com doenças não transmissíveis (doenças crônicas graves ou oncológicas, por exemplo), um fenômeno conceituado por alguns autores como sindemia.[13] Ao mesmo tempo, de maneira súbita, compeliu milhares de profissionais de saúde, muitos sem treinamento técnico ou emocional suficiente, a lidar com o final de vida de um grande número pacientes, diariamente. A mudança se estendeu à população geral, que teve que se adaptar a novos meios de trabalho e ao distanciamento social, com impacto importante na saúde mental[14] (Figura 1.2).

Fundamentos dos Cuidados Paliativos Aplicados à Pandemia

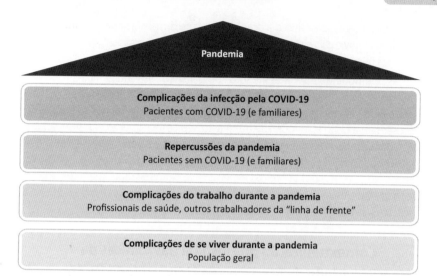

Figura 1.2. Cenário *iceberg* (potenciais consequências da pandemia).
Fonte: Adaptada de Davies, 2020.[14]

Trata-se de um cenário em que os Cuidados Paliativos, por tantas vezes relegado às margens das políticas públicas de saúde,[15] principalmente nos países pobres ou em desenvolvimento, passou a ter papel crucial também do ponto de vista de gestão e organização. Isso porque, quando executado de forma adequada, é capaz de:

- Identificar precocemente os pacientes mais expostos ao risco de deterioração clínica e óbito.
- Realizar comunicação compassiva, reconhecendo os momentos mais oportunos, não deixando as comunicações e decisões para os últimos dias de vida.
- Dar oportunidade de conhecer os valores e desejos do paciente, proporcionada por sua introdução precoce e, como consequência, atingir um melhor planejamento avançado de cuidados.
- Deliberar quanto ao local de cuidados que seja mais apropriado às suas necessidades e aos seus desejos, como hospital, *hospice* ou domicílio, considerando os benefícios, as limitações e os riscos, adequando as estratégias de cuidado.

Como resultado, tem-se a melhor assistência do ponto de vista físico, psicossocial e espiritual para o indivíduo, associado à maior disponibilidade de leitos de terapia intensiva, devido à alocação de recursos mais racional e assertiva, com benefícios individuais e para o sistema de saúde como um todo.[16]

Na América Latina, incluindo o Brasil, a pandemia reforçou desigualdades históricas, contribuindo para uma situação comparável a crises humanitárias, contexto em que, de acordo com a OMS, "os Cuidados Paliativos são imprescindíveis, não havendo justificativas éticas para a sua ausência".[17] É neste contexto que os paliativistas apresentam a obrigação moral de trazer à luz seu conhecimento, transformando-o em educação aos demais profissionais, a fim de promover uma assistência mais humanizada aos pacientes e de alto nível técnico. Um cuidado sempre centrado na pessoa, seja por meio do controle impecável de sintomas, auxílio em tomadas de decisões em situações complexas, aperfeiçoamento de técnicas e meios de comunicação, suporte emocional e assistência ao luto.

Contextualização do Hospital das Clínicas da Faculdade de Medicina da Universidade de São Paulo

O Hospital das Clínicas da Faculdade de Medicina da Universidade de São Paulo (HCFMUSP) é um complexo hospitalar localizado na cidade de São Paulo, uma autarquia do governo do estado de São Paulo, vinculada à Secretaria de Estado da Saúde para fins de coordenação administrativa. É associado à Faculdade de Medicina para fins de ensino, pesquisa e prestação de ações e serviços de saúde destinados à comunidade.

Atualmente, é formado por sete institutos especializados, correspondentes aos departamentos congêneres da Faculdade de Medicina. Em virtude da pandemia, o Instituto Central, o maior do complexo, foi isolado, tendo seus leitos destinados a receber exclusivamente pacientes para o tratamento da COVID-19, casos confirmados ou suspeitos. Em uma grande operação de mobilização, os pacientes sem tal hipótese diagnóstica foram realocados em outros institutos, como o Instituto do Coração, de Psiquiatria e de Ortopedia, que passaram, então, a abrigar diversas especialidades. Por sua vez, o Instituto Central aumentou o número absoluto de leitos e de terapia intensiva e adaptou setores (como enfermarias e centro cirúrgico) para receber pacientes gravemente enfermos.

As atividades do Núcleo Técnico Científico em Cuidados Paliativos (NTCCP) no HCFMUSP foram iniciadas em 2012, tendo como coordenador o Dr. Ricardo Tavares de Carvalho. Hoje, conta com uma rede de assistência composta por um grupo interconsultor, a unidade de internação e o ambulatório especializado.

Durante a mobilização institucional no combate à pandemia, a equipe de cuidados paliativos ficou responsável por administrar uma nova unidade de internação, dentro do Instituto Central, para receber pacientes com critérios de elegibilidade para cuidados paliativos e que foram infectados pela COVID-19.

A unidade recebeu 209 pacientes no período de abril a setembro de 2020. Aproximadamente 80% compunham a faixa etária acima de 60 anos, cujo diagnóstico de base principal mais frequentes foi câncer, seguido de síndromes demenciais, cardiopatias e neuropatias. O atendimento especializado prestado fomentou uso de opioides para alívio sintomático, sedação paliativa em alguns casos específicos e apoio integral ao paciente e sua família.

As ações do NTCCP foram além da assistência direta realizada na nova unidade, estando dentre as mais importantes:

- A interação da equipe especializada com os diversos setores do Instituto Central do HCFMUSP por meio de interconsulta.
- Disponibilização de um contato via celular e aplicativo de mensagens 24 horas por dia, durante os 7 dias da semana, para realização de suporte relacionado a controle de sintomas, comunicação e tomada de decisões complexas.
- Criação de um fluxograma para auxílio no processo de tomada de decisão, incluindo a identificação de pacientes com necessidades de cuidados paliativos, por meio da ferramenta SPICT-BR[18] (Figura 1.3), fatores de mau prognóstico e embasamento ético-legal, sendo a ferramenta difundida via *e-mail* corporativo, intranet e murais do hospital.
- Gravação de aulas virtuais com orientações sobre triagem, questões ético-legais, comunicação e controle de sintomas.
- Iniciativa de comunicação por meio de tecnologia (*tablets*, celulares e robôs).
- Programa de apoio aos familiares enlutados.
- Atendimento aos pacientes com doenças graves, que necessitavam de cuidados paliativos, mas que não foram infectados pela COVID-19. As atividades envolviam a parte da equipe que não foi deslocada para o Instituto Central, que desenvolveu ações destinadas exclusivamente aos pacientes não infectados. Estes recebiam atendimento na unidade de internação de cuidados paliativos não COVID-19, por meio do grupo interconsultor, ou atendimento ambulatorial, tanto na modalidade presencial (após liberação do retorno das atividades pela instituição), quanto à distância, por atendimento telefônico ou virtual (teleconsulta).

Supportive and Palliative Care Indicators Tool (SPICT-BR™)

O SPICT é um guia para identificação de pessoas sob o risco de deterioração e morrendo. Avaliar esse grupo de pessoas para necessidade de suporte e cuidado paliativos.

Procure por indicadores gerais de piora da saúde.

- Internações hospitalares não programadas.
- Capacidade funcional ruim ou em declínio com limitada reversibilidade. (a pessoa passa na cama ou cadeira mais de 50% do dia).
- Dependente de outros para cuidados pessoais devido a problemas físicos e/ou de saúde mental. É necessário maior suporte para o cuidador.
- Perda de peso significativa nos últimos 3-6 meses e/ ou um baixo índice de massa corporal.
- Sintomas persistentes apesar do tratamento otimizado das condições de base.
- A pessoa ou sua família solicita cuidados paliativos, interrupção ou limitação do tratamento ou um foco na qualidade de vida.

Procure por quaisquer indicadores clínicos de uma ou mais das condições avançadas.

Câncer
Capacidade funcional em declínio devido a progressão do câncer.
Estado físico muito debilitado para tratamento do câncer ou tratamento para controle dos sintomas.

Demencia/fragilidade
Incapaz de vestir-se, caminhar ou comer sem ajuda.
Redução da ingestão de alimentos e líquidos e dificuldades na deglutição.
Incontinência urinária e fecal.
Incapaz de manter contato verbal; pouca interação social.
Fratura de fêmur, múltiplas quedas.
Episódios frequentes de febre ou infecções; pneumonia aspirativa.

Doença neurológica
Deterioração progressiva da capacidade física e/ou da função cogntiva mesmo com terapia otimizada.
Problemas da fala com dificuldade progressiva de comunicação e/ou deglutição.
Pneumonia aspirativa recorrente; falta de ar ou insuficiência respiratória.

Doença cardiovascular
Classe funcional III/IV de NYHA- insuficiência cardíaca ou doença coronariana extensa e intratável com:
- falta de ar ou dor precordial em repouso ou aos mínimos esforços.

Doença vascular periférica grave e inoperável.

Doença respiratória
Doença respiratória crônica grave com:
- falta de ar em repouso ou aos mínimos esforços entre as exacerbações.
Necessidade de oxigenoterapia por longo prazo.
Já precisou de ventilação para insuficiência respiratória ou ventilação é contraindicada.

Deterioração e sob o risco de morrer de qualquer outra condição ou complicação que não seja reversível.

Doença renal
Estágios 4 e 5 de doença renal crônica (TFG < 30 ml/mi) com piora clínica.
Insuficiência renal complicando outras condições limitantes ou tratamentos.
Decisão de suspender a diálise devido à piora clínica ou intolerância ao tratamento.

Doença hepática
Cirrose avançada com uma ou mais complicações no último ano:
- Ascite resistente a diuréticos
- Encefalopatia hepática
- Síndrome hepatorrenal
- Peritonite bacteriana
- Sangramentos recorrentes de varizes esofágicas
Transplante hepático é contraindicado.

Revisar o cuidado atual e planejar o cuidado para o futuro.

- Reavaliar o tratamento atual e medicação para que o paciente receba o cuidado otimizado.
- Considere o encaminhamento para avaliação de um especialista se os sintomas ou necessidades forem complexos e difíceis de manejar.
- Acordar sobre objetivos do cuidado atual e futuro e planejar o cuidado com a pessoa e sua família.
- Planejar com antecedência caso a pessoa esteja em risco de perda cognitiva.
- Registre em prontuário, comunique e coordene o plano geral de cuidados.

Figura 1.3. Ferramenta SPICT-BR.[18]

Fonte: Reprodução de SPICT-BR.[18]

- Manutenção das atividades teórico-práticas dos programas de complementação especializada, residência médica e multiprofissional de cuidados paliativos do HCFMUSP.
- Desenvolvimento de linhas de pesquisa em cuidados paliativos, voltadas para a temática COVID-19.

O fluxograma (Figura 1.4) disponibilizado a todos os profissionais do serviço é composto por três passos principais. No primeiro, o objetivo principal é o reconhecimento das doenças de base e as circunstâncias clínicas pregressas, por meio da ferramenta SPICT-BR,[18] em conjunto com análise de fatores de risco para menor sobrevida. De acordo com esses dois critérios, o segundo passo é situar o paciente dentre os três grupos:

1. **Cenário vermelho:** pacientes sem critérios de terminalidade relacionados à doença de base pelo SPICT-BR. Esses pacientes devem seguir o fluxo de assistência habitual, com suporte intensivo, se houver indicação. Nos casos de pacientes de grupos de risco, considerar o acompanhamento conjunto da equipe de cuidados paliativos.

2. **Cenário amarelo:** pacientes com critérios de terminalidade pelo SPICT-BR, mas sem sinais clínicos indicativos de menor sobrevida, sendo orientado o acionamento da equipe de cuidados paliativos em casos de dificuldade no processo de tomada de decisão ou dificuldades no controle de quaisquer sintomas causadores de sofrimento.

3. **Cenário verde:** pacientes com critérios de terminalidade pelo SPICT-BR e com sinais clínicos indicativos de menor sobrevida, sendo, então, orientado o acionamento da equipe de cuidados paliativos. A equipe pode auxiliar nesses casos se houver dificuldade no processo de tomada de decisão ou no controle de sintomas. Caso seja cogitada a não indicação de procedimentos sustentadores de vida, considerar alocação em leitos da enfermaria de cuidados paliativos, destinados a promover o cuidado apropriado ao doente.

O terceiro passo está relacionado ao processo deliberativo, sempre compartilhado entre equipe, familiares e paciente (quando este se encontrar lúcido e com as primeiras medidas de controles de sintoma iniciadas), respeitando aspectos éticos, institucionais e legais.

Nos próximos capítulos serão abordados alguns dos temas postulados neste início e serão compartilhadas biografias e vivências da equipe durante esse período tão desafiador.

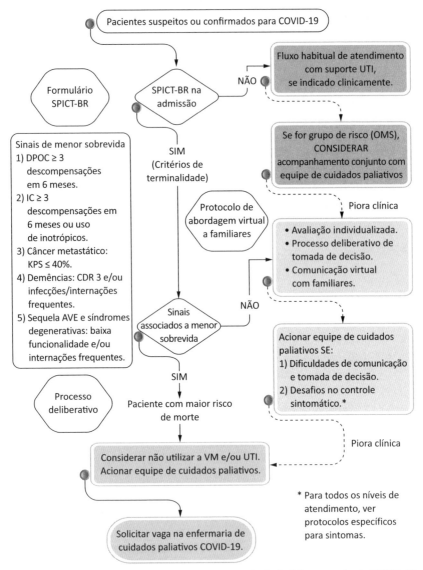

Figura 1.4. Fluxograma – Cuidados paliativos e tomada de decisão na pandemia COVID-19 (HCFMUSP).

AVE: acidente vascular encefálico; CDR: *Clinical Dementia Rating*; DPOC: doença pulmonar obstrutiva cronica; IC: insuficiência cardíaca; KPS: *Karnofsky Performance Status*; UTI: unidade de terapia intensiva; VM: ventilação mecânica.

Fonte: Elaborado pela autoria.

▶ Referências bibliográficas

1. Cavalcante JR, Cardoso dos Santos AC, Bremm JM, Lobo A de P, Macário EM, Oliveira WK de, et al. COVID-19 no Brasil: evolução da epidemia até a semana epidemiológica 20 de 2020. Epidemiol e Serv saúde. Rev do Sist Único Saúde do Bras. 2020;29(4):e2020376.
2. Ting R, Edmonds P, Higginson IJ, Sleeman KE. Palliative care for patients with severe COVID-19. BMJ. 2020;370:1-4.
3. World Health Organization. Brazil. WHO, 2020. Disponível em: https://covid19.who.int/region/amro/country/br. Acesso em: 31 dez. 2020.
4. Barbosa IR, Galvão MHR, Souza Gomes TA de, Sávio Marcelino M, Arthur de Almeida L de KC. Incidência e mortalidade por COVID-19 na população idosa brasileira e sua relação com indicadores contextuais: um estudo ecológico. Rev bras geriatr gerontol. 2020;23(1):200171. Disponível em: https://search.bvsalud.org/global-literature-on-novel-coronavirus-2019-ncov/resource/en/covidwho-864518. Acesso em: 7 abr. 2021.
5. Brasil. Ministério da Saúde. Manejo Clínico do Coronavírus (COVID-19) na Atenção Primária. Brasília; 2020. (Versão 7):1-38.
6. Radbruch L, De Lima L, Knaul F, Wenk R, Ali Z, Bhatnaghar S, et al. Redefining Palliative Care – A New Consensus-Based Definition. J Pain Symptom Manage. 2020;60(4):754-64.
7. Kelley AS. Defining "serious illness." J Palliat Med. 2014;17(9):985.
8. Gaertner J, Wuerstlein R, Ostgathe C, Mallmann P, Nadia H, Voltz R. Facilitating Early Integration of Palliative Care into Breast Cancer Therapy. Promoting Disease-Specific Guidelines. Breast Care 2011;6(3):240-244.
9. Hermes HR, Arruda Lamarca IC. Cuidados paliativos: uma abordagem a partir das categorias profissionais de saúde. Cienc e Saude Coletiva. 2013;18(9):2577-88.
10. Carvalho RT, Souza MRB, Franck EM, Polastrini RTV, Crispim D, Jales SMCP, et al. (eds). Manual do Residente de Cuidados Paliativos – Abordagem multidisciplinar. Manole. 2018:1 ed.
11. Connor SR. Global Atlas of Palliative Care. Worldwide Hospice Palliative Care Alliance. 2020;51.
12. Santos AFJ dos, Ferreira EAL, Guirro ÚB do PG. Atlas dos Cuidados Paliativos no Brasil 2019. 2020;1-52.
13. Horton R. Offline: COVID-19 is not a pandemic. Lancet. 2020;396(10255):874.
14. Davies A, Hayes J. Palliative care in the context of a pandemic: similar but different. Clin Med J R Coll Physicians London. 2020;20(3):274-7.
15. Rodin G, Zimmermann C, Rodin D, al-Awamer A, Sullivan R, Chamberlain C. COVID-19, palliative care and public health. Eur J Cancer 2020;136:95-8.
16. Gaertner J, Maier BO, Radbruch L. Resource allocation issues concerning early palliative care. Ann Palliat Med. 2015;4(3):156-61.
17. Krakauer EL, Daubman BR, Aloudat T. Integrating palliative care and symptom relief into responses to humanitarian crises. World Health Organization. 2018.
18. Supportive and Palliative Care Indicators Tool-BR. University of Edinburgh, 2020. Disponível em: https://www.spict.org.uk/the-spict/spict-br/. Acesso em: 7 abr. 2021.

CAPÍTULO 2

A Pandemia sob o Olhar da Gestão – Oportunidades e Processos de Trabalho

Ricardo Tavares de Carvalho
Ednalda Maria Franck

Introdução

Os Cuidados Paliativos (CP) têm sido encarados como uma estratégia valorosa do ponto de vista gerencial e organizacional dentro de uma lógica sistêmica da saúde e em um contexto de grande aumento dos custos em saúde. Baseia-se na promoção de uma assistência que possa agregar qualidade ao atendimento, com racionalização da alocação de recursos e uma relação custo-efetividade favorável em diferentes grupos de pacientes e diferentes cenários da prática.

Entretanto, é ainda bastante comum que se associe essa prática ao cuidado de pacientes com doenças crônicas, avançadas e com alguma perspectiva de proximidade da terminalidade e/ou do final da vida. Esse conceito vem gradualmente sendo expandido para a atuação no cenário extra-hospitalar, a exemplo do que já ocorre nos países industrializados e naqueles cuja organização do sistema de saúde se faz alicerçado na atenção preventiva e/ou em estruturas próprias para cuidados de transição na fase pós-hospitalar e unidades do tipo *hospice*.

Com a pandemia de COVID-19 no início de 2020, enxergamos, dentro dessa abordagem ampliada e, a partir de publicações incluindo o CP como resposta apropriada a crises humanitárias e pandemias, a oportunidade de atuar de maneira inovadora no cenário que se apresentava: a região metropolitana de São Paulo como epicentro da pandemia no Brasil e o Hospital das Clínicas da Faculdade de Medicina da Universidade de São Paulo (HCFMUSP) com a missão de atender os casos mais graves da região a partir da regulação da Central de Regulação de Ofertas de Serviços de Saúde (CROSS).

Naquele momento, poucos ainda conseguiam identificar o potencial papel dos CP no contexto de uma doença aguda, desconhecida do ponto de vista clínico, de alta transmissibilidade e taxa de letalidade, com potencial de casos graves suficientes para colapsar o sistema de saúde nas diversas partes do país, mesmo em um grande centro urbano, como São Paulo. Para todos os efeitos, tratava-se de uma doença curável, ainda que não soubéssemos muito bem como.

A janela de oportunidade para ação dos CP estava no perfil epidemiológico da população de maior risco: pacientes mais idosos e com doenças crônicas. Adicionalmente, a necessidade de isolamento social com as medidas de distanciamento tornaria a comunicação com as famílias, e até a interação com os pacientes, uma tarefa bastante desafiadora. Questões como a possibilidade de um cuidado integrado com a família, a participação destas nos processos decisórios e o acolhimento de seu sofrimento, inclusive no luto, tornaram-se desafios da maior relevância.

Nesse contexto, fazia-se urgente a ampliação do olhar sobre o problema, multifacetado e desconhecido. Impunha-se a perversão de toda a lógica assistencial a que todos estavam habituados.

A abordagem de CP para uma doença aguda potencialmente letal exigiria necessidade de "reinvenção" da forma de trabalhar, dos fluxos de trabalho, da comunicação institucional e das inter-equipes. A abordagem obrigatória ao luto, em um contexto de impossibilidade de despedidas e ritos de passagem, seria vital. O medo e o sofrimento das equipes de trabalho já eram evidentes, com as notícias que chegavam diariamente da Europa, especialmente da Itália, onde o colapso do sistema de saúde ocorreu em várias localidades.

Este capítulo vai tratar da percepção da importância de CP na pandemia da COVID-19, o chamado à assistência, nosso projeto e seus domínios de ação com foco na nova organização dos processos de trabalho.

Como a literatura médica nos auxiliou

A discussão sobre a gestão em CP tem se tornado um dos alvos da literatura. As questões foram voltadas para o uso de indicadores de qualidade, organização do trabalho, comunicação virtual como forma de otimizar o acompanhamento de casos extra-hospitalares, mas, especialmente em unidades de terapia intensiva (UTI), como forma de agregar qualidade e racionalizar a aplicação de recursos em situações de fim de vida.

A literatura envolvendo a abordagem de CP especificamente na pandemia pela COVID-19 começava a aparecer no primeiro semestre de 2020, principalmente relacionada ao acompanhamento de séries de casos, à comunicação por telepresença e à atenção específica em ambientes que já se dedicavam à prática de CP antes da pandemia, que se viram forçados a mudar sua forma de trabalho. Não havia referências que nos dessem uma visão dessa atenção em ambientes de hospitais gerais, terciários e no contexto específico da pandemia.

O tempo urgia! As decisões precisavam ser rápidas e assertivas.

O que encontramos – necessidades

Em 30 de janeiro de 2020, foi instaurado o Comitê de Crise no HCFMUSP. Essa instância deliberou pela maior mobilização da história do complexo hospitalar HCMUSP. A missão era compor um conjunto de instâncias de saúde, ligadas à Secretaria de Saúde do Estado de São Paulo (SES), com a missão de evitar o colapso do sistema de saúde da Região Metropolitana de São Paulo, epicentro da pandemia na ocasião.

A partir de 30 de março de 2020, o Instituto Central do Hospital das Clínicas (ICHC) foi elencado para receber exclusivamente pacientes com diagnóstico confirmado ou suspeito de COVID-19, em suas formas mais graves, enquanto os outros institutos do complexo foram encarregados de atender às outras demandas clínicas e cirúrgicas ditas não COVID-19.

A partir da mobilização e de acordo com as informações da Organização Mundial da Saúde (OMS) sobre os pacientes com perfil de maior risco, ficou clara a necessidade de considerar que pacientes com indicação de CP são frágeis por terem uma ou mais doenças terminais, antes do diagnóstico de COVID-19, e seriam frequentemente acometidos. Esses pacientes precisavam ser identificados, se possível na chegada, para evitar a sobrecarga das UTIs com pacientes que não se beneficiariam de condutas invasivas, já devido ao seu diagnóstico de base, considerando a fase de evolução dessa doença.[1,2]

Nesse contexto, também percebemos que as questões ligadas à comunicação presencial, acompanhamento de perto das famílias e tomadas de decisão compartilhadas, pilares dos CP, teriam sua execução ameaçada pelas medidas sanitárias de distanciamento e isolamento físico e social, impostas pela circunstância. Além disso, a mobilização das equipes assistenciais em rotinas de trabalho exaustivas e modificadas com relação às suas rotinas habituais, tenderiam a impor estresse adicional intenso aos profissionais de saúde, com potencial ao desenvolvimento de fadiga por compaixão e *burnout*.[3]

A obrigatoriedade de medidas específicas e a proibição de aglomerações tornaram as cerimônias de velório impossibilitadas nos moldes tradicionais. Isso, associado ao processo de perda potencialmente rápida de seus entes queridos, tornaria mandatória a necessidade de estratégias de humanização, acolhimento e atenção assistencial ao luto.

Assim, foi elaborado um projeto emergencial propondo a elaboração de ações assistenciais em CP voltadas para o atendimento da demanda assistencial e englobando as especificidades desse ramo do conhecimento no atendimento e na organização de cuidados e acolhimento do sofrimento humano, reconhecidas como necessidades em crises humanitárias e pandemias (OMS).[4]

Novas oportunidades

- Desconstruir conceitos pré-concebidos sobre CP e mostrar seu valor na circunstância da pandemia e na nossa realidade hospitalar.
- Elaborar estratégias para informar, triar pacientes e orientar o trabalho de equipes não ligadas aos CP, em enfermarias, unidades de emergência e UTI. Os pacientes em terminalidade de vida anterior ao diagnóstico de COVID-19 seriam encaminhados diretamente para o CP, gerando demanda para a criação de uma unidade de internação específica para esses pacientes.
- Estabelecer uma forma clara de comunicação que permitisse captar encaminhamentos internos, para a equipe de CP, de pacientes com dificuldades de controle de sintomas, comunicação conflituosa e especialmente para o manejo da fase final de vida. Foi considerada a premissa de que a qualidade da assistência, a promoção de qualidade de vida e a adequada condução do processo de morte deveriam ser garantidas para todos os pacientes.
- Estabelecer indicadores inéditos e específicos que pudessem nortear nosso trabalho, indicando mudanças necessárias e reformulação das estratégias de atuação.
- Estabelecer treinamento, uma relação de trabalho construtiva com equipes multiprofissionais que fossem trabalhar diretamente conosco, especialmente profissionais de enfermagem, muitos recém--contratados e de outras áreas, sem treinamento específico em CP.
- Diversificar e aumentar a capilaridade do trabalho dentro do ICHC, contando com atendimento itinerante, por grupo interconsultor.
- Estabelecer formas de planejamento estratégico para a gestão de novos processos de trabalho assistencial, com avaliação contínua de nosso desempenho.

- Estabelecer diálogo aberto e contínuo com as instâncias de liderança para um "novo olhar" assistencial, com vistas a intensificar uma mudança da cultura institucional, no que tange ao trabalho em CP (já iniciado no HCFMUSP há 10 anos), no pós-pandemia. Isso envolveria a discussão clara e sistematizada de plano terapêutico e diretivas antecipadas de vontade para todos os casos, de preferência na entrada no hospital ou o mais rapidamente possível.

- Promover ampla integração interdepartamental e entre equipes de trabalho, com auxílio das instâncias de apoio, como tecnologia da informação, farmácia, regulação de vagas, comunicação institucional, além das diretorias clínica e executiva.

- Gerar uma rede de influência positiva e agregadora a partir da interação colaborativa em todos os níveis, com inteligência emocional e capacidade de gestão do tempo e de conflitos.

Como atuamos

A partir dessas perspectivas, foi elaborado um plano de ação, submetido ao Comitê de Crise, propondo ações do Núcleo Técnico Científico em Cuidados Paliativos (NTCCP) voltadas exclusivamente ao combate da pandemia da COVID-19. Além disso, a atividade do NTCCP foi mantida na área não COVID, exigindo divisão da equipe, já restrita, em dois times separados de trabalho.

Foram discutidas e aprovadas pelo Comitê de Crise as seguintes ações:

▶ Fluxograma

Criação de um fluxograma orientador sobre tomadas de decisão e sobre o papel da equipe de CP no contexto da crise, tomando como base o perfil clínico que pacientes acometidos pela COVID-19 aprestavam previamente à internação no ICHC. O fluxograma é mais bem discutido nos Capítulos 1 e 4 deste livro.

Também foram criados protocolos para o manejo dos principais sintomas, como dispneia, tosse e dor, além de orientações sobre terapia da sedação paliativa, quando cabível (tópicos discutidos em detalhes no Capítulo 5 – Controle de Sintomas – Especificidades da COVID-19).

▶ Hotline

Disponibilização de uma linha telefônica pela instituição (*hotline*) como forma de estabelecer um canal de comunicação entre as equipes assistenciais e a equipe de CP. O número da linha foi amplamente divulgado pela instituição e disponibilizou atendimento 24 horas por dia, sete dias por semana.

Destinava-se a auxiliar, com rapidez, as equipes em suas eventuais demandas com relação a CP, como:

- manejo de sintomas difíceis;
- dificuldades de comunicação ou interação com as famílias ou mesmo conflitos com os pacientes no montante a boletins médicos para notificação de piora clínica, aviso de agravamento do caso ou mesmo comunicação de óbito;
- auxílio para decisões difíceis do ponto de vista técnico em CP, ético e jurídico.

Esse aspecto representou uma dificuldade adicional para as equipes no combate à pandemia, pois nem todos os profissionais estavam preparados para lidar com as situações mais tensas e conflituosas como as que a pandemia mostrou exigir.

Outro objetivo dessa iniciativa foi dar acesso rápido à central de regulação de vagas do ICHC, agilizando o processo de encaminhamento e internação de casos indicados para os leitos de CP, criados na área COVID-19.

▶ **Comunicação**

No contexto em que o isolamento social foi imposto como medida protetiva a todos e impossibilitou a presença e visitas de familiares aos pacientes, foi proposta a criação de um projeto de comunicação para viabilizar, facilitar e orientar as equipes para todo tipo de comunicação com pacientes, familiares e entre equipes. Foram adotadas estratégias de comunicação por telepresença para comunicação de notícias difíceis, aviso de grave/óbito e reuniões de família para tomadas de decisão. Paralelamente, foram desenvolvidos pilotos de atuação para oferecer visitas virtuais aos pacientes. Esse projeto foi ampliado para todo o ICHC após a fase piloto.

A partir de uma doação especificamente efetuada para viabilizar essa comunicação por meio de telepresença, foi possível destacar 50 aparelhos de telefonia celular, 40 *tablets* e *chips* 4G para todos esses equipamentos. O plano de ação incluiu a distribuição, para cada unidade do ICHC, de um *tablet* e um aparelho de celular com o aplicativo WhatsApp já instalado. Ele foi o escolhido para comunicação dada sua maior familiaridade entre pacientes e suas famílias.

Foi criado um encarte com instruções e fluxogramas envolvendo as principais modalidades de comunicação nesse contexto: aviso de agravamento do quadro clínico, notícia de óbito, reuniões de família para tomada de decisões compartilhadas, além de visitas virtuais das famílias para os pacientes.[5] O encarte, juntamente com gravações de áudio explicativas de cada fluxograma, na forma de tutorial, instruções de como operacionalizar a comunicação passo a passo com o uso dos dispositivos e instruções para higienização dos mesmos, foram disponibilizadas na intranet e enviadas aos usuários de maneira eletrônica. Isso possibilitou que cada equipe pudesse gerenciar as ações de comunicação nas diversas unidades. Nos casos mais complexos e em que ocorreram conflitos de comunicação ou dificuldades técnicas, a equipe de CP pôde ser acionada para prestar auxílio por meio de pedido de interconsulta, feito via intranet, ou pela *hotline*, com a participação conjunta da equipe de psicologia do NTCCP.

Durante a pandemia, foram feitas parcerias com empresas de tecnologia e empresas cadastrados no INOVAHC, um projeto institucional destinado a abrigar *startups* voltadas a soluções inovadoras na área da saúde. Isso tornou possível um contrato de comodato de três robôs, com controle e dirigibilidade remota, para ações de comunicação na pandemia. Na enfermaria de CP COVID-19, o uso de um dos robôs para ações específicas representou potencial de economia de equipamentos de proteção individual (EPI) de 46%. Os dados fazem parte de um levantamento realizado na unidade.

Em todo esse contexto, a unidade de CP organizou as ações-piloto, desenvolveu os planos de ação tornando possível a expansão do projeto de comunicação, em todas as suas frentes, para as outras unidades do ICHC, enfermarias e UTI.

Assim, voluntários, incluindo alunos da Faculdade de Medicina da Universidade de São Paulo (FMUSP), foram treinados e supervisionados para levar à beira-leito os equipamentos e facilitar o acesso deles a pacientes internados, que puderam interagir com seus familiares, por telepresença.

Identificou-se que cerca de 30% dos pacientes internados, com bom nível de consciência, capacidade de expressão verbal e que não estavam de posse de seu telefone celular pessoal, beneficiaram-se dessa ação. Na enfermaria de CP COVID-19 foram realizadas 57 visitas virtuais entre abril e maio de 2020 (fase de implantação do projeto). Os dispositivos puderam também ser utilizados para orientação de familiares no momento da alta hospitalar.

▶ **Enfermaria de cuidados paliativos COVID-19**

Organização de uma unidade de internação específica para pacientes com doenças avançadas ou em estágio terminal, já acompanhados ou não por uma equipe de CP, que fossem acometidos pela COVID-19 e internados no ICHC ou encaminhados a partir da regulação da CROSS.

Em 8 de abril de 2020, foi aberta no ICHC uma enfermaria destinada a atender especificamente pacientes acometidos, suspeitos ou confirmados, pela COVID-19, que já apresentassem, antes da pandemia, critérios de doença terminal, com falência terapêutica, e indicadores de má evolução clínica. Trata-se da primeira iniciativa com essas características, em um hospital terciário, que se tem notícia no mundo. A unidade teve 24 leitos de internação, que foram gerenciados de forma a manter isolados, separadamente, casos suspeitos e confirmados.

A regulação das vagas para internação foi feita a partir da central de regulação de vagas para pacientes do complexo HCFMUSP e os provenientes da CROSS.

A unidade funcionou com equipe assistencial local do ICHC somada a 2/3 do contingente de médicos assistentes e residentes médicos do NTCCP, 2 assistentes voluntários, além de 4 residentes médicos de outros programas: 2 do programa de residência médica de acupuntura e 2 do programa de Medicina Legal. No total, disponibilizou-se 16 médicos para cobertura horizontal, por 24 horas, com disponibilidade de apoio técnico à distância, pela *hotline*. Foram também alocados assistentes e residentes da equipe multiprofissional do Programa de Residência Multiprofissional em Saúde do Idoso em Cuidados Paliativos junto ao NTCCP: da área de enfermagem (1 assistente e 5 residentes), odontologia (1 assistente, 1 voluntário e 3 residentes), psicologia (1 assistente e 4 residentes) e fisioterapia (2 residentes, que foram orientados pelo fisioterapeuta local).

Entre os dias 8 de abril e 15 de setembro de 2020 foram admitidos na unidade 209 pacientes, com média de idade de 76 anos. Do total, 74% dos casos foram confirmados para COVID-19 por *swab*-PCR. A taxa geral de alta ou transferência para área não COVID-19, após tratamento, nesse período, foi de 18,6%, dos quais 62% tiveram diagnóstico confirmado. Os sintomas na fase final de vida foram paliados apropriadamente. Foi utilizado o recurso de terapia de sedação paliativa em 13% dos casos, índice compatível com a experiência da literatura em unidades de CP.

Todos os pacientes tiveram diretivas de vontade registradas em prontuário e não foram encaminhados para UTI. Paralelamente, no mesmo período, foram atendidos pela mesma equipe 345 interconsultas, das quais 42% geraram transferência do paciente para unidade de CP, sendo a maioria em até 72 horas, contribuindo para maior mobilidade de leitos nas áreas críticas. Aproximadamente 70% das admissões tiveram procedência da UTI ou pronto-socorro.

Cerca de 20% dos pacientes atendidos na enfermaria de CP COVID-19 receberam alta hospitalar, sendo encaminhados para seguimento no ambulatório de CP, integrado ao NTCCP do HCFMUSP.

▶ **Acolhimento pós-óbito e seguimento do luto**

A circunstância de distanciamento compulsório e a proibição da realização de velórios extensos e sem possibilidade de visualização ou qualquer contato com o cadáver foram identificados rapidamente como preditores da maior ocorrência de luto complicado e suas repercussões clínicas e sociais posteriores. Foi desenvolvido um programa de acolhimento de familiares após a morte dos pacientes, triagem e encaminhamento ao ambulatório de luto do Núcleo de CP.

Foi destacada uma profissional do NTCCP para compor a equipe de trabalho, que acolheu as famílias após a notificação do óbito, via contato telefônico. As famílias foram orientadas a comparecer ao hospital para dar andamento às questões legais e operacionais referentes ao sepultamento. Nessa ocasião, tiveram a oportunidade de acolhimento por equipe destacada para isso e liderada pelo Núcleo técnico de Humanização da instituição.

Os familiares dos pacientes que faleceram da enfermaria de CP COVID-19 foram triados para seguimento ambulatorial posterior a partir de marcadores indicativos da possibilidade de luto complicado. Cerca de 50% das triagens realizadas levaram a encaminhamento ao ambulatório.

O planejamento de ações estratégicas em CP no contexto da pandemia trouxe aspectos positivos, que incluíram a divulgação do trabalho e a percepção das equipes quanto à importância do CP nesse contexto. Esses resultados têm trazido satisfação e motivação para a equipe de CP, com maior visibilidade do nosso trabalho para as demais equipes do ICHC.

Dessa forma, apesar da sobrecarga e da exposição a fatores de risco para Burnout, toda esta valorosa equipe tem se mantido equilibrada e atuante. Está sendo conduzida uma pesquisa de satisfação dos usuários da enfermaria de CP COVID-19 por meio da ferramenta Net Promoter Score (NPS), validada internacionalmente e usada no meio gerencial para este fim.[6]

Adequação da rotina de trabalho às necessidades e aproveitamento das oportunidades

Antes de termos a notícia de que teríamos uma unidade de internação específica para atendimento de pacientes suspeitos ou confirmados COVID-19, já tínhamos elaborado alguns fluxogramas para a tomada de decisão acerca da indicação e alocação adequado do paciente (ver Capítulo 4), considerando a fase de adoecimento de possíveis doenças de base, à gravidade da própria COVID-19, as diretivas antecipadas ou, até mesmo, a indisponibilidade de recursos de UTI para suprir as necessidades da população.

A equipe multiprofissional precisou organizar e adaptar os processos de trabalho e algumas rotinas, previamente estabelecidos pela instituição, visto se tratar de uma situação nova e sobre a qual estávamos aprendendo, à medida que assistíamos os pacientes. Não dispúnhamos de todas as informações de antemão e as que tínhamos eram continuamente modificadas, em função dos acontecimentos, no dia a dia.

Dentre os processos de trabalho planejados e desenvolvidos pela equipe de assistentes da enfermaria de CP COVID-19 do HCFMUSP, tivemos a mudança das seguintes rotinas:

- **Cuidados paliativos para a equipe não especialista:** visto que a enfermaria de CP COVID-19 era composta pela equipe local, que não era especialista em CP, uma das primeiras demandas trazidas pela própria equipe, que nos recebeu muito bem, foi a solicitação de treinamento em CP para que pudessem oferecer assistência adequada às demandas desse perfil de pacientes. Dessa forma, organizamos um treinamento in loco sobre temas de CP, como "o que é e para quem é" e "hipodermóclise" (teórico e prático). Além disso, fazíamos discussões sobre vários temas, a qualquer momento de necessidade e, de forma integrada, multiprofissional e interdisciplinar, a equipe participava da discussão de casos internados na unidade.

- **Admissão de pacientes:** inicialmente, a equipe deliberou que o médico receberia o paciente no momento de sua admissão na unidade. Depois, optamos pelo médico e o enfermeiro entrarem juntos para admitirem o paciente com o intuito de minimizar o gasto de EPI. Examinávamos o paciente em conjunto e compartilhávamos/complementávamos as informações.

- **Adequação do elenco de medicações psicotrópicas:** devido à alta probabilidade dos pacientes apresentarem desconfortos por descontrole de sintomas, o que é emergência em CP, e por termos um tempo de espera entre prescrever, aprazar, buscar o medicamento na farmácia e efetivamente administrá-lo, como forma de resgate ou nova prescrição, optamos por solicitar nova padronização de psicotrópicos, junto à farmácia, para atender as emergências dos pacientes em CP (quantidade para dois atendimentos), realizando a administração em menor tempo possível. A lista de medicações solicitadas e quantidades está no Quadro 2.1. A medicação ficava acondicionada em local fechado na unidade, sob responsabilidade da equipe de enfermagem.

Quadro 2.1. Medicações solicitadas e quantidades.

Clorpromazina 5 mg/mL 5 mL (2 amp.)	Haloperidol 5 mg/mL 1 mL (2 amp.)
Diazepam 5 mg/mL 2 mL (2 amp.)	Metadona 10 mg/mL 1 mL (1 amp.)
Fenitoína 50 mg/mL 5 mL (1 amp.)	Midazolam 5 mg/mL 3 mL (2 amp.)
Fenobarbital 100 mg/mL 2 mL (1 amp.)	Morfina 10 mg/mL 1 mL (2 amp.)
Fentanil 50 mcg/mL 3 mL (2 amp.)	Naloxone 0,4 mg/mL 1 mL (2 amp.)
Flumazenil 0,1 mg/mL 5 mL (1 amp.)	

As doses representam a concentração e o volume por unidade e o número de ampolas (amp.) disponíveis no setor.

Fonte: Elaborado pela autoria.

- **Uso de dose de resgate em bomba de infusão contínua:** ainda considerando a diminuição do tempo para administrar dose de resgate para controle de sintomas, foi sugerido padronizar o uso de "concentração dobrada" de algumas medicações que eram administradas por bomba de infusão contínua. Assim, quando era necessário administrar uma dose de resgate, bastava acionar a função de *bolus* e atentar ao volume infundido (padronizado para 10 mL de solução) – ver Capítulo 5. Tal estratégia também visou poupar o uso de EPI, posto que o enfermeiro ou médico, que já estava dentro do quarto realizando a avaliação, poderia administrar a dose.

- **Alteração do uso do quadro informativo da unidade:** em todas as unidades de internação existe um quadro para uso da equipe com objetivo de informar sobre exames, necessidade de jejum, avaliação de profissionais, isolamento etc. Para facilitar a comunicação entre todos os profissionais da unidade, foram disponibilizadas informações sobre o plano e o objetivo de cuidados de cada paciente internado.

  A equipe local do setor que foi ocupado com leitos de CP não estava especificamente capacitada para CP especializados e para alguns diagnósticos de enfermagem. Precisávamos informar que parte dos pacientes que admitíamos já vinham em fase final de vida (irreversível). Isso foi importante para o entendimento de todos a respeito do plano de cuidados nesses casos. Ao lado do nome desses pacientes era escrito "cuidados de final de vida" (para os que avaliávamos que faleceriam naquela internação) ou "controle de sintomas" (para os que avaliávamos possibilidade de alta). Destacavam-se os que estavam em processo ativo de morte e, portanto, requeriam atenções específicas.

- **Cuidados ao paciente:** os cuidados integrais realizados pela enfermagem incluíram higiene, alimentação (disfagia), trocas de fralda, administração de medicação, reposicionamento para a prevenção ou auxílio no tratamento de lesão por pressão (LP), entre outros.

Importante destacar que muitos pacientes já eram admitidos com alguma LP. Viemos a conhecer outra etiologia de lesões, com características das que tínhamos avaliado, mas estas são nomeadas como manifestações cutâneas específicas da COVID-19, o que pode ter falseado o diagnóstico de LP em alguns casos.

- **Isolamento social durante internação:** para regulamentar o isolamento e a quarentena, foi publicada a Lei n. 13.979, de 6 de fevereiro de 2020:

"Art. 2º Considera-se: I – isolamento : separação de pessoas doentes ou contaminadas (...) e II – quarentena: restrição de atividades ou separação de pessoas suspeitas de contaminação das pessoas que não estejam doentes (...)."[7]

A Portaria n. 356, de 11 de março de 2020, traz em seus artigos 2º e 3º:

"Para o enfrentamento da emergência de saúde pública de importância nacional e internacional, decorrente do coronavírus (COVID-19), poderão ser adotadas as medidas de saúde para resposta à emergência de saúde pública previstas no art. 3º da Lei n. 13.979, de 2020. A medida de isolamento objetiva a separação de pessoas sintomáticas ou assintomáticas, em investigação clínica e laboratorial, de maneira a evitar a propagação da infecção e transmissão local."[8]

Isso exigiu que todos da equipe se fortalecessem para lidar com o próprio sofrimento, com a proibição do paciente ter acompanhante e receber visitas durante a internação e para acolher o paciente e, remotamente, a família. Desde o início, a equipe propôs o uso de tecnologia, com uso de *tablet* ou *smartphone*, para realização de comunicação e visitas virtuais da família ao paciente.

Alguns colaboradores da equipe local diziam que "não achavam que CP eram assim (...) achavam que o paciente tinha que estar com a família do lado (...) ainda mais nesse momento próximo de morrer".

Todos lamentávamos, mas orientávamos estes que, de fato, o que estávamos fazendo não era prática corrente nos CP, mas, sim, o melhor que era possível naquele momento, em uma situação que nunca tínhamos vivido antes.

Considerações finais

Infelizmente, a pandemia não acabou. A partir do final de 2020, a nova exacerbação do número de casos, óbitos e o colapso iminente do sistema de saúde em vários locais do Brasil nos impeliram à ação novamente. O cenário tem diversas diferenças com relação ao que foi chamada de "primeira onda". A principal é que a demanda de casos não COVID continua alta, muito próxima ao que sempre foi antes da pandemia. Os casos COVID já são muito mais numerosos. As novas variantes são mais transmissíveis e a letalidade é potencialmente maior.

Novas estratégias precisarão ser elaboradas para a atuação dos CP direcionados a todos, inclusive àqueles que tiveram suas doenças de base, já muito avançadas ou terminais, agora descompensadas pela menor frequência de acompanhando médico durante todo o período de isolamento social, contribuindo para a sobrecarga do sistema de saúde.

O aprendizado e as experiências vividas serão a base para a ação.

▶ Referências bibliográficas

1. Aslakson R, Cheng J, Vollenweider D, Galusca D, Smith TJ, Pronovost PJ. Evidence-based palliative care in the intensive care unit: A systematic review of interventions. J Palliat Med. 2014;17(2):219-35.
2. Clarke EB, Curtis JR, Luce JM, Levy M, Danis M, Nelson J, et al. Quality indicators for end-of-life care in the intensive care unit. Crit Care Med. 2003;31(9):2255-62.
3. Koh MYH, Hum AYM, Khoo HS, et al. Burnout and Resilience after a decade in palliative care: what survivors have to teach us. A qualitative study of palliative care clinicians with more than 10 years of experience. JPSM. 2020;59(1):105-15.
4. World Health Organization. Integrating palliative care and symptom relief into responses to humanitarian emergencies and crises: a WHO guide. 2018. World Health Organization. Disponível em: https://apps.who.int/iris/handle/10665/274565. Acesso em: 7 mar. 2021.
5. Crispim D, Silva MJP, Cedotti W, Câmara M, Gomes SA. Comunicação difícil e COVID-19 – Recomendações práticas para comunicação e acolhimento em diferentes cenários da pandemia/ Difficult communication and Covid-19 – Practical recommendations for communication and reception in different pandemic scenarios. ISBN 978-65-00-01585-0.
6. Reichheld FF. The one number you need to grow. Harvard Business Review; 81(12):46-54.
7. Diário Oficial da União. Lei n. 13.979, de 6 de fevereiro de 2020. Disponível em: https://www.in.gov.br/en/web/dou/-/lei-n.13.979-de-6-de-fevereiro-de-2020-242078735. Acesso em: 7 mar. 2021.
8. Diário Oficial da União. Portaria n. 356, de 11 de março de 2020. Disponível em: https://www.in.gov.br/en/web/dou/-/portaria-n-356-de-11-de-marco-de-2020-247538346. Acesso em: 7 mar. 2021.

CAPÍTULO

3 A Equipe Multiprofissional na Pandemia – Novas Formas de Atuação, Antigos Desafios

Ednalda Maria Franck
Sumatra Melo da Costa Pereira Jales
Daniel Battacini Dei Santi
Luciana Suelly Barros Cavalcante
Maria Luiza Ferreira da Silva

Introdução

Na formação dos profissionais de saúde, é comum o ensino para os preparar a prestar assistência a pessoas com doenças infectocontagiosas. Estudamos a doença em seus aspectos etiológicos, formas de contágio, história natural, prevenção e seu tratamento. Com a COVID-19, vivenciamos um período novo para muitos profissionais de saúde, visto estarmos lutando contra um inimigo que ainda não conhecíamos totalmente.

A pandemia evidenciou um desequilíbrio entre as necessidades dos pacientes, a disponibilidade de recursos necessários para os atender e, consequentemente, a necessidade de utilizar critérios de triagem específicos para garantir os tratamentos.[1]

Diante dessa realidade, os Cuidados Paliativos (CP) contribuíram para seu enfrentamento, o que obrigou a estruturação de equipes multiprofissionais e de uma unidade de CP dedicada aos pacientes com COVID-19, para atenção, manejo de sintomas e de sofrimentos, em diferentes fases da doença.

Os profissionais paliativistas possuem capacidade e experiência para trabalhar de forma organizada, multiprofissional e em ambientes de cuidados clínicos nos quais escolhas difíceis e recursos limitados fazem parte da rotina diária.[2] É importante ressaltar a importância do trabalho clínico multiprofissional em equipe e a tomada de decisão compartilhada. A organização do processo de trabalho dessas equipes permite que essa integração seja concretizada caso a caso, com uma abordagem interdisciplinar.

O que existe na literatura

No início da pandemia, a literatura tratava principalmente de fluxogramas de triagem de pacientes, com base na presença ou ausência de doença prévias, sinais e sintomas conhecidos até então, orientações de como realizar o atendimento e tratamento a pessoas suspeitas e confirmadas de COVID-19, indicação do uso de equipamentos de proteção individual (EPI), entre outras. Essas publicações foram realizadas, em sua maioria, por sociedades, associações de especialistas, conselhos das áreas de formação e pela Organização Mundial de Saúde (OMS).

Com o tempo, foram sendo publicados artigos sobre a COVID-19, como sinais e sintomas comuns, propostas de tratamentos e epidemiologia. Até que estudos demonstraram que a COVID-19 não causava somente um quadro respiratório agudo, mas se tratava de uma doença sistêmica. Ainda hoje não existe tratamento específico cientificamente comprovado.

A estruturação de uma Enfermaria de Cuidados Paliativos para Pacientes com a COVID-19

Ao receber a notícia de que abriríamos uma enfermaria de CP exclusiva para pacientes com COVID-19, começamos a planejar a divisão da equipe do Núcleo Técnico Científico em Cuidados Paliativos do Hospital das Clínicas, para garantir assistência às áreas COVID-19 e não COVID-19, o que mobilizou profissionais assistentes e residentes médicos, cirurgiões-dentistas, enfermeiras, fisioterapeutas e psicólogas. Infelizmente, não temos integrados à nossa equipe, como gostaríamos, profissionais também essenciais ao CP, para uma atenção mais completa e holística, como assistente sociais, nutricionistas ou fonoaudiólogos, entre outros, os quais eram acionados conforme demanda, que compunham o contingente de profissionais próprios do instituto.

Cada equipe elaborou suas próprias rotinas, enfrentou dificuldades e desafios, desde a implantação até o encerramento das atividades, desenvolvendo estratégias para manter a assistência de qualidade e o ensino (Figura 3.1A). Cada qual com suas peculiaridades, mas com uma premissa básica: manter a interdisciplinaridade e a integração do trabalho em equipe, com o objetivo de unir esforços, conhecimentos e experiências, em sinergia dos que necessitavam de cuidados tão específicos e complexos. Por mais que cada equipe tivesse características próprias, as ações individuais eram contempladas dentro de um plano de cuidados comum, diariamente discutido em reuniões multidisciplinares para tomada de decisão compartilhada (Figura 3.1B).

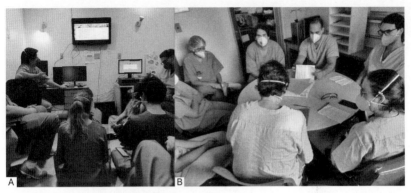

Figura 3.1. (A) Grupo de residentes se reúne para assistir à aula em sala da enfermaria de CP COVID-19. **(B)** Momento da reunião diária para discussão multidisciplinar de casos dos pacientes internados na enfermaria de CP COVID-19.
Fonte: Acervo da autoria.

O princípio fundamental que rege uma equipe multiprofissional é sua distribuição horizontal, sem hierarquia ou centralização em determinado especialista. Cada um é igualmente valorizado e reconhecido em sua função e atribuição, tendo papel único, que se integra aos demais.

▶ Enfermagem

Acompanhamos os últimos preparativos para a abertura da unidade, que anteriormente atendia pacientes clínicos e cuja equipe não era capacitada em CP. Já nos conhecíamos devido aos pacientes atendidos pela equipe de interconsulta de CP ao longo dos anos. Quando a equipe soube que lá seria aberta uma enfermaria de CP COVID-19, vimos a preocupação nos olhos e nas falas de alguns: "Sabíamos que iríamos atender pacientes com COVID-19, mas não sabíamos que seria de CP".

Informamos à equipe que nós, da equipe de CP, trabalharíamos junto com eles no dia a dia para os orientar. Isso deixou a todos mais tranquilos e acolhidos, visto que os CP, que eram desconhecidos e causavam receio, seriam orientados por uma equipe especializada e experiente.

Outro ponto a ser destacado foi o dimensionamento quantitativo de profissionais de enfermagem. Na Resolução do Conselho Federal de Enfermagem (COFEN) n. 543/2017, há a previsão de 10 horas de assistência de enfermagem nas 24 horas para cada paciente em CP. Segundo o Sistema de Classificação de Pacientes, conforme descrito no item "Cuidados de alta dependência", são classificados como pacientes estáveis hemodinamicamente, mas totalmente dependentes de cuidados da enfermagem. Desse quantitativo de profissionais, 36% seriam de enfermeiros e 64%

de nível técnico.[3] Infelizmente, o quantitativo de pessoal não atingia o preconizado pela citada resolução, mas tínhamos profissionais totalmente comprometidos em garantir o melhor cuidado possível e dedicavam-se conjuntamente na assistência. Todos entendiam a importância do cuidado e que a instituição estava realizando contratações emergenciais para suprir a necessidade de pessoal.

Diferentemente de algumas outras áreas multiprofissionais, em que há a possibilidade de realizar triagem dos pacientes, conforme critérios de prioridade e necessidade pré-estabelecidos, a enfermagem é área essencial para o cuidado diário e não há como deixar de prestar assistência a todos.

O enfermeiro faz avaliação de triagem entre os pacientes para identificar aqueles com maior gravidade e complexidade, e os quais necessitam de cuidados específicos e privativos. De modo geral, cuida de todos ao realizar a avaliação para a elaboração da Sistematização da Assistência de Enfermagem (SAE).

A rotina iniciava com a passagem de plantão e elaboração da escala para a realização dos cuidados integrais. Contávamos, em média, com quatro enfermeiras no período de 12 horas diurno, sendo duas da equipe local e duas especialistas em CP (uma assistente e uma ou duas residentes). As enfermeiras auxiliavam nos cuidados prestados juntamente com os auxiliares e técnicos de enfermagem, realizavam avaliação e exame físico diário para a elaboração da SAE, aprazavam medicações e gerenciavam o cuidado e participavam da reunião multiprofissional.

Devido ao risco de exposição dos profissionais à COVID-19 e à limitação de EPI, foi estabelecida entre a equipe médica e a de enfermagem uma rotina de aprazamento de medicações para coincidir com horários de realização de cuidados, como refeições, banho ou trocas. A equipe de enfermagem estava sempre atenta aos desconfortos dos pacientes e os abordavam como emergências, que é o preconizado em CP, uma vez que se busca o conforto pleno. Todos se preocupavam em oferecer o melhor cuidado a cada paciente assistido. Entristeciam-se por não poder ficar mais tempo com eles, principalmente devido ao isolamento imposto pela pandemia e à alta demanda dos demais pacientes da unidade, frente ao número reduzido de profissionais.

Visto que uma das dificuldades era a falta de conhecimento em CP, já no início das atividades conjuntas a prioridade foi realizar uma capacitação *in loco*. Aulas foram ministradas na própria enfermaria pelas enfermeiras e outros profissionais da equipe, em vários dias e para todos os turnos. Visavam abordar temas de CP, destacando a evolução natural e as fases das doenças, a proporcionalidade de cuidados e condutas realizadas em cada momento, para dar fundamentos e justificar os planos de cuidados propostos.

Foi ministrada também uma aula sobre o uso da via subcutânea, a hipodermóclise, comumente utilizada em CP, mas que os colaboradores da unidade ainda não eram capacitados. Após todos observarem a punção de uma hipodermóclise, as enfermeiras da equipe de CP os acompanhavam em uma punção para conferir se a técnica adotada estava correta e validá-la.

A todo momento, os membros da equipe de CP permaneciam atentos e próximos dos demais colaboradores para lhes esclarecer as dúvidas e acolher as angústias que pudessem surgir, promovendo educação permanente. Esse trabalho era realizado tanto junto às atividades assistenciais quanto durante as discussões multidisciplinares de casos, momento em que era favorecida a integração de toda a equipe. Essa proximidade e as atividades em conjunto foram peças fundamentais para o sucesso do trabalho integral e integrado, com a fusão das duas equipes, que se tornaram uma com o passar do tempo.

▶ Fisioterapia

A enfermaria de CP COVID-19 contava com dois fisioterapeutas residentes em CP, que faziam plantões de 12 horas, sete dias por semana, de modo que um fisioterapeuta especializado em CP sempre estivesse presente. A unidade também contava com outros fisioterapeutas, colaboradores ou recém-contratados, para atender as demandas.

A rotina diária de atendimento se inicia com o levantamento dos dados clínicos de cada paciente, relevantes para a assistência fisioterapêutica. Essas informações eram obtidas durante a passagem de plantão da equipe de enfermagem, como estado geral, intercorrências no plantão anterior, sintomas mais persistentes ou de difícil controle. Havia também um arquivo geral, no qual estavam listados todos os pacientes internados na unidade e que era atualizado diariamente. Nele constavam informações sobre diagnóstico principal, fase de evolução de doença, nível de consciência, condição respiratória (p. ex.: suporte de oxigênio, tipo de ventilação por pressão e a presença de dispositivos, como traqueostomia), funcionalidade (acamado, parcialmente dependente ou independente), pendências e a programação da equipe médica.

Após a checagem dessas informações, os pacientes eram triados, com o objetivo de organizar a sequência de atendimento fisioterapêutico de acordo com a prioridade, com base na gravidade e/ou no benefício ao paciente, visando adequar o atendimento às necessidades individuais e à melhor da qualidade de cuidados. Cada fisioterapeuta da unidade era responsável por seis a sete pacientes, em média, que deveriam ser atendidos no decorrer do período de 6 horas.

No período da tarde eram reavaliados os pacientes com maiores demandas e prioridades de atendimento, como alto aporte de oxigênio, baixa tolerância ao seu desmame, uso de traqueostomia, rebaixamento do nível de consciência, má condição de proteção de vias aéreas e hipersecreção. Isso resultava em 5 ou 6 novos atendimentos, em média, além das avaliações aos pacientes admitidos na unidade. Se necessário, esses pacientes eram sinalizados para serem atendidos no período noturno.

A equipe de fisioterapia participava diariamente da reunião multiprofissional, expondo as atividades realizadas com os pacientes, os dados dos atendimentos, os principais sintomas percebidos, as impressões quanto a evolução e as ações não farmacológicas relacionadas à intervenção fisioterapêutica que já estavam sendo realizadas. Eram apresentados os avanços relacionados ao desmame de oxigenoterapia e a reabilitação pulmonar, imprescindíveis em pacientes com COVID-19; as dificuldades e as limitações encontradas; e os ganhos relacionados à funcionalidade, que visam sempre melhorar a qualidade de vida.

Tais informações eram integradas às do restante da equipe, para auxiliar na elaboração conjunta do plano de cuidados. Do mesmo modo, era possível entender o contexto psicossocial de cada paciente e prognóstico, que são fundamentais para a abordagem e o atendimento do paciente de forma integral.

No entanto, com a evolução da pandemia no país, ocorreu o aumento rápido do número de internações na unidade e, consequentemente, maior demanda de atendimento fisioterapêutico. Em alguns dias, não havia capacidade do fisioterapeuta participar das reuniões multiprofissionais. Mesmo assim, ainda era possível discutir de forma individual e pontual com o médico e o enfermeiro sobre os aspectos mais relevantes de cada atendimento.

Algumas dificuldades foram encontradas durante todo o período de funcionamento dessa unidade, muitas vezes relacionados à assistência, como a falta de profissionais, que gerou sobrecarga de trabalho, principalmente aos fisioterapeutas residentes. Além da responsabilidade de prestar um bom atendimento ao doente, estes também exerciam um papel fundamental na orientação de profissionais não paliativistas, que poderiam ter algum tipo de dificuldade em atender esse cuidado tão específico. Outra atribuição do fisioterapeuta residente era assumir integralmente a enfermaria de CP aos finais de semana e aos feriados, uma vez que os demais fisioterapeutas eram remanejados para os atendimentos nas unidades de terapia intensiva.

Alguns desses problemas permaneceram até o fechamento da unidade, outros foram solucionados no decorrer do processo, que pode ter seu sucesso atribuído à comunicação eficaz entre os diversos membros da equipe.

▶ **Medicina**

A equipe médica do Núcleo de CP se viu diante de novos desafios ao ter que estruturar, em tão curto tempo, uma logística para fazer funcionar uma nova enfermaria de CP, ao mesmo tempo que deveria oferecer suporte e suprir as demandas do restante do hospital (área não COVID-19).

Durante o período de funcionamento da enfermaria, trabalharam seis médicos assistentes especialistas em CP, além de dez médicos do programa de residência de CP, que se revezavam em plantões de 12 horas. Dispuseram-se a auxiliar nessa missão e integraram a equipe durante alguns meses residentes de Clínica Médica, Acupuntura, Medicina de Família e Medicina Legal.

Um dos primeiros passos da implantação da enfermaria foi a criação de rotinas assistenciais, com a padronização das passagens de plantão entre os turnos diurno e noturno, por meio de fichário eletrônico. Estes eram atualizados diariamente e continham informações relevantes de cada paciente, o planejamento de cuidados proposto e as pendências para o turno seguinte, garantindo a continuidade do cuidado.

As rotinas diárias eram iniciadas com a divisão dos pacientes internados entre os residentes de plantão, tentando manter os pacientes com médicos que já os conheciam e tinham vínculo mais bem estabelecido. Nas avaliações, eram realizados exame físico e aferição de sinais vitais, checados os controles das últimas 24 horas, exames laboratoriais e outras informações pertinentes. Logo após, era realizada a reunião multiprofissional, onde psicólogos, enfermeiros e técnicos, dentistas e fisioterapeutas igualmente tinham voz. Eventualmente, recebíamos a participação de fonoaudiólogos e nutricionistas, que não compunham a equipe fixa da unidade, mas agregavam à discussão.

Era o momento de compartilhar informações, impressões individuais, rever o plano e as metas de cuidado e deliberar as condutas a serem tomadas no dia. Duravam entre 2 horas e 2 horas e 30 minutos para discutir cerca de 10 a 12 pacientes. Nos dias em que havia grande ocupação da enfermaria (chegou a ter 21 internados), a equipe se dividia em dois grupos, para evitar que a reunião tomasse muito tempo da rotina, o que também limitava a participação de alguns membros, como fisioterapeutas, que tinham que priorizar a assistência aos pacientes.

Após a discussão de casos, estabeleceu-se que parte dos médicos colocava em prática as ações propostas, enquanto a outra realizava o boletim médico para os familiares (por telefone), diariamente. O período da tarde era destinado às visitas virtuais, reavaliações clínicas, rediscussões de condutas, conforme necessidade, além das atividades didáticas aos residentes.

O dia a dia era sempre muito atribulado, pois, além do suporte direto aos pacientes, havia as demandas de acolhimento aos familiares e as admissões. Receber um novo paciente na unidade exige atenção especial, com adequada avaliação do quadro clínico, revisão e apropriação da história, discussão inicial de condutas com o médico assistente e equipe, além do contato e acolhimento aos familiares.

Juntamente, havia a constante necessidade de reavaliação dos pacientes sintomáticos, em especial daqueles em processo ativo de morte.

Algumas padronizações necessitaram ser feitas, principalmente no que dizia respeito ao número de entradas no quarto, uma vez que trabalhávamos com racionamento de EPI para evitar desabastecimento. Assim, pacientes mais instáveis, que necessitavam de controle mais rigoroso de sintomas, eram preferencialmente alocados em quartos com janelas na sacada ou dispostos próximos à porta (com janela de vidro) para poder observá-los e, se necessário, entrar no quarto já preparados para o atendimento da demanda identificada (Figura 3.2A).

Outra estratégia de monitorização de pacientes foi a utilização do "robô": um *tablet* fixado a um suporte com rodas, controlado remotamente, que, por meio da câmera, microfone e de um *software* próprio, nos permitia avaliar visualmente e nos comunicarmos com os pacientes, substituindo a entrada física do profissional no quarto a todo o momento e uso adicional de EPI. Caso fosse necessária, a avaliação presencial era procedida.

Além das rotinas da enfermaria de CP, a equipe médica se revezava nos atendimentos de interconsulta a outros pacientes com COVID-19 internados em outras unidades do instituto. Oriundas do pronto-socorro, unidades de terapia intensiva e demais enfermarias, as solicitações visavam o auxílio na condução dos casos, para melhor entendimento da fase de doença em que os pacientes se encontravam (p. ex.: terminalidade da doença, fase final de vida), discussão sobre proporcionalidade da indicação de medidas artificiais de suporte de vida (Figura 3.2B), planejamento de cuidados, auxílio no manejo de sintomas e na comunicação com familiares/resolução de conflitos.

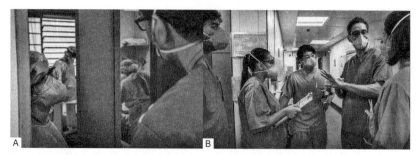

Figura 3.2. (**A**) Residente de CP discute caso com médico assistente através de porta com janela de vidro, pela qual é possível observar os pacientes e monitorizar as ações dentro do quarto, poupando o uso de EPIs. (**B**) Fisioterapeuta, enfermeira e médicos discutem caso avaliado na interconsulta de CP.

Fonte: André François.

Caso houvesse indicação de internação na enfermaria de CP (terminalidade da doença ou condição ameaçadora à vida, com proposta de priorização de medidas de conforto em detrimento às intervenções artificiais sustentadoras de vida), tal transferência era programada. Em geral, ocorria no mesmo dia, se houvesse disponibilidade de vaga, sempre após contato com os familiares, com intuito de explicar a proposta e planejamento de cuidado.

Além do suporte oferecido às demais equipes por meio da interconsulta, foi necessária a criação de uma linha telefônica disponível 24 horas por dia, todos os dias, por meio da qual qualquer profissional podia ter pronto acesso à consultoria de CP, realizada remotamente por um médico especialista em CP.

De modo prático, ágil e assertivo, foi possível prestar auxílio a um maior número de profissionais que identificavam dificuldades em suas práticas, no que concerne os domínios da especialidade de CP, como controle de sintomas, comunicação e tomada de decisão. Isso propiciou mais qualidade assistencial e fluxo célere entre unidades, permitindo melhor alocação de pacientes nas unidades que fossem mais adequadas às suas necessidades.

▶ Psicologia

A pandemia do novo coronavírus teve implicações na atuação de todas as áreas profissionais, requerendo mudanças das práticas em tempo ágil o suficiente para que as demandas emergentes fossem atendidas a termo. O impacto psicossocial do vírus envolveu sérias repercussões psicológicas e na saúde mental da humanidade, gerando demandas maciças aos profissionais da psicologia.

No que diz respeito à psicologia em CP, as consequências da pandemia foram especialmente mobilizadoras, tendo em vista as medidas de controle do contágio, de isolamento e de distanciamento social, as quais tiveram como desdobramento o impedimento de realização de visitas familiares e a recomendação de suspensão dos atendimentos presenciais.[4]

Muitas dúvidas sobre como proceder e como manter a assistência psicológica ao paciente e à família com qualidade permearam conversas e discussões técnicas de grupos temáticos criados especialmente para a abordagem do novo tema.

No âmbito subjetivo, o psicólogo também precisou enfrentar medos relacionados à contaminação e à disseminação do vírus aos entes queridos, sentimento comum aos profissionais que atuavam nas áreas COVID-19.

Para responder ao contexto desafiador, na enfermaria de CP COVID-19, a assistência em psicologia foi implantada considerando as vertentes pragmática e subjetiva do trabalho, com o intuito de promover ações de saúde mental no momento de calamidade mundial.

A equipe foi composta por uma psicóloga supervisora e três psicólogas residentes, e todas realizaram cadastramento na plataforma e-psi, junto ao Conselho Federal de Psicologia (CFP) e ao Conselho Regional de Psicologia de São Paulo (CRP-SP), a fim de obterem autorização para realizar os atendimentos psicológicos de forma remota e fazer uso de Tecnologias da Informação e da Comunicação (TICs).[5]

Outra medida prática foi garantir os EPI adequados para manter a segurança e a proteção dos profissionais no contato próximo aos pacientes.

A rotina de trabalho foi elaborada com base na busca ativa de demandas psicossociais, pautando-se nos seguintes eixos de atuação: paciente, equipe e família. A Figura 3.3 ilustra o modelo de organização do trabalho da psicologia na enfermaria de CP COVID-19.

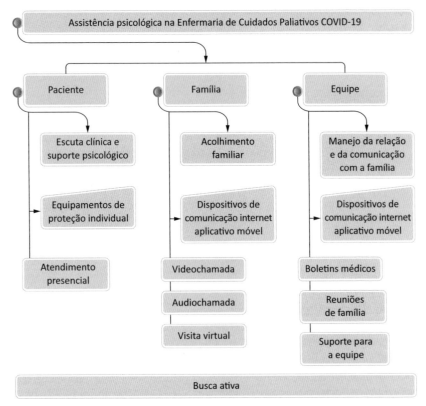

Figura 3.3. Esquema de estruturação da assistência da equipe de psicologia na enfermaria de CP COVID-19 do HCFMUSP.

Fonte: Elaborado pela autoria.

No que concerne ao paciente, a avaliação psicológica ocorria após a sua admissão na unidade, tendo como critério o estado neurológico apresentado. Pacientes com rebaixamento de consciência não foram atendidos pela psicologia. Quando o atendimento psicológico era possível, a meta da psicologia visava o diagnóstico do estado psicológico e o diagnóstico situacional[6] do paciente. A estratégia terapêutica utilizada consistia na oferta de escuta clínica e cuidadosa, com o resgate da dimensão sensível do encontro terapêutico[7] como veículo para os afetos vivenciados no processo de adoecimento pela COVID-19.

Na assistência psicológica às famílias, preconizava-se realizar busca ativa de membros da família, para verificar o familiar e/ou cuidador de referência e identificar outras pessoas significativas da rede. Havia o intuito de proceder à avaliação psicológica e de incluí-los nas tomadas de decisões sobre os pacientes, bem como para que participassem das visitas virtuais e dos boletins médicos diários, se assim desejassem.

No eixo que diz respeito à atuação com a equipe, a participação da psicologia nas reuniões multiprofissionais diárias era uma prioridade, com o objetivo de oferecer informações sobre os aspectos emocionais e socioafetivos dos pacientes e dos familiares, que fossem relevantes para a condução do caso e para a tomada de decisões clínicas. De modo permanente, propiciou-se retaguarda técnica para os profissionais da equipe no manejo da relação e da comunicação remota com as famílias, por meio da discussão contínua dos casos para apresentar elementos subjetivos pertinentes. Uma proposta de cuidado à equipe também foi implementada, apresentada na Seção III desta obra.

▶ Odontologia

O cirurgião-dentista compõe a equipe multiprofissional que assiste o paciente em CP. Sua atuação está focada em aliviar os sinais e sintomas das doenças sistêmicas, bem como do seu tratamento, que afetam a cavidade oral de forma direta ou indireta.[8] Essa atuação se baseia em tratamentos preventivos, curativos e paliativos, tendo como objetivo melhorar a qualidade de vida dos pacientes.[9,10]

As glândulas salivares abrigam o SARS-CoV-2.[11] Assim, a cavidade oral, área de atuação do cirurgião-dentista, é fonte de transmissão direta ou indireta do vírus, a partir da emissão de gotículas ou do contato com a saliva.[12]

Por essa razão, os conselhos de classe e a literatura especializada, escassa no início da pandemia, preconizava a realização de atendimentos e procedimentos odontológicos somente em caso de urgência e emergência odontológicas. Os procedimentos eletivos deveriam ser postergados, especialmente aqueles geradores de aerossol, por serem potenciais fontes de transmissão e contaminação do vírus pelo ar, o que torna o ambiente do atendimento invariavelmente infectado pelo SARS-CoV-2.[13]

Diante dessas orientações, estruturamos a assistência odontológica por meio de um fluxograma especialmente desenhado para esse fim, para atender os pacientes inicialmente de forma remota. Caso não houvesse a solução da demanda, o atendimento ocorreria de forma presencial, em que somente um profissional, cirurgião-dentista, ingressaria na enfermaria para avaliar o paciente.

Nos primeiros dias de funcionamento da enfermaria, com a prática, concluímos que o fluxograma não funcionava, pois não éramos acionados sobre as necessidades odontológicas dos pacientes, mesmo remotamente. Nos questionamos se esses pacientes não apresentavam sintomas bucais, se apresentavam rebaixamento do nível de consciência ou se os sintomas não eram identificados pelos demais membros da equipe.

Certamente, os sintomas bucais dos pacientes internados na enfermaria de CP estavam subdiagnosticados e subtratados, pois a boca é o primeiro local com desconforto e perda de função no paciente gravemente enfermo.

Considerando que a COVID-19 é uma doença que acomete vários órgãos, especialmente o pulmão, e que os sinais e sintomas orofaciais dos pacientes em CP são modulados pelas suas doenças sistêmicas, poderíamos esperar que esses pacientes apresentassem sintomas bucais semelhantes aos de pacientes com doenças pulmonares. Naquele momento, não sabíamos se essa doença se manifestaria na cavidade oral sob a forma de lesões ou se teríamos somente os efeitos adversos do seu tratamento, como a xerostomia, fato que nos angustiava ainda mais.

Decidimos, então, que um cirurgião-dentista ingressaria na enfermaria de CP COVID-19 para uma avaliação geral. Este se deparou com alta prevalência de lábios ressecados, língua saburrosa, hipossalivação e xerostomia, crostas e debris alimentares. Sabemos que esses sintomas comprometem as atividades básicas de vida diária, como mastigar e falar. Nesse momento em que a capacidade do paciente de se expressar e se despedir dos entes queridos era uma necessidade urgente, mesmo que de forma remota, os cuidados bucais se mostraram ainda mais relevantes.

Além do tratamento medicamentoso da COVID-19, esses sintomas podem ser atribuídos ao suporte contínuo de oxigênio, à gravidade da doença, à sobrecarga de trabalho e ao medo de contaminação por parte da equipe, aspectos que tornavam a realização da higiene oral um desafio.

A higiene oral inadequada e a presença de doenças bucodentais contribuem para o aumento da carga bacteriana local e constituem fatores de risco para infecções bucais, pneumonia por aspiração e desenvolvimento de complicações da COVID-19, que aumentam sua morbidade e mortalidade.[14]

Diante do grande número de pacientes e das dificuldades observadas na assistência odontológica remota, redimensionamos a equipe com a inclusão de mais cirurgiões-dentistas na assistência à beira-leito na enfermaria. Diariamente, contávamos com um cirurgião-dentista assistente, um voluntário e dois residentes. Estando em maior número de profissionais, optamos por realizar a busca por necessidades odontológicas de todos os pacientes internados na enfermaria de CP. O fluxograma de assistência odontológica teve que ser adaptado à realidade desse novo perfil de pacientes e do novo contexto, com o estabelecimento de critérios de gravidade dos sintomas e das reavaliações, quando necessárias.

As avaliações odontológicas incluíram a realização de uma higiene oral especializada, a fim de permitir um diagnóstico preciso e oferecer conforto durante a realização do procedimento. As discussões multiprofissionais permitiram o conhecimento mais amplo e profundo dos pacientes, o que possibilitou a elaboração de planos de cuidados compartilhados com o restante da equipe.

A educação permanente e o suporte à equipe de enfermagem permitiram a sistematização da higiene oral, o que tornou o processo mais seguro, efetivo e de fácil execução. A inclusão da hidratação das mucosas e dos lábios no procedimento contribuiu para o conforto, facilitou a comunicação entre paciente e equipe, e entre o paciente e seus entes queridos.

O cuidado bucal deve ser considerado como parte do plano integral dos cuidados oferecidos a esses pacientes. A higiene e a hidratação dos tecidos bucais são medidas de conforto que minimizam o sofrimento e melhoram a qualidade de vida dos pacientes.

Considerações finais

O trabalho em equipe não é uma tarefa fácil. Quando isso é feito em um ambiente novo, repleto de desafios e dificuldades, permeado pelo cansaço físico e psicológico, no cuidado contínuo a pacientes com intenso sofrimento, torna-se ainda mais desafiador. Em meio ao isolamento, a união, a cooperação e o companheirismo são elementos fundamentais para se alcançar o trabalho efetivo, assim como a elaboração de estratégias necessárias para descompressão e alívio do peso da missão.

▶ Referências bibliográficas

1. Riva L, Caraceni A, Vigorita F, Berti J, Martinelli MP, Crippa M, et al. COVID-19 emergency and palliative medicine: an intervention model. BMJ Support Palliat Care. 2020 Nov 23:bmjspcare-2020-002561.
2. Arya A, Buchman S, Gagnon B, et al. Pandemic palliative care: beyond ventilators and saving lives. CMAJ 2020;192:E400-4.
3. Brasil. Conselho Federal de Enfermagem (COFEN). Resolução COFEN n. 543/2017. Atualiza e estabelece parâmetros para o Dimensionamento do Quadro de Profissionais de Enfermagem nos serviços/locais em que são realizadas atividades de enfermagem. Diário Oficial da União. Brasília; 2017, n. 86, Seção I, p. 120.

4. Conselho Federal de Psicologia. Ofício-circular n. 40/2020/Gtec/CG-CFP).
5. Conselho Federal de Psicologia. Resolução n. 4, de 26 de março de 2020. Dispõe sobre Regulamentação de Serviços Psicológicos Prestados por meio de Tecnologia da Informação e da Comunicação durante a Pandemia do COVID19. Disponível em: https://atosoficiais.com.br/cfp/resolucao-do-exercicio-profissional-n-4-2020-dispoe-sobre-regulamentacao-de-servicos--psicologicos-prestados-por-meio-de-tecnologia-da-informacao-e-da-comunicacao-durante--a-pandemia-do-covid-19?origin=instituicao&q=004/2020. Acesso em: 7 abr. 2021.
6. Simonetti A. Manual de Psicologia Hospitalar: O Mapa da Doença. São Paulo: Casa do Psicólogo; 2004.
7. Kuperman D. Estilos do Cuidado: A Psicanálise e o Traumático. São Paulo: Zagodoni; 2017.
8. Wiseman MA. Palliative care dentistry. Gerodontology. 2000;jul;17(1):49-51.
9. Jales SMCP. Avaliação da efetividade de um protocolo de cuidados odontológicos no alívio da dor, sintomas bucais e melhora da qualidade de vida em pacientes com câncer de cabeça e pescoço em cuidados paliativos: ensaio clínico não controlado. São Paulo: Universidade de São Paulo; 2011.
10. Jales SMCP, Vilas Boas PD. Avaliação orofacial e tratamento odontológico. In: Carvalho RT et al. (eds.). Manual da Residência de Cuidados Paliativos: Abordagem Multidisciplinar. Barueri, SP: Manole; 2018. p. 887-94.
11. To KK, Tsang OT, Chik-Yan Yip C, et al. Consistent detection of 2019 novel coronavirus in saliva. Clin. Infect. Diseases 2020 Jul 28;71(15):841-843.
12. Lu C-W, Liu X-F, Jia Z-F. 2019-nCoV transmission through the ocular surface must not be ignored. The Lancet. 2020 Feb 22;395(10224):e39.
13. Chen J. Pathogenicity and transmissibility of 2019-nCoV – a quick overview and comparison with other emerging viruses. Microb. Infect. 2020 Mar;22(2):69-71.
14. Sampson V, Kamona N, Sampson A. Could there be a link between oral hygiene and the severity of SARS-CoV-2 infections? Br Dent J. 2020;228:971-975.

CAPÍTULO

4 Bioética na Tomada de Decisão durante a Pandemia pela COVID-19

Daniel Battacini Dei Santi
Henrique Gonçalves Ribeiro
Ricardo Tavares de Carvalho

"Milhões de pessoas acometidas pelo novo coronavírus... Hospitais lotados... Ventiladores mecânicos e leitos de UTI insuficientes para todos os que deles necessitam... Incontáveis são os óbitos, muitos sem acesso às terapias... Fazer escolhas não é uma opção, mas uma necessidade!"

A bioética em contexto de crise na saúde

Segundo a Declaração de Direitos Humanos, todos são merecedores de uma vida digna, justa e sem discriminação.[1] Todas as vidas importam! Não é possível quantificar ou hierarquizar o valor de uma vida, posto que cada uma delas é única – o que não significa que todas as pessoas devem receber o mesmo tratamento, pois este deve ser individualizado.[2]

De acordo com a Constituição Federal,[3] em seu Art. 196, é direito de todo cidadão brasileiro e dever do Estado garantir, por meio do Sistema Único de Saúde (SUS), o acesso universal e igualitário às ações e aos serviços para promoção, proteção e recuperação da saúde.[1,4] Tal assistência é limitada à disponibilidade de recursos, tanto físicos (espaço, número de leitos) e humanos (profissionais, especialistas), como equipamentos, materiais e insumos.

No cenário de uma crise humanitária sem precedentes, o grande número de pacientes acometido pela COVID-19, aliado à indisponibilidade de leitos e recursos de terapia intensiva para suprir toda a necessidade emergente, impossibilita que serviços de saúde consigam oferecer os tratamentos necessários à população, tanto aos infectados, quanto às doenças não pandêmicas.[5]

Torna-se urgente a reestruturação de sistemas de saúde, com planejamento estratégico, coordenado por especialistas e autoridades, que ancoram suas decisões na legislação e nos princípios bioéticos da beneficência, não maleficência, autonomia e, principalmente nesses cenários, a justiça.[1,4,6] Para isso, requer-se a organização dos serviços, com protocolos e equipes de apoio, tanto para orientar e auxiliar na melhor decisão, quanto para compartilhar a sua responsabilidade, como equipes de cuidados paliativos.[2,5,7-9]

Em condições habituais, os recursos são oferecidos conforme indicação e necessidade, de acordo com o princípio da equidade. No cenário de contingência, devem ser desenvolvidas estratégias criativas de adaptação dos recursos para contemplar as demandas, com a garantia de suprir as necessidades básicas por algum tempo e adoção de medidas de racionamento. Tem especial destaque na pandemia da COVID-19 a gestão dos escassos e valiosos recursos de terapia intensiva, pelo potencial de salvar vidas, e os equipamentos de proteção individual, que impedem a contaminação dos profissionais e a disseminação do vírus.[6]

No cenário de crise, há uma grave dissociação entre as necessidades populacionais e a capacidade assistencial, apesar de todas as estratégias operacionalizadas, o que resulta na insuficiência de oferta de tratamentos e no aumento da mortalidade e morbidade. A intenção das ações é alocar os recursos disponíveis de forma racional, dentro das premissas bioéticas, visando atender o maior número possível de pacientes e reduzir os danos à população.

Em face destas circunstâncias, a formação técnica, pessoal e moral dos profissionais é posta diariamente à prova, sobretudo quando confrontados com a necessidade de tomar decisões terapêuticas na situação de crise.

> *"As decisões de alocação de recursos escassos têm natureza moral, são complexas e não existe solução única. (...) Valores e princípios éticos fazem parte da conduta profissional e societal. O princípio básico e fundamental é a dignidade do ser humano. Em todos esses níveis da resposta a um surto pandêmico de COVID-19, a dignidade humana deve ser respeitada e protegida. Contudo, respeito e proteção são realizados dentro dos limites que a própria situação impõe, o que é diferente caso seja comparado com situações normais".*[1]

Nesse contexto extraordinário, os profissionais experienciam situações de grande estresse físico e psicológico, o que dificulta sobremaneira os processos de tomada de decisões referentes à priorização de pacientes e à alocação de recursos, o que pode, inclusive, levar a problemas de saúde mental e sofrimento moral.

Tal sofrimento emerge quando profissionais acreditam que não estão seguindo o curso de ação que consideram como correto, ao tomarem condutas que se contrapõem à sua noção de dever, seja profissionalmente ou como seres humanos, uma vez que, inseridos em uma sociedade, são seres morais, fundamentados em seus princípios, normas e valores.

Fundamentos éticos e legais em cuidados paliativos

As normativas ético-jurídicas balizam as decisões em saúde por meio de diferentes dispositivos, dos quais podemos destacar: a Constituição da República Federativa do Brasil, o Código Civil, as resoluções do Conselho Federal de Medicina (CFM) e o Código de Ética Médica (CEM).

▶ **Referências à tomada de decisão e cuidados no final da vida**

A Resolução nº 1.805/2006 é conhecida como a "resolução da ortotanásia", pois favorece esta forma de compreensão da morte, entendida como a que ocorre de forma natural e no tempo certo, na condição de terminalidade ou incurabilidade de uma enfermidade grave. Nessa resolução, o CFM permite ao médico, nas condições citadas, limitar ou suspender procedimentos ou tratamentos que prolonguem a vida do paciente, como a utilização medidas de suporte artificial de vida (SAV), como ventilação mecânica, vasopressores e hemodiálise, além de antibióticos e nutrição artificial, entre outros, caso os julgue como inadequados ou desproporcionais.[10]

A resolução visa impedir que pacientes com doenças sem perspectiva de recuperação, em seu final de vida, sejam mantidos vivos à custa de intervenções para sustentação artificial da vida, de modo fútil ou obstinado, prolongando de forma dolorosa o processo de morrer. Com essas colocações, o CFM fortalece o conceito da ortotanásia e deixa evidente sua diferença com a distanásia.

O CEM explicita essa diferenciação e reforça, de forma imperativa, como dever do médico a realização de cuidados paliativos, validando a ortotanásia como ato ético. Nos Princípios Fundamentais (XXII) e no parágrafo único do Art. nº 41, é exposto que em casos de doenças incuráveis, terminais e em situações clínicas irreversíveis, deve o médico oferecer todos os cuidados paliativos disponíveis e apropriados, sem empreender ações diagnósticas ou terapêuticas desnecessárias, inúteis ou obstinadas (não realizar distanásia).[11]

Cabe destacar que a eutanásia no Brasil, ou seja, o ato deliberado do médico abreviar a vida do paciente, mesmo que mediante sua solicitação voluntária, é tipificado como crime de homicídio pelo Código Penal do Brasil,[12] além de ser explicitamente considerado uma infração ética de acordo com Art. nº 41 do CEM.[11] Muitos médicos não limitam ou suspendem terapêuticas por receio de eventuais implicações jurídicas, por acusações como homicídio ou omissão. O Art. 13 da Lei nº 2.848 do Código Penal, de 1940, diz que:

"O resultado, de que depende a existência do crime, somente é imputável a quem lhe deu causa. Considera-se causa a ação ou omissão sem a qual o resultado não teria ocorrido. (...) A omissão é penalmente relevante quando o omitente devia e podia agir para evitar o resultado".[12]

Posto isso, compreende-se que, caso seja entendido que a evolução da doença do paciente será concretizada independentemente da instituição ou manutenção de determinadas intervenções médicas, tais métodos tornam-se obsoletos frente ao curso natural e inexorável da doença. Nessas condições, não há o poder do médico de evitar a morte, tão logo seu dever, não sendo imputável criminalmente.

Isso é algo frequente no campo das decisões pertinentes ao final de vida de doenças crônicas e progressivas, mas também se aplica a condições agudas, que, pela gravidade e evolução, se tornam refratárias e intratáveis. No contexto da COVID-19, isso é válido tanto em pacientes com doenças graves previamente à contaminação, quanto em pacientes hígidos, que adquirem formas graves e letais da doença.

▶ Referências à autonomia do paciente

O consentimento livre e esclarecido constitui um modelo garantidor do direito à informação e ao exercício da livre escolha, sem coerção ou vício, para anuir ou discordar dos procedimentos médicos indicados. A dignidade humana, assegurada pelo Art. 1º dos princípios fundamentais da Constituição, corresponde ao princípio bioético da autonomia e, por isso, deve ser protegida na relação médico-paciente.[3] Na Lei nº 8.080/90, que regulamenta o SUS, o Art. 7º expõe sobre *"o princípio de preservação da autonomia das pessoas na defesa de sua integridade física e moral"*,[4] e o Código Civil (Art. nº 15 da Lei 10.406/02) acrescenta que *"ninguém pode ser constrangido a submeter-se, com risco de vida, a tratamento médico ou intervenção cirúrgica".*[13]

Ao entender que a atividade médica se dá através de meios, sem garantias de resultados, é dever dos médicos informar os propósitos das intervenções, riscos e potenciais desfechos, podendo o paciente considerar se há adequação aos seus valores, vontades e expectativas, com direito de aceitá-lo, ou não.

No âmbito das decisões tomadas em situações de terminalidade da vida, o CFM introduz as "Diretivas Antecipadas de Vontade" (DAV), através da Resolução nº 1995/2012, potencializando a autonomia do paciente no tangente a decisões relacionadas à sua saúde e contempla correspondência jurisprudencial favorável a essa normativa ética. Nela, defende a livre e autônoma expressão da vontade do paciente quanto aos tratamentos e cuidados que quer, ou não, receber, inclusive quando estiver incapaz de manifestá-la, desde que esteja em acordo com os preceitos ditados pelos CEM. Destaca, ainda, que a decisão do paciente prevalece sobre os desejos dos familiares.[14]

Pela Lei nº 10.241/99, a Lei Mário Covas, o Estado de São Paulo concede direito a consentir ou recusar, de forma livre, voluntária e esclarecida, procedimentos diagnósticos ou terapêuticos, assegurando ao paciente a sua individualidade e o respeito aos seus valores éticos e culturais. Também permite ao paciente recusar tratamentos dolorosos ou extraordinários para tentar prolongar a vida (negar a distanásia) e optar pelo local de morte.[15]

Aprovada em meio à pandemia pelo coronavírus, a Lei nº 17.292/20, institui a política de cuidados paliativos no Estado de São Paulo, estabelecendo dentre suas diretrizes (Art. nº 4, incisos IV e V): *"o respeito à dignidade da pessoa, a garantia de sua intimidade, autonomia (...)"* e *"o respeito à liberdade na expressão da vontade do paciente de acordo com seus valores, crenças e desejos"*.[16]

▶ Referências à autonomia do médico

Independentemente do cenário em que as decisões são tomadas, o médico não tem obrigação de acatar todas as vontades dos pacientes, familiares ou representantes legais. Frases comuns na prática clínica em situações graves de saúde, como *"eu quero que seja feito tudo!"* ou *"se você não fizer eu lhe processo!"* têm intenção de intimidar e coagir ações médicas. Muitas vezes, são expressões de sofrimento e do luto frente à morte que se anuncia. Durante a pandemia, o isolamento imposto e o distanciamento de familiares do processo de cuidado agravaram ainda mais a sensação de impotência perante a morte. Tais manifestações encontram validação como reações a uma situação limítrofe.

O profissional deve reconhecer as motivações e os valores que os levam a tais solicitações, considerando as questões pessoais envolvidas, para uma melhor adequação das condutas. O médico tem a responsabilidade de verificar se as demandas têm fundamentos técnicos e científicos que as justifiquem e seguir as orientações éticas e legais vigentes.

O médico tem o direito da objeção de consciência e encontra respaldo no CEM para exercer sua autonomia na tomada de decisão, nos Principio Fundamentais

VII e XXI, para agir de acordo com seus ditames de consciência e com condutas que considere adequadas ao caso e cientificamente reconhecidas.[11]

A tomada de decisão

Idealmente, o processo de tomada de decisão deve ser feito de maneira compartilhada entre as equipes de cuidado, o paciente e a sua família/responsáveis legais, objetivando a promoção da autonomia e a preservação dos valores do paciente, desde que estejam em acordo com os preceitos técnico-ético-jurídicos.[5] Para que isso ocorra, a comunicação é um pilar fundamental e, portanto, deve ser técnica e empaticamente conduzida, para garantir ao paciente todas as informações relacionadas à decisão a ser tomada, prezando o asseguramento de que sejam assimiladas pelo paciente, para que, então, possa ponderar e manifestar sua vontade, isenta de coerção ou viés. A decisão deve, assim, ser baseada em dados clínicos concretos, sendo a escolha bem fundamentada, claramente comunicada aos envolvidos e documentada com registro apropriado em prontuário.

A avaliação da capacidade de um paciente consentir ao tratamento abarca o seu entendimento sobre sua própria doença e as intervenções médicas propostas, incluindo consequências, vantagens e desvantagens, e saídas alternativas. O modelo cognitivista para avaliação da competência do paciente em tomar decisões sobre seu tratamento é representado pelo instrumento psicométrico MacCAT-T (*MacArthur Competence Assessment Tool for Treatment*),[17] que avalia sua capacidade de comunicar uma escolha, compreensão e julgamento sobre a doença e os tratamentos propostos e a racionalização sobre os desfechos decorrentes de sua decisão.

Todos os pacientes devem ser considerados capazes para decidir, exceto quando existir alguma condição que levante suspeita quanto à capacidade, como declínio cognitivo ou transtorno neuropsiquiátrico associado. Destaca-se que, mesmo diante dessas suspeitas, a capacidade do paciente pode estar preservada para a decisão, requerendo uma avaliação profissional pormenorizada.

O modelo de deliberação moral compreendido na prática da medicina baseada em valores e proposto pelo médico psiquiatra e bioeticista espanhol Diego Gracia[18] foi adotado como norteador do processo de tomada de decisão do Hospital das Clínicas da Faculdade de Medicina da Universidade de São Paulo (HCFMUSP) durante da pandemia da COVID-19. Esse modelo utiliza o exercício dialético na construção de uma decisão acerca de uma situação específica, levando em consideração os fatos, os valores, as normas e as consequências. O objetivo principal é encontrar a decisão mais prudente, proporcional e assertiva, capaz de assegurar o maior número de valores envolvidos. Destaca-se que não é possível hierarquizar os valores, uma vez que não existe gabarito para tal.

Frequentemente, a solução ideal não é possível para as situações problemáticas em saúde, principalmente no contexto de doenças graves ou terminais, ou com limitadas alternativas terapêuticas, como ocorre no cenário de crise. Devem ser evitadas as "respostas imediatas", "pré-concebidas" ou "condutas padronizadas", como considerar que todo paciente com demência é incapaz de tomar suas próprias decisões ou iniciar dialise apenas pela indicação clínica-laboratorial. Cada paciente é único e merece uma avaliação e decisão individualizada, respeitando-o como ser humano biográfico, complexo nas dimensões bio-psico-sócio-cultural-espiritual.

Cabe à equipe o entendimento amplo das questões que envolvem o caso e a capacidade de diálogo, com elaboração de um planejamento de cuidados com estratégias que sejam viáveis e exequíveis, atendam às metas e levem a consequências aceitáveis, dentro dos limites estipulados.

A tomada de decisão pelo processo deliberativo prevê o constante diálogo e discussão entre profissionais, paciente e familiares, para assim julgar quais intervenções terapêuticas são mais adequadas e que possam ser praticadas sem ferir preceitos ético-legais, com consentimento do paciente ou familiar. O médico deve se posicionar referente à indicação, ou não, de determinada intervenção e qual é a sua opinião quanto a conduta mais adequada, se alicerçando em dados clínicos, na possibilidade de atingir as metas almejadas, na bioética e normas, e manifestações do paciente, considerando a disponibilidade de recursos da conjuntura.[6,7,19]

O consentimento pode não ser possível caso haja dificuldade na comunicação, seja com o paciente (ex.: por condição de doença ou incapacidade de expressar sua autonomia), ou no contato com familiares ou representantes legais, o que ocorreu com certa frequência durante a pandemia, devido à ausência da família dentro dos hospitais e a necessidade do uso da telefonia e de meios virtuais para comunicação, que nem sempre são eficazes. As decisões médicas unilaterais são as formas menos favorecidas, devendo ser reservadas para situações de exceção, como quando o cenário clínico não permite outras estratégias e as demais formas de tomada de decisão não são possíveis ou falharam.[6,9,19,20]

Pode não haver a concordância entre a opinião médica com a do paciente e/ou familiar. Faz-se necessário verificar se há uma comunicação clara, compassiva e empática, de modo que os envolvidos tenham o entendimento das motivações que levam à opção por determinada conduta. Muitos dos conflitos são devidos a falhas e ruídos de comunicação. É recomendado que o processo deliberativo não seja baseado exclusivamente na opinião médica individual, mas se dê através do diálogo entre profissionais das diversas áreas, com uma discussão ampla e contemplativa.[11]

Na ocorrência de conflitos de ordem técnica ou ética/moral, os profissionais podem recorrer a instâncias superiores, como os comitês de bioética, diretoria clínica, conselhos de classes (p. ex.: CFM) e até recorrer, em última instância, à judicialização, condição muito rara. No contexto de pandemia e urgência, tais ações são pouco úteis pois não são resolutivas com a brevidade necessária. Mesmo fora de situações urgentes, esse tipo de prerrogativa, potencialmente útil, pode sobrecarregar os envolvidos e não resultar em decisão assertiva.

É dever do profissional e direito do paciente que o prontuário tenha as informações corretamente registradas, com a documentação das decisões terapêuticas, seus embasamentos, motivações, justificativas e propósitos. O prontuário é reconhecido como "documento de fé pública", podendo servir, inclusive, como instrumento de defesa do profissional.

É de fundamental importância que a "decisão compartilhada" seja distinguida da prática de "transferência de responsabilidade", que ocorre quando profissionais delegam ao paciente ou a seu responsável o poder de decisão sobre um ato médico, o que, infelizmente, não é algo incomum. Em vez de a equipe comunicar o seu posicionamento aos familiares, fazem-lhes questionamentos, com intuito de se eximir da responsabilidade da decisão. Essa conduta não só não é ética mas pode ser também caracterizada com imperícia. Atos médicos são de responsabilidade médica, não devendo ser outorgados a terceiros. Além dos familiares terem influência de aspectos emocionais, como medos, angústias e estresse psicológico, que podem interferir em uma decisão, também não são obrigados a ter os conhecimentos médicos e saber sobre indicações e implicações das condutas.

A condição imposta pela COVID-19, com distanciamento dos familiares do ambiente hospitalar, trouxe novos moldes à relação equipe-família, assim como ao luto em si. Transmitir a responsabilidade de decisão ao paciente ou familiar pode levá-los a uma condição desnecessária de culpa, fazendo-os se sentir responsabilizados por qualquer desfecho que resulte da decisão, principalmente se houver o óbito ao final, complicando o processo de luto. Também não é raro que haja discordância de opinião entre familiares, o que torna ainda mais difícil a tomada de decisão, pois esta se dá em contexto de falha da comunicação, descaracterização dos papéis e conflitos.

Planejamento avançado de cuidados

O "plano terapêutico" consiste na elaboração de um conjunto de propostas, guiadas por uma meta (p. ex., alta hospitalar, sobrevida, garantir conforto no final da vida), que é o resultado do processo deliberativo.[7] Busca-se a criação de um "curso de ação ideal", com intervenções que visem à meta almejada, contemple o maior número de valores possíveis e esteja dentro de limites da proporcionalidade e razoabilidade, sem infringir princípios bioéticos e legais. Não raro, esse curso não é possível, devendo a equipe buscar por alternativas que também se adequem.

O plano terapêutico é dinâmico. Pode ser modificado a qualquer momento, com revisão da meta ou cursos de ação, caso haja alteração na evolução da doença ou reconhecimento de novas informações. Idealmente, pacientes com doenças terminais já devem ter um planejamento avançado de cuidados bem discutido, prévio às descompensações agudas e ao seu final de vida, contemplando as DAV.[6,7,19] Pacientes sem um planejamento de cuidados prévio conhecido estão sujeitos a receber mais intervenções não desejadas, de alta intensidade e serem submetidos a condições de baixa qualidade de cuidado e sofrimento desnecessário.[19,21]

A elaboração de um plano de cuidados é necessária, pois se antecipa às possibilidades de evolução de doença e, em alinhamento aos valores e vontades do paciente, adequa-se às propostas de intervenção, ao prognóstico e a expectativas tangíveis. Tanto profissionais, quanto paciente e familiares, conseguem se preparar para os possíveis eventos vindouros, uma vez que estão conscientes desse processo. Com isso, busca-se prevenir que decisões complexas sejam tomadas na urgência, como nos casos graves da linha de frente da COVID-19, sem tempo hábil para deliberação, levando a condutas desproporcionais e não assertivas. No cenário da pandemia, isso se torna ainda mais importante, por evitar o uso do SAV, recurso escasso, de forma indevida, nos casos em que já se tenha sido claramente definidos limites terapêuticos.

O caso publicado no *New England Journal of Medicine* ilustra um planejamento de cuidados em condição de terminalidade e COVID-19: um senhor de 74 anos, com linfoma não Hodgkin e cardiopatia, interna gravemente com suspeita de COVID-19. Ele havia expressado seus valores e limites, de que se submeteria a tratamentos, desde que permitissem o retorno ao seu *status* clínico basal. Após discussão com o paciente, familiares, oncologista e equipe de cuidados paliativos, foi elaborado um plano de cuidados, com indicação inicial de UTI e SAV para tentativa de reversão do quadro agudo, mas com reavaliação criteriosa precoce. No terceiro dia de UTI, observando a piora clínica e ausência de resposta às intervenções, o que configurou evolução para final de vida, a meta foi revista, agora com foco na priorização do conforto e dignidade, sendo o paciente submetido a extubação paliativa.[20]

A tomada de decisão no cenário da COVID-19

A seguir, destacaremos desafios e estratégias de tomada de decisão em dois momentos primordiais da hospitalização de pacientes no cenário da COVID-19.

▶ A triagem, no momento da admissão

É internacionalmente reconhecido e baseado em fundamentos éticos, que, em situações críticas, como desastres em massa ou pandemias, a oferta de serviços emergenciais é insuficiente para suprir as demandas populacionais, o que torna inevitável o processo de triagem e justificável o racionamento e alocação de recursos escassos.[2,5] Para os envolvidos, o processo de triagem é de difícil execução e até compreensão, dada a possibilidade de interpretar que a classificação é um julgamento moral, no qual a priorização venha a distinguir pessoas em seus valores, quando, em uma sociedade igualitária, não se pode relativizar o valor de uma vida. Apesar do sofrimento moral gerado pela necessidade da triagem, não há culpa imposta ao profissional que atende os pacientes, uma vez que a tragédia reside na crise em si: seu fator causal aliado à escassez de recursos.

O processo de triagem intenciona reconhecer, objetivamente, os pacientes mais graves e aqueles que mais se beneficiam do uso dos recursos disponíveis, em especial os de UTI, como sistemas de monitorização, profissionais especializados e dispositivos de SAV, como ventilação mecânica, membranas extracorpóreas de oxigenação e hemodiálise, que podem modificar a evolução de doenças agudas potencialmente reversíveis, como a COVID-19, reduzindo a mortalidade.[5,6]

É fundamental distinguir os pacientes com doenças de base, como as oncológicas, cardiopatias, doenças neurodegenerativas, que já possuem critérios de estágio avançado, com prognóstico ruim e pouca ou nenhuma possibilidade de tratamento. São pacientes fragilizados, com declínio funcional e reduzida qualidade de vida, impostos pelas suas enfermidades. Esses pacientes, naturalmente, têm um maior risco de descompensação e óbito frente a um insulto agudo à saúde, como é o caso da COVID-19, mesmo que sejam usadas medidas de SAV.[5,22] Para tal discriminação são utilizados dois critérios principais: a avalição de classificação de doença terminais, de acordo com ferramentas, como o SPICT-BR,[23] e o uso preditores gerais de má evolução, como os da *National Hospice Organization*.[24]

Com a evolução da pandemia COVID-19, pesquisas clínicas e epidemiológicas permitiram maior conhecimento acerca da doença e, com isso, maior acurácia no agrupamento de pacientes mais vulneráveis a partir de indicadores de risco de óbito e outras complicações,[7,25] com destaque para os pacientes mais frágeis e os com doenças cardiovasculares.

A perda de funcionalidade, mensurada por escalas como o *Palliative Performance Scale* (PPS), é comum em doenças terminais, em especial no final da vida, mostrando-se um marcador prognóstico também na COVID-19. Um estudo mostrou sua capacidade de predição de mortalidade de forma independente, com o aumento do risco de óbito hospitalar em quase três vezes em pacientes com funcionalidade reduzida, acometidos pela COVID-19. Entre os submetidos a intubação e ventilação mecânica, a sobrevida foi dez vezes menor no grupo com PPS baixo.[25]

Após o reconhecimento da gravidade, passa-se ao estágio de priorização de atendimento aos mais necessitados. Não significa recusar tratamento a determinados pacientes, mas, sim, oferecê-lo conforme sua necessidade e disponibilidade de recursos. Os pacientes que não são priorizados têm o direito a continuar recebendo todas as outras formas de tratamento não racionados.[2,5] Uma vez que o cenário ideal não é possível, a alocação de recursos finitos vai ao encontro da "teoria do mal menor", aplicado quando não há uma solução ideal para situações problemáticas e se opta por aquela que cause menos males.[1] Os cuidados paliativos não configuram a resposta idealizada para a escassez de recursos, mas sua providência universal assegura o cuidado digno no controle do sofrimento físico, psíquico, sociofamiliar e espiritual frente a qualquer enfermidade.[22]

A priorização é praticada há séculos e traz resultados efetivos, demonstrados desde o século XIX, pela enfermeira Florence Nightingale, que desenvolveu em 1854, durante a Guerra da Crimeia, a primeira concepção de UTI, quando organizou os feridos de modo que os mais graves ficassem próximos ao posto de enfermagem, logo, recebendo maior atenção e rapidez de intervenções. Com isso, pôde reduzir a mortalidade de 40% para 2% entre seus pacientes.

A priorização visa contemplar as necessidades reconhecidas de cada paciente, adequando-se ao contexto e objetivando a maximização dos resultados positivos.[2,5,6,8] As decisões em saúde normalmente são individualizadas e visam o melhor interesse e benefício dos pacientes. Contudo, em tempos de calamidade pública, a saúde coletiva e as contingências conjunturais levam a um novo fator operacional, uma vez que as decisões individuais repercutem, direta e indiretamente, na sociedade, não podendo ser dissociadas.[1]

> "A opção por estabelecer limites no acesso aos tratamentos não é uma decisão discricionária, mas uma resposta necessária aos severos efeitos da pandemia. A questão não é o estabelecimento de prioridades, mas fazê-lo de forma ética e consistente, em vez de basear decisões na instituição de abordagens individuais ou na intuição do clínico no calor do momento."[8]

É inevitável o conflito entre a busca dos objetivos coletivos em saúde pública, maximizando os benefícios para o maior número de pessoas, ao mesmo tempo em que se tenta garantir a maior proteção individual, respeitando princípios éticos, em situações de exceção.

Entretanto, a própria definição de "maior benefício" encontra controvérsias na literatura. O consenso é que a escolha deva priorizar os pacientes com maior necessidade de recursos (os mais graves), discriminando dentre estes os que, ao receber tais intervenções, tenham a maior probabilidade de reversão do insulto agudo à saúde e chance de sobrevida.[3,5,8,9,26] Dessa forma, não teriam prioridade os pacientes com doenças de base em estágio avançado, pois sua sobrevida já é limitada pela própria condição prévia, independente da sobreposição pela COVID-19.

Não se recomenda que a decisão seja tomada sobre critérios isolados, mas, sim, após contemplação do maior número disponível de informações. Deve-se evitar decisões baseadas na subjetividade da impressão e julgamento clínico individual, sujeitos a vieses inconscientes ou potenciais discriminatórios.[5,8,9]

Outras formas propostas de priorização para uso de recursos seria a de pacientes com probabilidade de maior número de anos a serem vividos pós-hospitalização ou a qualidade de vida associada aos anos vividos, *Quality Ajusted Life Years* (QALY). O primeiro critério recebe críticas por excluir da preferência os idosos, uma vez que estes já tiveram oportunidades de viver mais fases da vida que os mais jovens e naturalmente teriam uma expectativa de vida restante menor.[5,6,8,9]

O "ageísmo" ou "etarismo", que estipulam faixas de idade para estabelecer restrição a intervenções, baseados exclusivamente no valor numérico da idade (p. ex.: acima de 65, 80 ou 90 anos), podem ser discriminatórios, logo inconstitucionais, tornando-se formas de exclusão de grupos, sendo práticas não recomendadas.[1,2,5,6] Portanto, a idade, *per se*, não pode ser o motivo de limitação a terapias. Em contrapartida, a idade deve ser considerada como um critério agravante em conjunto com outros índices e marcadores clínicos, uma vez que, pelas evidências científicas, a idade avançada é um fator de risco associado a maior mortalidade pela COVID-19. Além disso, ainda que demonstrado o fator etário, como o critério QALY é pouco estudado, especialmente no contexto da COVID-19, há menos evidências para nos basearmos, possui caráter mais subjetivo e pode gerar vieses em pessoas com deficiências, não sendo recomendado o seu uso.[5]

Independentemente do critério utilizado, ele deve ser tecnicamente embasado e fundamentado em dados reais, estar devidamente exposto, eticamente justificado, apresentado com clareza e transparência. Em respeito aos princípios da Constituição, deve ser aplicado de forma indistinguível entre todos, sem qualquer tipo de preconceito ou discriminação, como gênero, raça, questões financeiras, sociais, políticas ou religiosas, entre outros.[2,3,5,6,9]

Apesar das atenções estarem voltadas para o controle da pandemia, pacientes infectados pela COVID-19 não têm preferência de atendimento sobre pacientes com qualquer outra condição clínica, devendo ser triados de forma igualitária e sob os mesmos princípios éticos, de gravidade e necessidade de recursos.[2,5,8]

O CFM publicou a Resolução nº 2.156/2016, a qual delibera sobre a admissão de pacientes em UTI,[26] considerando, entre outros aspectos, a disponibilidade de leitos e recursos, o potencial benefício para o paciente com as intervenções terapêuticas e a priorização de acordo com a condição do paciente e prognóstico. Têm maior preferência os que necessitam de intervenções de suporte à vida, com alta probabilidade de recuperação e sem nenhuma limitação de suporte terapêutico. Ainda orienta que pacientes com doença em fase de terminal, sem possibilidade de recuperação, não são apropriados para admissão na UTI, devendo ser prioritariamente admitidos em unidades de cuidados paliativos.

A abordagem de pacientes logo à admissão, quanto às suas preferências e DAV, em cenário de gravidade, pode auxiliar na assertividade das condutas tomadas. Equipes de cuidados paliativos podem auxiliar no processo deliberativo, como mostra um estudo realizado em uma unidade de emergência de Nova Iorque, durante a pandemia de COVID-19. Dos 110 pacientes para os quais foi solicitada interconsulta à equipe de cuidados paliativos, quase 90% destes não possuía qualquer DAV e mais de 80% não tinha condições de expressar suas vontades, o que é um cenário comum. Com a abordagem inicial da equipe, a porcentagem de pacientes entendidos como candidatos a todas as medidas de SAV, decresceu de 82% para 18%, o que pôde evitar que muitos fossem futilmente submetidos a medidas desproporcionais de SAV e utilização de recursos escassos de saúde.[21]

▶ **O paciente crítico refratário**

Pacientes graves, mesmo submetidos a diversas estratégicas terapêuticas e todos os recursos de suporte disponíveis, como vasopressores, antibióticos, dietas artificiais, diálise e ventilação pulmonar mecânica, por vezes durante meses, podem não ter a melhora desejada. De forma desfavorável, evoluem com novas complicações ou com a não resolução das disfunções orgânicas que os levaram à UTI no primeiro momento. A reflexão e o processo deliberativo devem ser contínuos e diários, para rever se as metas iniciais ainda são tangíveis, assim como discutir a proporcionalidade das intervenções propostas e adequar o plano terapêutico.[5]

Ao longo da internação, pacientes críticos se fragilizam pelas intercorrências e podem chegar à condição de refratariedade clínica, situações em que os recursos instituídos não são capazes modificar a evolução da doença e lhes restituir a saúde. Entende-se que medidas não mais produzem benefícios, tornam-se ineficazes e pejorativas ao paciente, prolongando o processo de morte já anunciado. Isso pode ocorrer em pacientes com doenças terminais, como em previamente hígidos, nos quais o insulto agudo, por ser demasiado grave, torna-se intratável. Pacientes com COVID-19 podem apresentar diversos motivos para serem considerados como refratários, como sequelas pulmonares graves com impossibilidade de desmame da ventilação mecânica.

Com base em dados objetivos e técnicos, quando se compreende que perante a um curso irreversível de doença, medidas de SAV são ineficazes ou fúteis, ou quando não são aceitas pelo paciente ou não se adequam aos seus valores ou DAV, a manutenção da vida à custa desta torna prolongado, doloroso ou obstinado o processo de morrer, definido como distanásia. Tanto a limitação quanto a suspensão são opções possíveis e tidas como equivalentes do ponto de vista ético.[2,6,7,10] Cabe à equipe deliberar qual é a mais prudente e adequada a cada contexto e realizar uma comunicação clara com os envolvidos para chegar à melhor decisão.

Ao se optar pela manutenção de medidas de SAV, estas podem conferir certa estabilidade momentânea e provocar o prolongamento do quadro por dias ou até semanas de vida, com consequente adiamento da morte, sem perspectiva de recuperação, o que gera consequências em diversos níveis. Para os familiares, pode levar a um período prolongado de angústia, por aguardar, à distância, a notícia inevitável da concretização da perda, o que repercute em seu luto.

Quanto ao paciente, a manutenção das medidas de SAV agrega sofrimentos inerentes à sua condição, como ficar restrito ao leito e exposto a dores, como a do imobilismo, dispneia, *delirium* e outros sintomas. Não é raro os pacientes terem seus membros contidos ou orifícios e pele penetrados por cateteres e sondas; são submetidos a dolorosas aspirações de secreções de vias aéreas; estão expostos a um ambiente com barulho e luzes, que limitam seu conforto; são dependentes de terceiros para higiene e cuidado; muitas vezes são limitados de se expressar, exercer sua autonomia ou realizar as atividades que lhes agregam prazer ou valor, seja pela própria condição de doença, uso de sedativos ou pelos dispositivos de SAV. Excepcionalmente, o contexto da pandemia da COVID-19 agregou um sofrimento a esse período de espera pela morte: o isolamento e o distanciamento imposto os obrigou a passar por tudo isso longe de seus entes queridos.

No contexto epidemiológico de crise e fundamentado na ética principialista, a justiça ganha ainda mais valor, pois as decisões não têm impacto somente no indivíduo, mas em todo o coletivo. É nítido que a prática da distanásia durante situações de crise não apenas fere o princípio da não maleficência ao indivíduo, como agrava o esgotamento de recurso, tornando-os indisponíveis a terceiros, o que leva à mistanásia, a morte potencialmente evitável, que ocorre por falta de acesso à saúde.[8,9]

Quando se opta pela retirada de medidas SAV, é possível que o óbito ocorra mais rapidamente. É imprescindível que esteja claro para todos os envolvidos que não se trata de "eutanásia", pois a morte, que já é tida como inevitável, é decorrente da própria doença, e não da retirada do SAV. Como as intervenções não têm a capacidade de modificar o desfecho da doença, sua retirada é entendida como a possibilidade de permitir que a doença retorne ao seu curso e tempo natural (ortotanásia), tão logo, não há imputações penais ao médico.[12] Apesar de ser eticamente entendida como semelhante à limitação, a retirada do suporte pode ser mais difícil do ponto de vista emocional, pelo seu impacto moral.[2,6,8]

Independentemente da opção escolhida, todos os pacientes têm o direito de receber cuidados paliativos no final da vida,[10,11,16] para promoção do maior conforto e dignidade possível, idealmente em locais destinados a tal proposta, como enfermarias de cuidados paliativos.[26] Em ambas as situações, haverá sintomas e sofrimentos que necessitam ser reconhecidos e abordados, tanto do paciente, familiares e demais envolvidos, como da própria equipe que os assiste, que pode sofrer um estresse moral por ter que tomar determinadas decisões.[3] A equipe de cuidados paliativos deve ser acionada, pois pode dar suporte aos profissionais na tomada de decisões no final de vida, auxiliar na comunicação e acolhimento à família e no controle de sintomas de final de vida.

Tomada de decisão pela equipe de Cuidados Paliativos do HCMFUSP no contexto da pandemia da COVID-19

A equipe de cuidados paliativos tem papel fundamental no auxílio a profissionais que se veem em situações clínicas e morais complexas, em especial no estágio terminal de doenças, ao facilitar a compreensão sobre a doença, a comunicação com pacientes e familiares, e no estabelecimento de planejamentos terapêuticos em conjunto.[7]

Complementar ao fluxograma do HCFMUSP, apresentado no Capítulo 1 desta seção, que trata sobre a triagem e a avaliação da gravidade, critérios de terminalidade e indicação de abordagem pela equipe de cuidados paliativos, foi elaborado, com base no modelo de deliberação moral proposto por Diego Gracia, um fluxograma de tomada de decisão, sugerido pelo Núcleo de Cuidados Paliativos do HCFMUSP (Figura 4.1).

1º passo: delimitar momento da evolução clínica
- **Avaliação objetiva:** SPICT-BR
- **Avaliação subjetiva:** "Surprise question":
"Você não estranharia, pela doença de base do paciente, se ele morrer em até 12 meses?"

2º passo: cenários da COVID-19 (reavaliar diariamente)
- **Cenário vermelho:** pacientes SEM critérios de terminalidade da doença de base.
- **Cenário amarelo:** pacientes COM critérios de terminalidade, SEM sinais clínicos indicativos de menor sobrevida.
- **Cenário verde:** pacientes COM critérios de terminalidade, COM sinais clínicos indicativos de menor sobrevida.

3º passo: processo deliberativo
Agir sempre com prudência, proporcionalidade terapêutica e assertividade
- **Fatos:** dados clínicos objetivos da doença de base, fase de evolução da doença, funcionalidade prévia, critérios de terminalidade, indicadores prognósticos, reversibilidade do quadro agudo, risco de morte
- **Valores:** dados relativos a aspectos culturais, crenças, preferências pessoais, expectativas e desejos no que diz respeito ao tratamento, uso de recursos invasivos e risco de vida, e demais aspectos contemplados nas diretivas antecipadas de vontade.
- **Normas:** aspectos éticos e legais (Constituição, resoluções CFM, CEM...)
- **Consequências:** envolvendo riscos e desfechos para cada caminho a ser seguido, definindo limites, elaborando possíveis cursos de ação.

Figura 4.1. Fluxograma de tomada de decisão na COVID-19 do HCFMUSP.
Fonte: Elaborado da autoria.

Como o processo de triagem e a tomada de decisão devem ser aplicados de forma universal, indistinguível e sem qualquer discriminação, o HCFMUSP realizou ampla divulgação dos fluxogramas, validado pelo Comitê de Crise, com informes por meio de plataformas digitais e exposição em murais nos diversos setores do complexo hospitalar.

Quando a equipe de cuidados paliativos era solicitada, realizava primariamente o entendimento sobre as condições clínicas do paciente, avaliação do prognóstico da doença de base e riscos atribuídos à infecção pela COVID-19, considerando as possibilidades terapêuticas disponíveis e probabilidade de reversão do quadro.

Caso o paciente pudesse se comunicar, era realizada abordagem a ele, para conhecer sua biografia e seus valores, avaliar a compreensão sobre os diagnósticos e expectativas terapêuticas e a presença de DAV. Familiares eram contatados por via telefônica ou vídeo-chamada para comunicação sobre o quadro clínico, acolhimento e entendimento mais amplo de questões necessárias para a deliberação. O caso era, então, discutido entre as especialidades médicas e equipe multidisciplinar, com elaboração final do planejamento terapêutico, entendido como o mais adequado às condições identificadas. Posteriormente, eram expostos e discutidos com o paciente (se possível) e familiares e registro da decisão em prontuário.

Caso o paciente apresentasse condição de doença terminal e/ou critérios de má evolução ou de final de vida, ou para os quais a instituição de medidas de SAV fossem julgadas como inadequadas à condição de doença ou às expectativas e valores expressos pelo paciente ou familiares, não seriam internados em UTI.

Nesses casos, entendia-se que o objetivo do cuidado era a garantia do conforto, controle sintomático rigoroso, manutenção da dignidade e autonomia e valorização da biografia, sendo a enfermaria de cuidados paliativos COVID-19, o local mais indicado para sua realização.

Considerações finais

O processo de tomada de decisão em saúde, complexo em situações ordinárias, torna-se um desafio ainda maior na vigência de uma crise humanitária sem precedentes, como em uma pandemia, envolta por limitação de recursos e sobrecarga emocional e moral dos profissionais da linha de frente.

No sentido de manter a excelência do cuidado ao paciente, é dever do profissional de saúde e da instituição conduzir um trabalho ágil, cuidadoso e humanizado, sempre ancorado nos fundamentos técnicos, éticos e legais, considerando a individualidade da pessoa sobre quem se destinam as decisões. Em uma situação de elevada morbimortalidade, como a pandemia da COVID-19, profissionais de cuidados paliativos, com sua expertise diferenciada, tornam-se figuras de extrema importância para garantir o melhor cuidado aos interesses do paciente.

▶ Referências bibliográficas

1. Silva J, Lima A. Análise bioética dos dilemas morais na pandemia do COViD-19. A realidade no Brasil L'Altro Diritto. Rivista. 2020;4.
2. British Medical Association. COVID-19 – ethical issues. A guidance note. 2020. Disponível em https://www.bma.org.uk/media/2226/bma-covid-19-ethics-guidance.pdf. Acesso em: 21 mar. 2021.
3. Brasil. Constituição da República Federativa do Brasil. 1988. Disponível em http://www.planalto.gov.br/ccivil_03/constituicao/constituicao.htm. Acesso em: 15 abr. 2021.
4. Brasil. Casa Civil. Lei n. 8.080, de 19 de setembro de 1990. Disponível em http://www.planalto.gov.br/ccivil_03/leis/l8080.htm. Acesso em: 15 abr. 2021.
5. Kretzer L, Berbigier E, Lisboa R et al. Recomendações da AMIB, ABRAMEDE, SBGG e ANCP de alocação de recursos em esgotamento durante a pandemia por COVID-19. 2020. Disponível em https://www.amib.org.br/noticia/nid/recomendacoes-da-amib-abramede-sbgg-e-ancp-de-alocacao-de-recursos-em-esgotamento-durante-a-pandemia-por-covid-19/. Acesso em: 15 abr. 2021.
6. Kirkpatrick JN, Hull SC, Fedson S, et al. Scarce-Resource Allocation and Patient Triage During the COVID-19 Pandemic: JACC Review Topic of the Week. J Am Coll Cardiol. 2020 Jul 7;76(1):85-92.
7. Academia Nacional de Cuidados Paliativos. Plano Avançado de Cuidados no cenário de COVID-19. 2020. Disponível em https://paliativo.org.br/ancp/covid19. Acesso em: 15 abr. 2021.
8. Emanuel EJ, Persad G, Upshur R, et al. Fair Allocation of Scarce Medical Resources in the Time of Covid-19. N Engl J Med. 2020 May 21;382(21):2049-2055.
9. McGuire AL, Aulisio MP, Davis FD, et al. COVID-19 Task Force of the Association of Bioethics Program Directors (ABPD). Ethical Challenges Arising in the COVID-19 Pandemic: An Overview from the Association of Bioethics Program Directors (ABPD) Task Force. Am J Bioeth. 2020 Jul;20(7):15-27.
10. Conselho Federal de Medicina. Resolução CFM n. 1.805/2006. Disponível em https://sistemas.cfm.org.br/normas/visualizar/resolucoes/BR/2006/1805. Acesso em: 15 abr. 2021.
11. Conselho Federal de Medicina. Código de ética médica. 2019. Disponível em http://portal.cfm.org.br/images/PDF/cem2019.pdf. Acesso em: 15 abr. 2021.
12. Brasil. Código Penal de 1940. Artigo 13 do Decreto Lei n. 2.848, de 7 de dezembro de 1940. Disponível em https://www.jusbrasil.com.br/topicos/10638340/artigo-13-do-decreto-lei-n-2848-de-07-de-dezembro-de-1940. Acesso em: 15 abr. 2021.
13. Brasil. Código Civil de 2002. Lei n. 10.406, de 10 de janeiro de 2002. Disponível em https://presrepublica.jusbrasil.com.br/legislacao/91577/codigo-civil-lei-10406-02#art-15. Acesso em: 15 abr. 2021.
14. Conselho Federal de Medicina. Resolução CFM n. 1.995/2012. Disponível em: https://sistemas.cfm.org.br/normas/visualizar/resolucoes/BR/2012/1995. Acesso em: 15 abr. 2021.
15. São Paulo (Estado). Assembleia Legislativa do Estado de São Paulo. Lei n. 10.241, de 17 de março de 1999. Disponível em http://www.al.sp.gov.br/repositorio/legislacao/lei/1999/lei-10241-17.03.1999.html. Acesso em: 15 abr. 2021.
16. São Paulo (Estado). Assembleia Legislativa do Estado de São Paulo. Lei n. 17.292, de 13 de outubro de 2020. Disponível em https://www.al.sp.gov.br/repositorio/legislacao/lei/2020/lei-17292-13.10.2020.html. Acesso em: 15 abr. 2021.

17. Appelbaum PS. Clinical practice. Assessment of patients' competence to consent to treatment. N Engl J Med. 2007 Nov 1;357(18):1834-1840.
18. Gracia D. Pensar a Bioética – Metas e desafios. 1. ed. São Paulo: Loyola; 2010.
19. Curtis JR, Kross EK, Stapleton RD. The Importance of Addressing Advance Care Planning and Decisions About Do-Not-Resuscitate Orders During Novel Coronavirus 2019 (COVID-19). JAMA. 2020 May 12;323(18):1771-1772.
20. Jacobsen JC, Tran KM, Jackson VA, Rubin EB. Case 19-2020: A 74-Year-Old Man with Acute Respiratory Failure and Unclear Goals of Care. N Engl J Med. 2020 jun. 18;382(25):2450-2457.
21. Lee J, Abrukin L, Flores S, et al. Early Intervention of Palliative Care in the Emergency Department During the COVID-19 Pandemic. JAMA Intern Med. 2020 Sep. 1;180(9):1252-1254.
22. World Health Organization. Integrating palliative care and symptom relief into the response to humanitarian emergencies and crises: a WHO guide. 2018. Disponível em https://apps.who.int/iris/bitstream/handle/10665/274565/9789241514460-eng.pdf?sequence=1&isAllowed=y. Acesso em: 15 abr. 2021.
23. The University of Edinburgh. Supportive and Palliative Care Indicators Tool. 2016. Disponível em https://www.spict.org.uk/the-spict/spict-br/. Acesso em: 15 abr. 2021.
24. Stuart B. The NHO Medical Guidelines for Non-Cancer Disease and Local Medical Review Policy: Hospice Access for Patients With Diseases Other Than. Cancer Hosp J 1999;14 (3-4):139-154.
25. Fiorentino M, Pentakota SR, Mosenthal AC, Glass NE. The Palliative Performance Scale predicts mortality in hospitalized patients with COVID-19. Palliat Med. 2020 Oct;34(9):1228-1234.
26. Conselho Federal de Medicina. Resolução CFM n. 2.156/2016. Disponível em https://sistemas.cfm.org.br/normas/visualizar/resolucoes/BR/2016/2156. Acesso em: 15 abr. 2021.

CAPÍTULO 5

Controle de Sintomas
Especificidades da COVID-19

Márcio Veronesi Fukuda
Ana Carolina Porrio de Andrade
Rogério Adriano Abe

"Primum non nocere et in dubio abstine."
(Em primeiro lugar, não causar o mal.
Em dúvida, abstenha-se de intervir.)
Hipócrates

Introdução

Quando pensamos em controle de sintomas, especialmente mais os graves, como nos casos da COVID-19, podemos pensar em utilizar um arsenal de tecnologias (equipamentos e medicamentos) e, até mesmo, tecnologia ainda não completamente aprovada. Trata-se de um cenário de guerra em que milhares de vidas são ceifadas de maneira aguda, em um número assustador de casos, todos ao mesmo tempo.

A prevenção sempre será o método mais eficaz para essas situações – nesse caso, o distanciamento e o isolamento social, além das medidas de proteção individual. No entanto, uma vez que os indivíduos adquirem a doença, é necessário tratar o paciente. Contudo, existe uma parcela de pacientes que morrerá apesar de serem tomadas todas as medidas existentes. Isso não será surpresa para os profissionais que os atendem, devido às doenças preexistentes e todas as comorbidades que esses pacientes portam.

Então, por que não cuidar desses indivíduos controlando seus sintomas para que tenham uma morte mais digna? Pensando nisso, neste capítulo, apresentaremos algumas possibilidades de controle dos sintomas desses pacientes, trazendo os aprendizados que a experiência nos proporcionou.

O que existe na literatura

No início da pandemia da COVID-19, prevendo as necessidades de abordagem e o manejo sintomático de pacientes, mesmo por profissionais de saúde habituados com as particularidades desse perfil de cuidado, nosso grupo elaborou um fluxograma para manejo de sintomas para ampla divulgação dentro do complexo do Hospital das Clínicas da Faculdade de Medicina da Universidade de São Paulo (HCFMUSP). Para tal, foram levantados os sintomas presumivelmente mais prevalentes, tendo como base o que era previsível pela história natural da doença, bem como dados de literatura internacional disponíveis à época (março de 2020), demonstrando a frequência de sintomas respiratórios (dispneia e tosse), dor, *delirium*/agitação e febre.[1]

▶ Manejo farmacológico

O manejo farmacológico específico da dispneia envolve primeiramente o uso de opioides, além da investigação minuciosa e abordagem dirigida das causas da dispneia. A morfina é o opioide mais consagrado, considerando o volume de evidência científica, experiência no uso e disponibilidade.

A dose inicial de morfina indicada para manejo de dispneia é a equivalente a 10 mg de morfina endovenosa em 24 horas. No caso de pacientes que já fazem uso de algum tipo de opioide, recomenda-se a conversão para morfina com aumento de 25% da dose diária total de opioide basal.[2] Escapes de sintoma devem ser manejados com doses de resgate (em geral, estimada como 1/8 a 1/6 da dose total) e a necessidade de resgates das 24 horas anteriores é usada para titular aumentos na dose fixa total prescrita diariamente.

Embora, de maneira geral, o uso da morfina por via oral/enteral seja indicado sem prejuízo no controle dos sintomas, preferimos, no contexto da COVID-19, recomendar o uso por via parenteral em infusão contínua, tendo em vista questões posológicas (número de administrações, necessidade de entrada nos leitos e uso dos limitados equipamentos de proteção individual) e dificuldades associadas à manutenção de via de administração em contexto de doença aguda e rapidamente progressiva (nível de consciência do paciente, capacidade de deglutição, necessidade de sonda nasoenteral).

Na experiência de nosso grupo, habitualmente utilizamos soluções com volume total e velocidade de infusão fixos (p. ex.: 100 mL), fazendo-se mudanças apenas na quantidade de opioide diluída e realizando-se resgate através de *bolus* separados (não da solução contínua). Dessa maneira, é possível realizar uma titulação mais fina de dose, com menor risco de intoxicação em comparação a outras formas de soluções amplamente utilizadas, como morfina 1 mg:1 mL, que, por ser concentrada, faz com que pequenas oscilações na velocidade de infusão levem a variações relevantes na dose diária administrada.

Uma situação que merece destaque é a da dispneia associada à ansiedade. Em muitos casos, observa-se uma clara retroalimentação entre esses dois sintomas, podendo ser muito útil a associação de benzodiazepínicos em doses baixas. Embora a evidência científica para uso dessa classe farmacológica no manejo da dispneia seja comparativamente muito menos robusta, a experiência mostra que esta pode ser uma intervenção bastante eficaz. A Figura 5.1 ilustra o fluxograma proposto por nosso grupo para manejo farmacológico da dispneia.

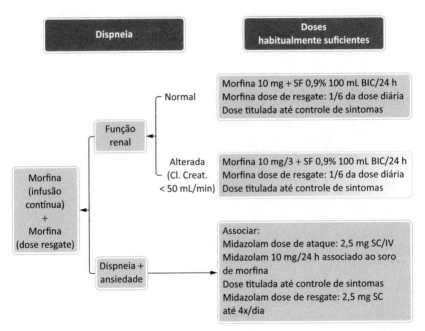

Figura 5.1. Fluxograma proposto de manejo de dispneia.

Observações:
Manter gotejamento fixo da Bomba de Infusão Contínua (BIC) e alterar a concentração dos fármacos.
Aumento de morfina a cada 24 horas de 25% a 50% da dose total (ex.: 10 mg > 20 mg > 30 mg...).
Utilizar dose de resgate de morfina e midazolan quando necessário.

SF: soro fisiológico; SC: subcutâneo; IV: intravenoso.

Fonte: Elaborada pela autoria.

Em caso de sintomas respiratórios mais leves, principalmente quando a tosse é o sintoma predominante, a codeína é uma opção de opioide amplamente utilizada. Se a tosse é associada à componente importante de hipersecretividade brônquica, esta também deve controlada, especialmente nos cuidados de fim de vida, quando a capacidade de mobilização de secreção do paciente habitualmente é reduzida, e manobras de aspiração de via aérea inferior devem ser evitadas pelo desconforto relacionado ao procedimento. Assim, devem ser favorecidas estratégias que promovam diminuição da produção, como a restrição de aporte hídrico e fármacos de efeito anticolinérgico sistêmico (particularmente a escopolamina). O tratamento de infecções sobrepostas com uso de antibióticos deve ser ponderado de acordo com o sintoma e a fase de vida, considerando riscos e efeitos colaterais, impacto epidemiológico e sobre a própria evolução da doença. O manejo de tosse e secretividade propostos pelo nosso grupo está ilustrado na Figura 5.2.

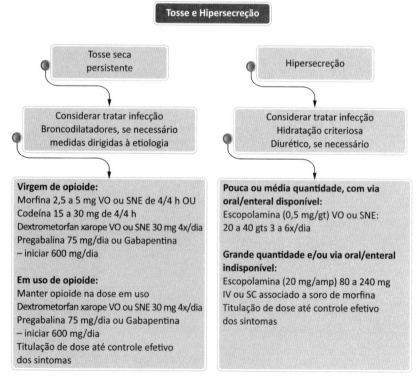

Figura 5.2. Fluxograma proposto de manejo de tosse/secretividade.
VO: via oral; SNE: sonda nasoentereal; IV: intravenoso; SC: subcutâneo.
Fonte: Elaborada pela autoria.

▶ Suporte ventilatório

A hipoxemia tende a ter um papel preponderante na etiologia da dispneia associada à COVID-19. Assim, medidas voltadas à otimização ventilatória e respiratória são parte fundamental do bom manejo sintomático. Embora este seja um tema particularmente complexo e ainda em investigação, dentre as modalidades de intervenção não invasivas que se demonstraram úteis, destacamos as seguintes:

- **Ventilação mecânica não invasiva (VNI), modalidade binível:** do início até o pico da pandemia, havia muita preocupação sobre seu uso pelo risco de dispersão de aerossóis e consequente contaminação do ambiente e da equipe. Em documento de abril de 2020, a Sociedade Paulista de Terapia Intensiva preconizou a necessidade de realização de VNI somente em ventiladores mecânicos invasivos com uso de circuito duplo e filtro expiratório tipo HMEf – com filtro microbiológico. Em um levantamento bibliográfico, notou-se como fatores limitantes: medo de contaminação da equipe, hipoxemia severa de demorada reversão e risco de postergar a intubação, cujo desfecho seria o aumento da mortalidade na população. Entretanto, foram relatados benefícios como: promoção da melhora da oxigenação e da saturação periférica de oxigênio, diminuição do trabalho respiratório, redução significativa da mortalidade quando aplicada com os critérios de segurança, da maneira apropriada, e monitorização contínua.[3]

- **Cateter nasal de alto fluxo (CNAF):** em tempos de doença basicamente hipoxêmica (COVID-19), sua utilização acabou se consolidando também para uso adulto (afinal, sua origem foi para uso em neonatologia). Se utilizarmos o descritor HFNC (*high-flow nasal cannula*) na plataforma PubMed®, percebemos que, em 2013, houve 19 publicações sobre o tema. No início de novembro de 2020, já haviam sido publicados 163 trabalhos.

- **Posição prona:** o posicionamento de pacientes em pronação já é muito utilizado para insuficiência respiratória aguda,[4] para aumentar o volume final da expiração pulmonar, o recrutamento alveolar e a oxigenação em pacientes com hipoxemia grave.[5] Essa estratégia veio como ferramenta útil neste momento.

- **Associação de CNAF e posição prona:** essa associação de terapêuticas mostrou-se eficaz quando da falha de utilização apenas do CNAF.[6]

▶ Saúde bucal

A saúde bucal também tem impacto significativo na qualidade de vida de pacientes em cuidados paliativos e deve fazer parte do plano de cuidados integral da doença, principalmente quando há comprometimento da cavidade oral. Estudo realizado nesse serviço demonstra que 90,5% dos pacientes no final da vida apresentaram mais de um sinal ou sintoma em cavidade oral.[7]

Com frequência, esse é o primeiro local de dor e perda de função nos pacientes em cuidados paliativos. Além disso, a presença de doenças bucais tem impacto negativo na saúde sistêmica dos pacientes, o que torna imprescindível a sua prevenção por meio da higiene bucal e o seu tratamento, de modo a prevenir a ocorrência de complicações secundárias como infecções bacterianas, que podem ser decorrentes da doença de base, das suas morbidades associadas, como a COVID-19, bem como de seu tratamento.[8] Assim, a assistência odontológica especializada torna-se fundamental.

A higiene oral contribui para a qualidade de vida relacionada à saúde por proporcionar conforto e prevenir infecções. Nessa pandemia, deve ser enfatizada por apresentar maior complexidade, já que os pacientes estão altamente sintomáticos e em isolamento de contato. No contexto hospitalar, o uso de dispositivos de oxigênio suplementar contribui para o ressecamento da mucosa bucal e labial, e dificulta a realização da higiene oral prescrita.[9]

Aliado a isso, o uso de medicações como opioides e sedativos pode causar xerostomia e hipossalivação, o que favorece o maior acúmulo de resíduos, crostas e a formação de saburra na língua.[10] A língua saburrosa indica deficiência na realização da higiene bucal e está relacionada à presença de halitose, disgeusia e ageusia, com consequente redução da ingesta alimentar, o que compromete a funcionalidade e o desfecho clínico.

Os lábios ressecados e a hipossalivação são sinais comuns em pacientes na fase final de vida e constituem preditores de óbito nesta amostra; a mucosa bucal é mais susceptível a lesões devido à redução do metabolismo, sendo cada vez mais frequentes no processo de fim de vida. O ressecamento dos lábios pode ser fator de risco para traumatismo, sangramento e dor.[11] A xerostomia é o sintoma mais prevalente e significativo em pacientes com doenças progressivas avançadas[12] e pode ser secundária a uma série de fatores, como insuficiência renal, desidratação, desequilíbrio metabólico e polifarmácia.[13] A hipossalivação traz diversas consequências negativas para a qualidade de vida do paciente, podendo ocasionar: desadaptação protética, traumatismo mucoso, síndrome da ardência bucal, língua despapilada e fissurada, ressecamento labial, infecções oportunistas, presença de crostas aderidas em palato, língua e mucosa jugal,[14] acúmulo de saburra no dorso da língua, disgeusia e halitose; além de doenças bucais, como cárie e doença periodontal, que aumentam o risco de complicações como disfagia e dificuldade de mastigação.[15]

O que encontramos e as dificuldades

No início da pandemia, existia a dúvida quanto à efetividade das abordagens de controle sintomático habituais, em face de uma doença nova, de história natural até então pouco conhecida. De maneira geral, o que a experiência nos mostrou é que, para a maioria dos casos, as classes e as faixas de doses de medicação necessárias para controle de sintomas respiratórios não diferiram de maneira significativa em relação ao observado em outros cenários. Essa constatação é congruente com o descrito em publicações internacionais a respeito do cuidado paliativo de pacientes com COVID-19, que surgiram com o decorrer da pandemia.[16] No entanto, observamos em parte dos pacientes algumas particularidades que merecem ser mencionadas, além de dificuldades não previstas que exigiram a readequação de estratégias no cuidado.

Um primeiro obstáculo prático com o qual nos deparamos foi a dificuldade imposta pelo número limitado, em um momento inicial, de equipamentos de proteção individual (EPIs). Na prática, isso fazia com que tivéssemos um número restrito de contatos diretos possíveis com o paciente a cada dia, e que deveria ser utilizada para todas as intervenções assistenciais. Esse fator exigiu readequações nas rotinas de toda a equipe.

Do ponto de vista de intervenções farmacológicas, uma primeira medida tomada foi o ajuste de prescrições visando adaptar horários e vias de acesso de maneira a possibilitar o máximo de administrações simultâneas de medicação em um mesmo momento pelos profissionais da enfermagem. Outra estratégia elaborada foi a mudança da padronização das soluções de opioides em infusão contínua: ao invés de soluções de volume fixo para infusão total ao longo de 24 horas, conforme descrito na seção anterior, passamos a utilizar soluções contendo o dobro da dose diária total necessária prevista, diluída em 120 mL de soro (Quadro 5.1). A administração dessa solução era programada da seguinte maneira:

- Velocidade de infusão contínua fixa em 2,5 mL/h, mantendo-se assim a administração em 24 horas de metade da solução (e, portanto, da dose exata de opioide prevista).
- Realização de resgates com *bolus* de 10 mL da própria solução na bomba de infusão contínua (representando, portanto, 1/6 da dose diária total de opioide).

Quadro 5.1. Comparação entre as duas soluções para dispneia, nos cenários habitual e COVID-19.

Exemplo: dose diária total de morfina intravenosa prevista = 10 mg

	Cenário habitual	Cenário COVID-19 (restrição a entradas no quarto)
Solução	Morfina 10 mg + SF 0,9% 100 mL	Morfina 20 mg + SF 0,9% 120 mL
Velocidade de infusão fixa	4,2 mL/h	2,5 mL/h
Resgates (1/6 da dose total)	*Bolus* de 1-2 mg de morfina em administração própria	*Bolus* de 10 mL da solução em infusão contínua

Fonte: Elaborado pela autoria.

Embora essa mudança tenha imposto algumas limitações (inviabilidade de misturar outras medicações na solução, número máximo de seis resgates pela solução em 24 horas), percebemos que foi uma adaptação proveitosa, pois, além de diminuir o número de entradas no quarto e o uso de EPIs, trouxe mais agilidade no controle de sintomas com uso de opioide, ao possibilitar que o próprio médico ou profissional de enfermagem que constatasse a necessidade do resgate pudesse já realizá-lo imediatamente. Assim, essa estratégia pode se mostrar bastante útil em serviços ou situações em que haja restrições semelhantes às que nos deparamos.

Como mencionado anteriormente, a resposta do sintoma de dispneia associada à COVID-19 ao uso de opioides se assemelhou ao observado em outras situações clínicas e a maioria dos pacientes que manejamos usaram doses finais equivalentes à faixa de 10 a 20 mg/dia de morfina endovenosa. Digna de nota é a parcela significativa de pacientes que desenvolveram insuficiência renal secundária à COVID-19, exigindo o uso de doses reduzidas de morfina ou transição para fentanil endovenoso/subcutâneo.

Um fenômeno que chamou atenção em uma parcela dos pacientes foi a dissociação entre nível de hipoxemia e a presença/intensidade do sintoma de dispneia, o que veio a ser chamado na literatura como *happy hypoxemia* ("hipoxemia feliz"). Embora não seja infrequente em outras condições terminais (principalmente cardio e pneumopatias que evoluem com hipoxemia crônica), verificamos aqui um grau de dissociação muito mais acentuado, e em situação de hipoxemia aguda. Esse quadro em geral era observado após a primeira semana de sintomas e, na maioria dos casos de hipoxemia severa, após alguns dias eram seguidos de uma fase francamente sintomática, quase sempre com evolução para óbito em horas a dias, exigindo escalonamento rápido de intervenções sintomáticas. Dados mais recentes de literatura de fato associam o fenômeno de *happy hypoxemia* a uma pior evolução clínica na COVID-19.[17]

A necessidade de uso dos benzodiazepínicos mostrou-se bastante frequente, na maioria das vezes com intenção inicial de adjuvante no controle de dispneia; frequentemente, porém, foi necessário titular aumentos de dose levando, em algum momento, à redução do nível de consciência. Nesse ponto, cabe ressaltar a diferença conceitual entre esse manejo e a terapia de sedação paliativa (TSP): esta pressupõe refratariedade (esgotamento das demais intervenções possíveis e viáveis para manejo do sintoma em questão) e intolerabilidade (cujo limiar é prerrogativa do próprio paciente), e nela o alvo terapêutico é o nível mínimo de sedação necessário para controle satisfatório. Em cerca de apenas 10% dos nossos pacientes, a prescrição inicial de benzodiazepínico, de fato, foi feita com intenção de TSP.

O *delirium* foi outro sintoma muito incidente, pois lidávamos com pacientes especialmente vulneráveis, frágeis, em sua maioria idosos, portadores de doenças avançadas, com diversos sintomas concomitantes, expostos a múltiplos fármacos e em situação de isolamento, longe de familiares. Além disso, a própria hipoxemia era um fator contribuinte importante, tanto de maneira direta (principalmente quando não era possível normalizar a saturação de O_2) quanto pela necessidade de dispositivos adicionais para suplementação de O_2.

O tratamento do *delirium* mostrou-se bastante complexo, uma vez que o isolamento decorrente da internação pela COVID-19 dificultava intervenções psicossociais que seriam fundamentais, como estratégias de manejo ambiental e o contato do paciente com elementos familiares a si.[18] Ainda que houvesse a realização das visitas virtuais diárias, esse momento representava pouco tempo por dia. Dessa maneira, procuramos otimizar as possibilidades de orientação dos pacientes, instalando relógios de parede em todos os quartos da enfermaria, enfatizando com toda a equipe a importância de reorientar os pacientes e manter postura tranquilizadora nos contatos, além de alocar os indivíduos mais vulneráveis em leitos com maior facilidade de observação de ciclo dia-noite e em quartos mais tranquilos. Ainda assim, o manejo da agitação/*delirium* talvez tenha sido o mais desafiador dentro de todos os sintomas com os quais nos deparamos. O uso de neurolépticos para contenção química em algum momento da internação foi necessário em cerca de 50% dos nossos pacientes.

Particularidades do cuidado oral e odontológico

A maioria dos nossos pacientes não contactuavam e, devido à ausência de familiares ou cuidadores durante a internação, era difícil a caracterização de queixas orofaciais, a percepção de dor e desconforto bucal. Esses sintomas muitas vezes eram identificados por meio de alterações de comportamento, como agitação, agressividade e movimentos estereotipados das mãos em direção à cavidade oral no momento da manipulação ou na realização da higiene oral.[19] Nos pacientes em cuidados paliativos internados com COVID-19, os diagnósticos odontológicos mais prevalentes foram: lábios ressecados (85,7%), língua saburrosa (43,4%), hipossalivação (39,7%), lábios com crostas (38,3%) e xerostomia (21,16%). Observou-se que a polifarmácia foi frequente (mediana de 10 medicamentos por paciente), o que contribuiu para a hipossalivação e a xerostomia, seja pela ação anticolinérgica, pela ação simpaticomimética ou pela ação sinérgica.

Com relação ao controle de sintomas bucais graves, a hipossalivação e a xerostomia foram controladas com a prescrição e a aplicação de substitutos salivares (saliva artificial) e orientações de hidratação. Para os lábios ressecados, hidratante labial à base de vaselina com lanolina. Para língua saburrosa, raspador de língua estéril com solução de clorexidina. Para remoção de crostas aderidas em cavidade oral, utilizamos a loção oleosa de ácidos graxos essenciais com vitamina A e E. A realização de higiene oral foi adaptada e individualizada com uso de swab ou gaze embebida em solução de clorexidina 0,12% sem álcool.

Para o controle da dor e cicatrização dos traumatismos mucosos, foram realizadas laserterapias de baixa potência e prescrição de anestésico tópico (lidocaína gel 2%) previamente às manipulações bucais. Para o controle dos sangramentos bucais, aplicação de antifibrinolítico local. Para as próteses dentárias desadaptadas, foram utilizados fixadores para adaptação protética, a fim de prevenir o aparecimento de lesões bucais e melhorar a ingesta. Para as infecções fúngicas, foram prescritos antifúngicos tópicos ou sistêmicos.

Considerações finais

A necessidade de trabalhar em um contexto novo, lidando com situações inéditas e dificuldades muitas vezes imprevisíveis mostrou-se um grande desafio em todos os aspectos, mesmo para uma equipe experiente em cuidados paliativos. Quando falamos sobre controle de sintomas, a máxima que diz que "não se resolvem problemas novos com soluções antigas" revelou-se bastante verdadeira, exigindo adaptação das estratégias de cuidado até então utilizadas, além da constante reavaliação a partir do aprendizado com os próprios erros e da incorporação dos novos conhecimentos que surgiam ao longo do processo.

A despeito disso, a experiência como um todo se mostrou bastante enriquecedora, possibilitando a criação de estratégias que podem ser muito úteis em contextos futuros e evidenciou, mais uma vez, que a raiz da boa assistência em saúde – e, particularmente, do bom cuidado paliativo – reside no trabalho de equipe integrado e transdisciplinar, e na adequação do cuidado às particularidades e necessidades de cada paciente.

▶ Referências bibliográficas

1. British Columbia Center for Palliative Care Guidelines. Publicação on-line: Symptom management for adult patients with COVID-19 receiving end-of-life supportive care outside of the ICU. Disponível em: https://bc-cpc.ca/cpc/wp-content/uploads/2020/03/COVID-19-End-of-Life-Symptom-Management.pdf. Acesso em: 7 abr. 2021.
2. International Association for Hospice and Palliative Care. Publicação on-line: Recomendations for symptom control of patients with COVID-19. Disponível em: http://globalpalliativecare.org/covid-19/uploads/briefing-notes/brieifing-note-recommendations-for-symptom-control-of-patients-with-covid-19.pdf. Acesso em: 7 abr. 2021.
3. Spadari JAA, Gardenghi G. Aspectos fisiopatológicos do COVID-19 e uso de ventilação não invasiva. É possível? Revista Pesquisa em Fisioterapia, v.10, n.3, 2020.
4. Gattinoni L, Busana M, Giosa L, Macrì MM, Quintel M. Posicionamento Prono na Síndrome da Dificuldade Respiratória Aguda. Semin Respir Crit Care Med. Fev 2019;40(1):94-100.
5. Dirkes S, Dickinson S, Havey R, O'brien D. Prone positioning: is it safe and effective? Crit Care Nurs Q. 2012 Jan-mar;35(1):64-75.
6. González-Castro A, Escudero-Acha P, Arnaiz F, Ferrer D. Oxigenoterapia de alto fluxo com posição prono de respiração espontânea na pneumonia SARS-CoV-2. Rev Esp Anestesiol Reanim. 19 jun 2020;67(9):529-530.
7. Vilas Boas PD. Avaliação da condição bucal e da qualidade de vida em pacientes sob cuidados paliativos [Monografia]. São Paulo: Aprimoramento profissional em odontologia hospitalar do Hospital das Clínicas da Faculdade de Medicina da Universidade de São Paulo; 2015.
8. Chawla A, Logani A. Palliative dental care: ignored dimension of dentistry amidst COVID-19 pandemic. Letter to the editor. Spec Care Dentist. 2020;1-3.
9. Mendes MSS, Jales SMCP, Carvalho RT, Algrandi BM, Anagusko SS, Andrade ACP. Cuidados bucais em paciente com fibrose pulmonar idiopática sob cuidados paliativos. Suplemento da Revista de Cardiologia do Estado de São Paulo. 2019:303-7.
10. Rocha NDB. Avaliação da condição orofacial de pacientes cardiopatas em cuidados paliativos de um hospital quaternário. Modalidade de interconsulta. [Monografia]. São Paulo: Residência Multiprofissional de Saúde do Idoso em Cuidados Paliativos do Hospital das Clínicas da Faculdade de Medicina da Universidade de São Paulo; 2020.
11. Vilas Boas PD. Avaliação das complicações bucais na fase final de vida de pacientes em cuidados paliativos [Monografia]. São Paulo: Residência Multiprofissional de Saúde do Idoso em Cuidados Paliativos do Hospital das Clínicas da Faculdade de Medicina da Universidade de São Paulo; 2017.

12. Damasceno NNL. Avaliação de um protocolo de hidratação bucal para pacientes em cuidados paliativos. Série de casos. [Monografia]. São Paulo: Residência de Odontologia Hospitalar do Hospital das Clínicas da Faculdade de Medicina da Universidade de São Paulo; 2018.
13. Andrade ACP. Xerostomia. In: Carvalho RT et al. Manual da Residência de Cuidados Paliativos: Abordagem Multidisciplinar. Barueri, SP: Manole Editora; 2018; p. 324-36.
14. Alveno DA, Medeiros ACAB, Pereira RHM. Aspectos nutricionais, odontológicos e fisioterapêuticos no fim de vida. In: Consolim-Colombo FM, et al. Atenção à saúde cardiovascular do idoso: uma abordagem interdisciplinar-SOCESP. 2019;229-39.
15. Jales SMCP, Vilas Boas PD. Avaliação orofacial e tratamento odontológico. In: Carvalho RT, et al. Manual da Residência de Cuidados Paliativos: Abordagem multidisciplinar. Barueri, SP: Manole Editora, 2018; p. 887-94.
16. Hetherington L, Johnston B, Kotronoulas G, Finlay F, Keeley P, McKeown A. COVID-19 and hospital palliative care – a service evaluation exploring the symptoms and outcomes of 186 patients and the impact of the pandemic on specialist Hospital Palliative Care. Palliat Med. 2020 Oct;34(9):1256-1262.
17. Brouqui P, Amrane S, Million M, Cortaredona S, Parola P, Lagier JC, Raoult D. Asymptomatic hypoxia in COVID-19 is associated with poor outcome. Int J Infect Dis. 2020 Oct 31;102:233-238.
18. Emmerton D, Abdelhafiz A. Delirium in Older People with COVID-19: Clinical Scenario and Literature Review. SN Compr Clin Med. 2020 Aug 29:1-8.
19. Soileau K, Elster N. The Hospice patient's right to oral care: making time for the mouth. J Palliat Care. 2018;33(2):65-9.

CAPÍTULO 6

Comunicação em Cuidados Paliativos durante a Pandemia

Douglas Henrique Crispim
Gabrielle Trofa
Yasmin Oliveira Dias

Comunicação antes da pandemia

Comunicação é um aspecto fundamental da interação humana e um dos principais instrumentos de trabalho do profissional em saúde. Quando atuamos em cuidados paliativos, essa ferramenta se torna essencial, pois estamos lidando com pessoas em situação de grande sofrimento já instaurado. Segundo a professora Maria Júlia Paes, quase sempre esquecemos que aquela pessoa em cima de uma cama já foi uma pessoa livre, dona de seu corpo e de suas vontades.[1]

Além de aspectos objetivos, enquanto manifestação humana, a comunicação inclui elementos subjetivos, os quais tornam os processos de comunicação bastante complexos. Dentro dessa complexidade, é possível que surjam situações de conflito, recomendando-se que possam ser tratadas como eventos inerentes ao sofrimento, o qual, previamente à pandemia, já se constitui como cerne do trabalho dos paliativistas. Apesar de desagradável, o conflito é uma forma legítima de manifestar o sofrimento vivido em determinadas situações e a comunicação é uma ferramenta fundamental para os manejar.

Desde antes do coronavírus, nos casos em que cuidamos de pessoas em fim de vida, os familiares já viviam uma experiência muitas vezes inédita, com potencial gerador de angústia e de conflitos e, nesses casos, o fato declarado no conflito nem sempre era causa real dele, requerendo da equipe habilidades de comunicação sensível e empática. Uma pessoa em intenso sofrimento pode não identificar a causa racional do embate, mas isso não a impede de se manifestar. Diante desses casos, paliativistas devem buscar o entendimento de que ânimos acirrados podem ser um pedido de ajuda de alguém que sofre.

A sociedade segue em constante mudança. Novas gerações nasceram já com a existência da internet, com acesso amplo a uma quantidade infinita de informações. Zigmund Baumman (1925-2017), em suas publicações, reforça o paradoxo de que a quantidade das informações não se traduz em evolução e qualidade nas relações. Para ele, a sociedade e as relações assumem uma forma líquida, rapidamente adaptável ao novo, porém menos propensa a vínculos duradouros e verdadeiros. Vincular-se de verdade envolve esforço, trabalho, sofrimento e frustrações.

Diante disso, cabe indagar: como melhorar a comunicação em saúde em um mundo que busca o menor esforço, sofrer menos e tem baixa tolerância à frustração?

O contexto de pandemia por coronavírus acarretou o desafio de melhorar a comunicação em saúde, em um mundo em transformação. Nesse cenário, podemos acrescentar alguns ingredientes ao conjunto de fatores que compõem o panorama em que se deu a pandemia da COVID-19:

- a inteligência artificial, substituindo ações do homem;
- a velocidade exponencial de inovações da era pós-digital;
- o mercado da saúde com grandes corporações adquirindo instituições menores;
- a crise no Sistema Único de Saúde (SUS);
- uma sociedade envelhecendo rapidamente;
- famílias com novas conformações e cada vez menores;
- idosos que preferem viver sozinhos;
- a ascensão da telemedicina;
- a tendência ao pensamento polarizado de grupo, exemplificada nos cenários políticos;
- comunicação escrita mal executada entre profissionais de saúde;
- pacientes que não possuem seus dados a fácil alcance.

Cada um desses aspectos nos permite ter um painel da complexidade do caminho que tínhamos a percorrer em contexto de pandemia, na direção da adaptação ao novo e ao desconhecido. No cenário alterado pelo vírus, os processos de comunicação também se modificaram. Tudo isso, somado ao adoecimento de uma pessoa querida, torna o panorama ainda mais dramático.

Adaptação da comunicação em saúde na pandemia

A pandemia da COVID-19 impôs diversos desafios aos profissionais de saúde, incluindo o que tange à comunicação e à integração da família no cuidado de pacientes hospitalizados. A necessidade de isolamento físico para conter a transmissão do vírus requereu medidas de restrição à presença de familiares junto ao paciente hospitalizado. A falta da presença física de membros da família e de cuidadores pode comprometer a confiança na equipe de saúde, a comunicação adequada, o envolvimento no cuidado, bem como a tomada de decisão compartilhada,[2] elementos de fundamental importância para uma abordagem adequada em cuidados paliativos. Assim, tornou-se imperativa a adaptação dos serviços de saúde e, sobretudo, da comunicação.

Diante do contexto de limitações das visitas presenciais nos hospitais e, com vistas a reduzir os impactos negativos dessa medida, a telemedicina, com o uso da comunicação virtual, mostrou-se como forma alternativa para conectar profissionais, pacientes e familiares[3] (Figura 6.1). Fornecimento de boletins diários aos familiares sobre a evolução dos pacientes hospitalizados, atendimentos psicológicos aos familiares e reuniões de família para discussões sobre metas de cuidados foram algumas das práticas em cuidados paliativos que sofreram profundas adaptações. A presença física se transformou em presença virtual; a comunicação não verbal era captada pelas telas de celulares e *tablets*; as vozes emitidas eram, às vezes, distantes e entrecortadas por falhas de conexão da internet.

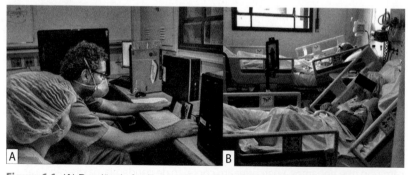

Figura 6.1. (**A**) Reunião de família através de dispositivo de telepresença. (**B**) Paciente recebe visita virtual, interagindo com seu familiar através de *tablet* acoplado a um robô, movido por controle remoto, utilizado na enfermaria de cuidados paliativos COVID-19.

Fonte: André François/Acervo da autoria.

A todos, os desafios já existentes para realizar uma comunicação adequada, inclusive de más notícias, somavam-se os desafios da comunicação virtual. Como mostrar empatia estando fisicamente distante? Como acolher o sofrimento? Como realmente aproximar e conectar familiares de pacientes que estavam em um contexto de terminalidade e que poderiam morrer naquela internação (Quadro 6.1)?

Em um contexto tão desafiador, inovações e alternativas foram implementadas para fazer uma boa prática do cuidado. Os boletins médicos diários passaram a ocorrer por chamada telefônica ou de vídeo. O distanciamento familiar tentava ser suprido por informações constantes sobre a evolução do paciente. As reuniões de família, com objetivo de discutir metas de cuidados, passaram a ocorrer por chamadas de vídeo, com rostos pequenos nas telas dos celulares ou *tablets*, captando a comunicação não verbal pelas telas, sem poder usar a proximidade física como instrumento de acolhimento. O silêncio e o respeito ao tempo de processamento das informações oferecidas, estratégias já estabelecidas como de fundamental relevância no contexto de comunicação de más notícias, também passaram a ser um dos principais instrumentos para acolher o sofrimento.

Além dos desafios impostos à comunicação entre equipe de saúde e familiares, havia ainda a necessidade de conectar pacientes hospitalizados e seus entes queridos. Em um contexto de adoecimento, o isolamento adicionou uma nova camada de sofrimento. Por parte dos pacientes, representava uma perda de segurança e de conforto de ter pessoas queridas ao seu redor, compartilhando os medos e as angústias durante o processo de adoecimento e, muitas vezes, de terminalidade. Já para os familiares, representava maior sofrimento e sensação de culpa por não poder estar fisicamente presente nesse momento e, em casos de fim de vida, não ter o tempo da despedida junto à pessoa amada.

As visitas virtuais tornaram-se alternativas para superar as restrições à presença física. As telas de celulares e *tablets* foram, nesse contexto, as formas de conexão entre familiares e seus entes queridos hospitalizados (Figura 6.2). As mensagens de amor, de esperança, de agradecimento e de despedida são transmitidas agora de forma virtual. Assim, profissionais de saúde, familiares e pacientes se depararam com uma nova forma de se comunicar, não isenta de limitações e desafios, mas que se estabeleceu como alternativa para um cenário em que a presença física não era possível.

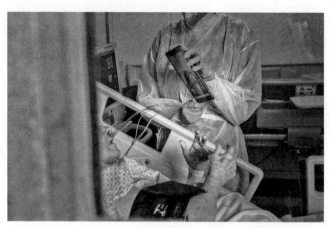

Figura 6.2. Paciente se comunica com seu familiar através da videochamada por *tablet*, auxiliado pelo profissional de saúde.
Fonte: André François.

Quadro 6.1. Principais ensinamentos sobre as adaptações.

Lições sobre a comunicação durante a pandemia da COVID-19	
Aspecto	Descrição
Não se trata de conectar um dispositivo na frente de alguém	Partindo de uma perspectiva externa, pode parecer muito simples, mas os detalhes se mostraram muito importantes ao longo do trabalho. Conduzir essa comunicação passou a exigir preparo específico e seriedade.
Nem todos os pacientes querem fazer uma videochamada	Inicialmente, partimos de um pressuposto de que todos os entes queridos distanciados pela COVID-19 queriam ver os seus. Mas logo isso foi refutado pelos próprios pacientes. Após melhorarem o vínculo com a equipe, sentiram-se à vontade para dizer "Não quero, não me sinto bem". Alguns falavam de sua imagem corporal, outros da fadiga física e sonolência. Um dos casos que mais marcou foi o de um paciente que se dirigiu aos familiares que estavam conectados e disse: "Estou aqui e morrerei aqui por culpa de vocês! Não quero falar com ninguém!". Os familiares, assustados, não souberam como lidar. A filha, que havia levado o pai ao hospital, pedia perdão e chorava. Havia muito trabalho pela frente. Algumas vezes, familiares exigiam a chamada mesmo com a recusa do paciente, o que configurava um grande desafio para toda a equipe multidisciplinar.

(continua)

Quadro 6.1. Principais ensinamentos sobre as adaptações. *(continuação)*

Lições sobre a comunicação durante a pandemia da COVID-19	
Aspecto	Descrição
Enviar um áudio nunca havia feito tanto sentido	Para os casos em que não era desejo da família ou era consenso da equipe sobre a impossibilidade da videochamada, iniciamos um processo que denominamos "audiovisita" (Figura 6.3-A). Familiares gravavam mensagens de áudio e as enviavam por aplicativos para serem reproduzidas ao paciente pelos profissionais da equipe. Inicialmente, muitos não viram como essencial, mas a boa experiência se espalhou para serviços de outras cidades e estados e foi muito importante. Em nossa primeira audiovisita, uma filha falava com sua mãe, que estava sem reação e em pleno processo de morte. Em segundos de áudio, todos presenciamos a paciente abrir os olhos, erguer seu tronco e procurar a filha no quarto. A partir desse caso, vieram grandes declarações de amor do Brasil e de fora, cânticos e louvores, músicas do gosto do paciente, mensagens de netos, bisnetos, filhos de longe... Eram vozes que cuidavam e podiam ser repetidas inúmeras vezes. Ao contrário do que diziam as reportagens, a maioria não era mensagem de adeus. Em nossos estudos, identificamos que a fala mais frequente era "dizer o quanto gosta" e a segunda era "dar esperança". Entendemos que comunicar vale a pena e todas as formas e estratégias têm de ser desenvolvidas para facilitar e viabilizar essa comunicação.
Religiosidade pode ser vivida *on-line*	As pessoas internadas não deixam de ter fé, nem religião, bem como sua família fora do ambiente hospitalar. Na análise dos conteúdos das conversas, elementos da religiosidade foram frequentes, e *Deus* é uma das palavras mais ditas. Dentro da fé de cada um, não obstante as limitações, tentamos manter a conexão com o Sagrado. A visita do padre a alguns pacientes internados nos fez ver um indivíduo paramentado com equipamentos de proteção individual no lugar de sua batina (Figura 6.3-B). Um dos pacientes teve sua unção feita de forma diferente: o pastor deixou o óleo na portaria e guiou o rito, que foi feito *on-line*, pelas mãos da residente.
Conflitos *on-line*	Enfrentamos situações bem peculiares em nossa unidade e em outras, principalmente de terapia intensiva. Em cuidados paliativos, conflitos estão muito associados a um pico de sofrimento que precisa ser manifestado. Durante a pandemia

(continua)

Quadro 6.1. Principais ensinamentos sobre as adaptações. *(continuação)*

\multicolumn{2}{c}{Lições sobre a comunicação durante a pandemia da COVID-19}
Aspecto	Descrição
Conflitos *on-line*	não faltaram situações desencadeantes. A maior causa de conflito para a qual fomos chamados a intervir foi o desencontro de informações entre diferentes boletins fornecidos; a segunda maior causa foi a ausência dos boletins em alguns dias. Atribuímos tais fatores ao fato de o hospital funcionar com escalas muito oscilantes, rotatividade de equipe e com profissionais novos, que priorizavam atender a todos, em detrimento de rotinas fixas (algo associado aos primeiros meses) e a priorização de ações prescritivas e de suporte clínico, em detrimento do cuidado ao sofrimento familiar (talvez motivado pela própria crise e sofrimento das equipes). Na maioria das situações, tivemos êxito e retomamos uma boa relação, estabelecendo vínculo, fornecendo uma escuta qualificada, não utilizando argumentação competitiva e resolvendo as queixas. A situação mais extrema foi a de uma paciente da UTI, em que seu filho ameaçara vir ao hospital e agredir a equipe. Foi um caso difícil, triste pelo óbito da paciente, mas, após um trabalho conjunto de nossa equipe com a residente da UTI, ao final, a profissional recebeu os agradecimentos do filho.
Comunicação com equipes	O maior desafio ao se comunicar com equipes no formato de interconsulta é estabelecer um trabalho conjunto entre os dois times. Durante a pandemia, observamos que os times eram modificados constantemente pela demanda, rodízio de equipe, adoecimento de colegas, chegada de novos profissionais etc. Isso dificultou o trabalho. Outro fator foi o estresse com casos graves e sem terminalidade prévia, que exigiam dos profissionais de áreas críticas esforço mental e físico enormes. Notamos que muitos chamados eram realizados na busca por uma transferência rápida e liberação do leito. Nosso time buscou se aprofundar nos casos, fazendo nova anamnese virtual com os familiares e cuidadores, buscando o histórico clínico pregresso e medicamentoso, valores e preferências devidamente registrados e descritos. Buscamos orientar de maneira simples e em linguagem acessível o controle de sintomas, enquanto as equipes aguardavam os leitos. No geral, nosso time foi bem recebido na maioria dos setores, principalmente algumas UTIs COVID-19 e pronto-socorro.

(continua)

Quadro 6.1. Principais ensinamentos sobre as adaptações. *(continuação)*

Lições sobre a comunicação durante a pandemia da COVID-19

Aspecto	Descrição
Comunicação com equipes	Infelizmente, a maioria dos casos já havia recebido algumas medidas invasivas, como intubação e ventilação mecânica, e eram encaminhados para áreas críticas. Chegamos a proceder a algumas extubações paliativas, com participação *on-line* das famílias e bom engajamento da equipe local. Outra grande dificuldade nesse ponto é que, apesar de evidências científicas robustas e um protocolo específico, a maioria dos pacientes admitidos no hospital não foi triada para terminalidade ou fase final de vida. A ausência de um diagnóstico objetivo da fase da doença e falta de discussão prévia do plano de cuidados e estabelecimento de diretivas antecipadas de vontade levam a decisão a um campo subjetivo do profissional da linha de frente. Muitas vezes, esses profissionais podem não ter o conhecimento técnico adequado, fundamentos legais e bioéticos ou experiência no processo de tomada de decisão e em situações em que se vejam sozinhos, com medo ou inseguros, o que leva à tendência a serem mais invasivos que o necessário.
Comunicação e sofrimento?	Durante todo esse período, ouvíamos sobre a intensidade do sofrimento vivido pelos colegas, profissionais e estudantes. Muitas vezes, atribui-se o sofrimento vivido ao ato de comunicar. Comunicar-se com empatia e conexão verdadeira aumenta a segurança e reduz as surpresas durante os processos de comunicação em conflitos e momentos de piora ou óbitos. Não devemos confundir o ato da comunicação com o sofrimento que todos passam pela própria situação da pandemia. Entendendo a comunicação como uma competência, devemos estimular o estudo (conhecimento), a prática (habilidade) e, principalmente, a atitude. Esta última mostra a postura daqueles que se guiam por fortes valores profissionais e pessoais e escolhem cuidar da melhor forma. Deixar de comunicar em situações de crise é uma fuga desnecessária e o silenciamento é indicativo de sofrimento insuportável. Poder se comunicar dá abertura para que emoções, pensamentos e afetos sejam manifestos e cuidados.

Fonte: Elaborado pela autoria.

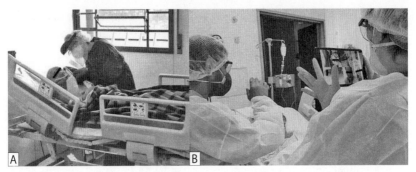

Figura 6.3. (A) Enfermeira residente de cuidados paliativos realiza audiovisita para paciente da enfermaria de cuidados paliativos COVID-19, algumas horas antes de seu falecimento. **(B)** Paciente recebe a unção dos enfermos do padre, enquanto familiares presenciam o momento através do *tablet*, na companhia da equipe de cuidados paliativos.

Fonte: Acervo da autoria.

Empatia em desenvolvimento

Empatia pode ser definida como a capacidade de experimentar indiretamente e entender sensações físicas ou psíquicas de outras pessoas, e é um aspecto fundamental da cognição social.[4] É a capacidade da experiência vicária e posterior tomada de perspectiva, sem perda do *insight* individual. A pandemia reforçou a importância de conceituar, aplicar e incorporar essa capacidade à prática.

Ela não pode ser protocolada como uma tecnologia dura; deve partir da atitude dos profissionais, gestores e usuários, como uma vontade real de experimentar aquele sofrimento. Por que uma pessoa buscaria experimentar o sofrimento alheio? Para se conectar de verdade e poder ajudar de verdade.

Sem uma conexão real, não existe o cuidado integral, mas, sim, o julgamento daquele que pensa cuidar. Ao colocar milhares de profissionais de frente para pessoas em situação grave, mesmo de forma involuntária, podemos identificar uma situação de potencial contato com os sentimentos do outro. Porém, ao sentir, processamos o sentimento por meio dos nossos princípios e valores para gerar uma decisão. Podemos tomar atitudes compassivas, altruístas ou distorcidas. Boa parte dos profissionais tomam atitudes distorcidas, buscando distanciamento, objetividade e, principalmente, não sofrer.

O enfrentamento à COVID-19 colocou pessoas não acostumadas a lidar com o paciente grave diretamente na linha de frente. Residentes, estudantes e profissionais de áreas não críticas foram levados a uma experiência vicária, sem oportunidade de escolha. Essa condição os colocou de frente também para o sofrimento e nada iria poupá-los da experiência empática, ainda que os recursos para a vivenciar fossem rudimentares e imaturos.

As ações de comunicação na pandemia devem se voltar para resgatar as ações compassivas e altruístas, em meio a um clima de medo e luta. Tornou-se necessário resgatar elementos ainda mais básicos que havíamos perdido: familiares precisam falar com os seus entes queridos, médicos precisam falar com os familiares, familiares aflitos em seus lares demandam por informações de seus entes enfermos, decisões precisam ser tomadas de forma compartilhada.

Em situações normais, presenciais, agravos e mortes não são simples de serem comunicados aos familiares; no contexto de pandemia e distanciamento, a comunicação de más notícias tomou outra dimensão de dificuldade. Nada disso pode ser resumido a ligações telefônicas feitas por alguém que não está cuidando. Era hora de trazer de volta uma responsabilidade secular, porém, agora, de forma dolorosa, distante e rápida. É possível?

O grito subjetivo – sofrimento invisível

Comunicar-se, para além da transmissão de informação e mensagens entre emissores e receptores, é indiscutivelmente marcada pelo campo de intersubjetividade. Seria uma atitude simplista adotar uma visão idealista e presunçosa de que a comunicação se estabelece apenas na transmissão de conteúdo.[5] Seria esse um mito, com base na comunicação que negligencia o ato comunicacional como atividade eminentemente humana, pautada no ambiente, reconhecimento mútuo e intersubjetivo.

No contexto da pandemia, em que o distanciamento social implicou na necessidade de formas alternativas de manter o contato social, que não seria mais possibilitado pela presença física, estar doente e infectado por um vírus mortal e, até então, pouco conhecido, passou a significar estar apartado do mundo social e familiar. Em faces distintas de um mesmo cenário, pacientes, familiares e equipe se depararam com uma nova modalidade de expressão do cuidado, agora virtual.

Em cuidados paliativos e diante da terminalidade de uma doença, o imperativo de estar perto do ente querido, e este dos seus familiares, torna o processo de cuidado íntimo e cercado de rituais e despedidas. Na impossibilidade disso ou, no melhor dos cenários, ser mediada por um dispositivo, trouxe à tona novos sofrimentos e necessidade de encontrar alternativas para amenizá-los.

Ao ser o único elo entre os dois principais atores da situação de adoecimento, a equipe de saúde, que muitas vezes já apresenta dificuldades no processo de comunicação de más notícias em contextos não pandêmicos, passa a enfrentar novos desafios. Ainda que a comunicação seja parte essencial da prática do paliativista, isso não o exime de que suas crenças e seus próprios medos influenciem em um processo empático de transmissão de notícias.[6]

Do mesmo modo, ao vivenciar a sobrecarga de trabalho e a exposição ao sofrimento do outro através desses processos de comunicação, o portador da notícia pode ter experiências em processos de esgotamento e fadiga, muitas vezes nomeados como "fadiga de compaixão". Como um processo de estresse pós-traumático secundário, o grande volume de comunicação de óbitos, associados aos valores e às crenças do profissional, podem culminar em um sofrimento invisibilizado e, muitas vezes, negligenciado, bem como implicar em como a comunicação é realizada e afetar a fidedignidade de seus conteúdos.

Nossa experiência mostra que, ainda que seja uma habilidade passível de evolução e treinamento, o cenário atual demonstra as limitações de uma comunicação pautada na relação simplista entre emissor e receptor. Os impactos psicoemocionais de ambos os agentes da comunicação afirmam a importância do autoconhecimento das próprias limitações e da equipe frente ao contexto de emergência de saúde, em que o alto número de mortes diárias atua como importante fator de risco à saúde mental do profissional.

Perspectivas

A pandemia de COVID-19 ratifica a comunicação como parte fundamental do cuidado em saúde, em especial no âmbito dos cuidados paliativos. A impossibilidade do contato face a face acrescenta novos desafios àqueles que a equipe de saúde já enfrenta em sua rotina de prestação de cuidados ao paciente. A necessidade de inovar e repensar práticas de comunicação convocou médicos, enfermeiros, psicólogos e demais profissionais a lançar mão de tecnologias, que pouco eram utilizadas em todo seu potencial. Visitas virtuais, reuniões de família e atendimentos psicológicos a distância, pelo uso de dispositivos celulares e *tablets*, foram algumas das alternativas e inovações que se mostraram de grande relevância para superar as restrições à presença física.

Essas novas formas de prática do cuidado impuseram a necessidade de novas estratégias de realizar uma comunicação efetiva e evidenciaram a importância da conexão real com o outro. A emergência imposta atualmente nos submete a ponderar sobre as relações humanas, sejam elas entre paciente e família, ou entre ambos e equipe, como encontro subjetivo e para além da transmissão irrefletida de informações clínicas.

Nossa maior esperança é de que os aspectos subjetivos e o sofrimento humano possam fazer parte, de forma cada vez mais frequente, dos cuidados ao paciente e à família. Presenciamos um tipo de cuidado novo nascendo e sendo entregue, mas também imaginamos centenas de milhares de pessoas ao redor do mundo, internadas, com familiares distantes sem receber sequer boletins regulares sobre seu estado. Esperamos que os leitores deste livro jamais considerem a comunicação como um aspecto secundário.

▶ Referências bibliográficas

1. Da Silva MJP. Comunicação tem remédio;2005.
2. Hart JL et al. Family-centered Care During the COVID-19 Era. J Pain Symptom Manage; 2020.
3. Pahuja M, Wojcikewych D. Systems Barriers to Assessment and Treatment of COVID-19 Positive Patients at the End of Life. Journal of Palliative Medicine; 2020.
4. Lockwood PL. The anatomy of empathy: Vicarious experience and disorders of social cognition. Behavioural brain research; 2016;311;255-66.
5. Rodrigues AD. A natureza intersubjetiva da comunicação. Intexto, 2016;37,76-88.
6. Cialkowska-Rysz A, Dzierzanowsi T. Personal fear of death affects the proper process of breaking bad news. Arch Med Sci, 2013;9(1);127-31.
7. Crispim DH, Bernardes DCR. Comunicação em cuidados paliativos. In: Carvalho, RT, et al. (Ed.). Manual da residência de cuidados paliativos: abordagem multidisciplinar; 2018.
8. Crispim DH, Brandão AB. Conduzindo uma Reunião de Família em Cuidados Paliativos. In: Carvalho, R. T. et al. (Ed.). Manual da residência de cuidados paliativos: abordagem multidisciplinar; 2018.

CAPÍTULO

7 Cuidado ao Luto pela COVID-19

Juliana Yu Ribeiro Toyoda
Ana Beatriz Brandão dos Santos

"Nós queríamos estar com ele. Queríamos fazer carinho no seu cabelo enrolado e tão branco. Queríamos dar beijo na testa e também nas bochechas. Queríamos afagar a sua mão. Queríamos ter certeza de que ele não estava passando frio. Queríamos contar histórias sobre ele. Queríamos dizer que o amávamos e que ele seguiria vivendo em nós."
(Eliane Brum – Morrendo como objeto)

Introdução

A pandemia da COVID-19, iniciada no fim de 2019 e que atingiu o País em meados de março do ano seguinte, provocou uma ruptura com a realidade conhecida em todo o mundo, exigindo reorganização das vidas cotidianas em resposta à nova doença. Visto que, visando evitar novas infecções, foi necessária a implementação de medidas de separação entre os indivíduos, como isolamento social, para aqueles com sintomas da doença; quarentena, referente àqueles expostos ao vírus, para evitar novos potenciais contágios; e distanciamento social, orientação generalizada à população com o objetivo de diminuir a velocidade de contágio.[1]

Por conta disso, houve vários impactos na saúde mental da população, provocando sentimentos coletivos de insegurança, incerteza e desesperança. Diversas perdas foram impostas, fazendo com que os indivíduos se deparassem com seus limites humanos e sua mortalidade. Assim, o período se caracterizou pela experiência de diversos lutos concomitantes.

A proposta deste texto é voltar a atenção para o luto pela morte, que esteve próximo e presente durante o panorama de pandemia da COVID-19. Para além do contato coletivo com o tema, por meio das notícias diárias sobre o crescimento do número de mortos, houve ao redor do mundo o enlutamento de milhões de pessoas que sofreram diretamente tais perdas.

A psicologia entende o luto como conjunto de reações à perda de algo ou alguém com que se tem um vínculo afetivo. Caracteriza-se não como um estado, mas como processo, constituído por uma série de afetos e sujeito à singularidade das relações, à subjetividade do enlutado e ao meio social/cultural em que se está inserido.[2]

O processo de luto possui duração e intensidade expressivas, envolvendo sentimentos dolorosos e possíveis impactos negativos em diversos domínios da vida da pessoa enlutada. Do ponto de vista da psicologia existencial, perder um ente querido implica na perda de um coexistir, esbarrando na impossibilidade de continuar a construir uma existência em comum, em intersubjetividade. O modo como ela afeta o enlutado é irreparável, pois, para além de ser necessário lidar com a ausência do outro, a morte representa uma demanda para ressignificar o mundo antes compartilhado. Enquanto isso não pode ser feito, há sensação de esvaziamento de sentido.[3]

Existem diversas perdas secundárias quando se fala sobre o morrer, como dos papéis exercidos pelos envolvidos na relação, mudanças financeiras, estigma.[4]

> "Estas rupturas podem desencadear medo, solidão, raiva, choque, alívio (libertação do papel de cuidador), culpa pelas decisões tomadas, arrependimento por questões não resolvidas ou despedidas não ditas, perda de identidade, perda de significado e propósito de vida e/ou angústia em adaptar-se à dinâmica diária e a um novo estilo de vida."[4]

Ainda, é relevante apontar que o trabalho de elaboração de uma perda não se encerra completamente, afinal, não há o desaparecimento dos sintomas, mas uma alteração da frequência e da intensidade de vivência desses ao longo do tempo.[2]

A elaboração do luto está intimamente relacionada ao modo como cada pessoa lida com as dificuldades/obstáculos encontrados no decorrer do viver. Na maior parte dos casos, não há necessidade de intervenção profissional na vivência do luto, porém, em alguns outros, esta se faz importante e necessária. No primeiro caso, as adaptações necessárias para administrar os sentimentos relativos são feitas em um "(...) processo pelo qual o indivíduo compreende e aceita a perda do ente querido, adaptando-se à condição de viver sem aquela pessoa".[5] Há nele movimento de oscilação entre comportamentos focados na morte ocorrida e na recuperação.[4]

Enquanto no segundo caso, quando há a dificuldade de lidar com a perda e, por conseguinte, a necessidade de intervenção profissional, observa-se a instalação do luto complicado e as desorganizações inerentes podem se prolongar de modo a afetar significativamente a qualidade de vida da pessoa, sendo manifestações comuns: "sentimentos intensos que persistem mesmo muito tempo após a perda; somatizações frequentes; mudanças radicais no estilo de vida que tendem ao isolamento; episódios depressivos, baixa autoestima e impulso autodestrutivo".[5] Adicionados a eles, alguns outros sintomas associados a esse quadro são: "pensamentos intrusivos recorrentes com quem morreu, preocupação e pesar com pensamentos ruminantes, amargura excessiva, alienação de relacionamentos sociais prévios, dificuldade de aceitar a morte e falta de propósito na vida".[6]

Existem fatores de risco e de proteção para o desenvolvimento de luto complicado, não sendo estes determinantes para sua instalação. Há sempre influência de aspectos como contexto cultural, personalidade do envolvido e significado que ele dá para o acontecimento. Assim, interferem no processo a existência ou não de conflitos e pendências com a pessoa falecida, em qual parte do ciclo vital ela se encontrava, o tipo de apoio social recebido após a perda, o tipo de morte, a possibilidade de realização de rituais, o reconhecimento social recebido, entre outros.[5]

A pandemia do novo coronavírus submeteu as famílias que perderam seus membros a diversos fatores de risco, na medida em que trouxe um contexto de morte interpelado por características específicas, como caráter súbito, consequências físicas e psicossociais do distanciamento social e limitação dos rituais de morte culturalmente praticados. Nesse cenário, o processo de luto sofre diversos "(...) atravessamentos, com desdobramentos que potencializam o risco de agravar os sofrimentos psíquicos individuais e coletivos", acendendo um alerta para a saúde mental da população enlutada.[7]

Considerações importantes acerca do trabalho com o luto em cuidados paliativos

Considerando que o escopo do trabalho em cuidados paliativos inclui tanto paciente quanto familiares, desde o momento do diagnóstico de uma doença grave e incurável, até o pós-morte,[8] o luto passa a ser também uma preocupação das equipes que se propõem a essa prática.

As intervenções são realizadas desde o início do acompanhamento, por toda a equipe multiprofissional, no período prévio a morte, preocupando-se tanto com relação às perdas do adoecer e ao luto antecipatório – quando inicia a conscientização da possibilidade da perda – quanto em aplicar práticas que comprovadamente protegem a vivência do luto após a morte do paciente, como realizar boa comunicação com a família – essencial para o cuidado como um todo –, que toque nas questões de finitude de maneira clara e honesta, à medida que paciente e família mostrem ser suportável.[9] Ainda, é necessário:

- Atenção para dinâmicas familiares que sobrecarregam um cuidador, facilitando a comunicação com os demais membros e ofertando cuidado para esse responsável principal.

- Identificação de sentimentos ambíguos, possibilitando sua expressão em ambiente seguro, em que possam ser validados frente à situação vivida.

- Atenção para atitudes de familiares, pautadas em seus valores e singularidades, que possam interferir no manejo de cuidados.

- Possibilitar tomada de decisão compartilhada, acolhendo preocupação e angústias inerentes ao processo.

- Prevenir crises familiares, intervindo no rearranjo dos papéis familiares e no sofrimento que esse possa proporcionar.

- Atentar-se para os fatores de risco para instalação de luto complicado, já comentados anteriormente.

- Observar se crianças e idosos estão sendo subestimados durante o processo de adoecimento e morte, trazendo-os para exercer um papel mais ativo.

- Encorajar planejamento dos rituais diante da proximidade da morte, proporcionando contato com uma rede de apoio ampliada e realização de despedidas.

- Estimular competências já existentes no seio familiar para lidar com as vicissitudes do processo, com atenção especial para as crenças religiosas.[10]

Quanto ao momento após a morte do paciente, a equipe pode intervir auxiliando na estruturação de um sentimento de concretude da perda, ao oferecer dados de realidade de modo sensível e respeitoso ao momento vivido. Outras formas de ajudar um enlutado consistem em proporcionar espaço para expressão e elaboração de sentimentos; colaborar com adaptações necessárias na vida do enlutado para se adequar à falta da pessoa que morreu; nomear a necessidade de tempo para que a vivência do processo ocorra.[9]

Com relação ao tema, é necessário considerar ainda que, apesar de esse ser um processo que se estende por tempo indeterminado, as circunstâncias dessas perdas podem tornar necessária a intervenção após período breve, por terem potencial de lançar os envolvidos em situação de crise – ou seja, uma situação em que o problema enfrentado ultrapassa as estratégias de enfrentamento conhecidas, causando desequilíbrio psicológico. O tempo indicado para intervir nessas situações seria entre 1 e 12 semanas após o óbito, visando auxiliar na adaptação do indivíduo para os problemas que exercem maior pressão imediata e, assim, interferir em possíveis complicações do luto.[11,12]

Os profissionais de psicologia integrados às equipes de cuidados paliativos possuem instrumentos necessários para oferta de cuidado especializado aos familiares enlutados, sendo indicada a participação sempre atenta aos fatores – já comentados – durante todo o decurso dos casos.

Intervenções propostas

Devido às mudanças realizadas pelo Hospital das Clínicas da Faculdade de Medicina da Universidade de São Paulo (HCFMUSP) durante a pandemia de COVID-19, para proteção de seu funcionamento e diminuição de contágio entre os trabalhadores, a equipe de psicologia do Núcleo Técnico Científico em Cuidados Paliativos (NTCCP) ficou dividida entre profissionais em contato direto com os indivíduos infectados, alocadas na enfermaria de cuidados paliativos do Instituto Central do Hospital das Clínicas (ICHC), para casos de COVID-19, e aquelas que se mantiveram transitando nas áreas destinadas aos pacientes com outras doenças sintomáticas, não diagnosticados com COVID-19, dando seguimento aos trabalhos já realizados antes da imposição deste panorama.

No entanto, apesar do contato diminuído entre as psicólogas devido à separação da equipe nos campos, havia uma preocupação intensa em comum com o enlutamento pela doença, considerando todo o contexto de ocorrência dessas mortes e sendo reconhecida a necessidade de criação de ações de cuidado desde a internação até o pós-óbito.

Deste modo, as profissionais inseridas na enfermaria tiveram de se deparar com diversos desafios para condução do trabalho durante o processo de morte, realizando adaptações concernentes ao novo contexto. O quadro clínico no qual os pacientes chegavam para internação apresentou mudança relevante, já que uma parcela expressiva dos pacientes apresentava rebaixamento da consciência, cingindo o trabalho por meio da fala. Outro aspecto a ser considerado foi o modo como as medidas de isolamento limitaram o tempo de contato com os indivíduos internados e privaram a equipe de encontros face a face com os familiares.

Concretamente, no cenário destinado aos pacientes com COVID-19, as intervenções realizadas pela equipe de psicologia incluíam atendimentos psicológicos oferecidos aos familiares via chamada telefônica, nos quais eram trabalhados, dentre outros temas, aspectos relativos aos lutos proporcionados pelo adoecer, aos sentimentos gerados no contato com a finitude e ao sofrimento pela restrição de visitas diante das medidas de distanciamento social, visando facilitar esse processo.

Ainda, a psicologia intermediava com a equipe condutas importantes, como as visitas virtuais, provocando reflexões, a partir da avaliação de valores, desejos e recursos que os familiares demonstravam possuir para lidar com a realidade do doente. No cerne do trabalho, por meio de um manejo cuidadoso, estava a aproximação virtual dos familiares do ambiente hospitalar, tornando tangível para eles tal vivência.

Somado a isso, a outra parte da equipe do serviço de psicologia do NTCCP – distante dos pacientes infectados pela doença – elaborou um projeto complementar, visando à continuidade da assistência no enlutamento após a morte dos pacientes.

A proposta do trabalho era realizar acolhimento à população de familiares dos pacientes falecidos na enfermaria de cuidados paliativos do ICHC, infectados pela COVID-19. Enquanto seu objetivo era realizar intervenção no processo de luto, potencialmente traumático devido ao contexto, visou-se oferecer espaço de escuta e suporte a essas pessoas, identificar os fatores de risco para instalação de processo de luto complicado e fazer encaminhamentos para rede de cuidados especializada, quando necessário. Ressalta-se que, por se tratar de um hospital público, os encaminhamentos foram feitos preferencialmente para rede de cuidados gratuita.

Assim, foram consultados os dados coletados sobre os pacientes internados na enfermaria, desde sua inauguração em abril de 2020, selecionando aqueles cujo desfecho havia sido identificado como óbito. Estes, por sua vez, foram organizados em planilha, seguindo a ordem de data de falecimento.

O contato foi realizado via ligação, utilizando o aplicativo WhatsApp, por meio de celulares doados para a instituição,[13] podendo incluir mais do que um familiar do paciente e tendo sido definido o limite de uma a três ligações por indivíduo, a depender das demandas observadas. Os encerramentos compunham-se de três possibilidades:

- Disponibilização do serviço de psicologia para acolhimento de demandas futuras, por meio do contato telefônico do NTCCP.
- Acompanhamento prolongado no Ambulatório de Cuidadores e Luto (inserido regularmente dentro das propostas do serviço de psicologia), quando observado sofrimento intenso, segundo disponibilidade de vagas.
- Encaminhamentos externos, caso fossem necessários cuidados especializados em saúde mental.

Cuidado ao Luto pela COVID-19

Com objetivo de intervir em momento de luto precoce, considerando o prazo indicado para as situações de crise comentado anteriormente[11] e, ao mesmo tempo, levando em conta um processo inicial de reorganização das realidades dos familiares, foi definido intervalo mínimo de um mês e máximo de três meses após a morte do paciente para a primeira ligação ser realizada.

O conteúdo produzido nos acolhimentos e os dados das pessoas atendidas foram registrados em formulários *on-line*. Além disso, foram descritos em relatórios no formato de evoluções hospitalares, com acesso reservado à equipe de psicologia (Figura 7.1).

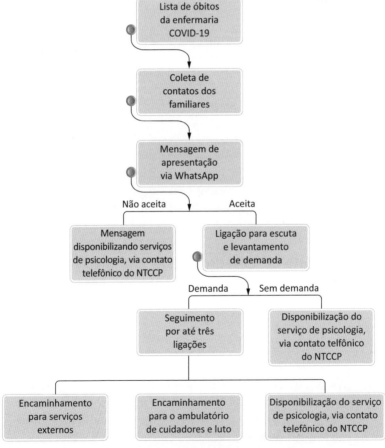

Figura 7.1. Fluxograma das ligações de acolhimento pós-óbito.
Fonte: Elaborado pela autoria.

Efetivamente, foram realizadas ligações para familiares de 137 pacientes falecidos na enfermaria, somando um total de 191 ligações, no período de maio a dezembro de 2020.

Durante a execução do trabalho, a equipe se deparou com alguns desafios, como a falta de estrutura física organizada para as atividades necessárias, equipamentos, espaços privados para atendimento e rede de conexão estável. Ainda, foi necessária a delineação precisa das demandas a serem absorvidas, conforme os objetivos concretos dos atendimentos, exigindo das profissionais que identificassem com eficiência os fatores de risco para luto complicado, diferenciando-o de comportamentos esperados para o momento; realizassem trabalho sensível de escuta e compreensão do sofrimento; e estabelecessem condutas concernentes a cada caso.

Como consequência, houve um esforço de busca por constituição de rede com outros serviços, colocando a equipe em contato com problemas de ordem social, que se agravaram na realidade pandêmica, relativos ao acesso amplo da população a cuidados em saúde mental, que, por vezes, mostrou-se insuficiente para responder a necessidades mais graves.

Por fim, outra dificuldade foi o descompasso entre o trabalho proposto e as atividades de outros setores do hospital, incluindo algumas propostas do restante da equipe multidisciplinar de CP – que se encontrou fragmentada devido à condição de distanciamento do setor dentro da instituição –, resultando em diversos contatos com as famílias, com diferentes objetivos, o que, por sua vez, acabou gerando sobrecarga em quem era contatado, agravando o sofrimento de indivíduos mais fragilizados.

Conteúdo observado a partir das ligações

Ao longo da efetivação da proposta, a equipe teve a oportunidade de entrar em contato com temas que se repetiam nos diversos contatos, mostrando-se significativos à essa nova realidade. A incursão do sofrimento de caráter coletivo no processo privado de luto parece ser um deles, aparecendo em diversos discursos o quanto a superexposição aos conteúdos midiáticos relacionados à doença alimenta afetos negativos, perturbando o processo de elaboração da perda. Foram comuns comentários do tipo: "Todas as vezes que ligo a televisão, me lembro...", "Não consigo ver as notícias sem ficar angustiada", entre outros.

Além disso, ficou evidente como questões relativas à intensa polarização política do país afetaram a vivência de algumas famílias, gerando falta de confiança no sistema de saúde durante a internação do paciente e sentimentos de revolta e indignação após o óbito, fatores que aumentam o risco para complicações do luto.

Chama atenção, ainda, como a internação sem possibilidade de acompanhantes ou visitas é causa de expressivo sofrimento, mesmo entre aqueles que afirmaram se sentir aliviados pela comunicação efetiva com a equipe ou pelas visitas por vídeo ou envio de áudios. Tais estratégias pareceram amenizar preocupações quanto à qualidade do cuidado a que o paciente teve acesso, bem como possibilitou a existência de momentos de despedida.

Porém, a impossibilidade de acompanhar o ente querido durante seus momentos finais acabou por gerar fantasias de que esse teria sido submetido a intenso sofrimento, ocasionando, muitas vezes, sentimento de culpa por essa ausência, mesmo quando confrontados pela realidade da restrição de contato. Para a psicanálise, o termo fantasia tem diversos usos, sendo entendido, principalmente, como conteúdo interno, que dialoga com vários aspectos do indivíduo, contrapondo-se ao real.[14,15] Enquanto culpa, para essa mesma escola, pode ser definida como sentimento ligado à ética e à moral, tendo caráter generalizado ou individual, com raízes possíveis no inconsciente do sujeito.[16]

Nesse contexto, devido ao agravamento rápido das condições clínicas, as mortes foram percebidas como repentinas. Esse fator, combinado ao não acompanhamento do morrer, à falta de acesso ao corpo e à não realização dos rituais fúnebres,[17] proporcionou a diversos familiares a sensação de que seus entes queridos desapareceram subitamente. Assim, em muitos casos, ocorreu uma dificuldade em concretizar a morte, sendo mantidos comportamentos de tensão e hipervigilância, que se relacionam a uma espera pelo reencontro com aquele que partiu, havendo, consequentemente, o adiamento do início do processo de luto.

Para além disso, a falta dos rituais proporcionou outros sofrimentos, como um déficit de elementos para significação do ocorrido, não havendo um desfecho marcante. Nos relatos, ainda foi perceptível a sensação de ter havido uma desumanização do ser amado, encerrado agora nos aspectos orgânicos do cadáver infectado.

Outro ponto relevante foi a restrição do acesso à rede de suporte por conta das medidas de distanciamento social, que tornou a vivência do luto mais intensa e, ao mesmo tempo, solitária, prejudicando o uso de um recurso importante para sua elaboração, que é a divisão dos sentimentos entre aqueles que compartilharam da perda.

Ainda, com frequência significativa, as pessoas contatadas haviam sofrido perdas múltiplas pela mesma causa, sendo submetidas a mais de um processo de luto ao mesmo tempo, acendendo alerta para sobrecarga de afetos.

A escuta ativa e acolhedora foi a principal forma de intervenção proposta, fazendo possíveis movimentos de validação dos sentimentos expostos, bem como de nomeação de aspectos de acesso mais difícil, com pretensão de auxiliar no processo de elaboração. Além disso, foi realizada psicoeducação acerca de temas suscitados, como a importância da criação de rituais novos diante da impossibilidade de realizar os antigos, autocuidado, o incentivo ao acesso à rede de suporte diante das limitações da pandemia, a higiene do sono, o que é esperado do próprio processo de enlutamento, entre outros.

Considerações finais

O capítulo se propôs a pensar sobre possibilidades de cuidado ao luto durante a pandemia de COVID-19, expondo o trabalho realizado pela equipe de psicologia do NTCCP nesse contexto. Por meio da execução da proposta, foi possível intervir precocemente no processo de luto de diversos familiares, oferecendo escuta acolhedora, suporte e acesso à rede especializada, havendo oferta de cuidado ao paciente e familiares, o que vai em direção à uma visão holística desses sujeitos.

Ainda, os temas mais relevantes a perpassar a vivência desse momento específico puderam ser esquematizados, assegurando certo delineamento das intervenções pertinentes, mesmo durante a realização das ligações, mas também em trabalhos futuros, inseridos ou não neste serviço.

Com relação aos resultados concretos dos acolhimentos, ainda é cedo para o estabelecimento de parâmetros fixos, considerando ser essa uma situação sem precedentes, fazendo-se necessários estudos aprofundados para conclusões mais precisas. É importante levar em conta que, sendo o luto processo mutável e contínuo, fica difícil, nessa situação singular, prever a efetividade das intervenções no longo prazo, apesar dos estudos levantados para outras vivências semelhantes demonstrarem sua eficácia.

Levando isso em conta, foi de extrema importância a disponibilização do contato da equipe – explicitado aos familiares no encerramento das ligações – para a construção de uma referência de cuidado, capaz de acolher futuras demandas.

Por fim, a experiência de participar da linha de frente durante a pandemia da COVID-19 foi extremamente desafiadora aos profissionais, tendo sido necessárias diversas adaptações nos trabalhos realizados dentro dos serviços existentes. Os Cuidados Paliativos ocuparam lugar de extensa relevância dentro dos acontecimentos, colocando-se em contato direto com temas difíceis, como o luto, sem perder de vista o cuidado ao paciente e à família, despontando, dessa forma, como abordagem pioneira.

▶ Referências bibliográficas

1. Schmidt B, Melo BD, Lima CC, Pereira DR, Serpeloni F, Katz I, et al. Saúde mental e atenção psicossocial na pandemia COVID-19: a quarentena na COVID-19 – orientações e estratégias de cuidado. Cartilha. Rio de Janeiro: Fiocruz/CEPEDES; 2020.

2. Parkes CM. Luto estudos sobre a perda na vida adulta. São Paulo: Summus Editorial; 1998.
3. Freitas JL. Luto, pathos e clínica: uma leitura fenomenológica. Rev Psicologia USP; 2018;1:50-7.
4. Pimenta S, Capelas MLV. A abordagem do luto em cuidados paliativos. Cad de Saúde; 2019;11(1):5-18.
5. Braz MS, Franco MHP. Profissionais Paliativistas e suas Contribuições na Prevenção de Luto Complicado. Psicol. cienc. prof. Brasília; jan. 2017;37(1):90-105.
6. Wallace CL, Wladkowski SP, Gibson A, White P. Grief during the COVID-19 pandemic: considerations for palliative care providers. Journal of Pain and Symptom Management; 2020.
7. Cogo AS, Melo BD, Pereira DR, Serpeloni F, Kabad JF, Franco MHP, et al. Saúde mental e atenção psicossocial na pandemia COVID-19: processo de luto no contexto da COVID-19. Cartilha. Rio de Janeiro: Fiocruz/CEPEDES; 2020.
8. Carvalho RT. Cuidados Paliativos – Conceitos e Princípios. In: Carvalho RT, Souza MRB, Franck EM, Polastrini RTV, Crispim D, Jales SMCP, et al. Manual da Residência de Cuidados Paliativos. Barueri: Manole; 2018.
9. Genezini D. Assistência ao luto. In: Manual de Cuidados Paliativos/Academia Nacional de Cuidados Paliativos. Rio de Janeiro: Diagraphic; 2009:321-30.
10. Genezini D, Bernardes DCR. Abordagem multiprofissional do luto. In: Carvalho RT, Souza MRB, Franck EM, Polastrini RTV, Crispim D, Jales SMCP, et al. Manual da Residência de Cuidados Paliativos; 2018.
11. Roberts AR. An overview of crisis theory and crisis intervention. In: Crisis intervention handbook: Assessment, treatment, and research; 2000:3-30.
12. Franco MHP. Crises e desastres: a resposta psicológica diante do luto. O Mundo da Saúde; 2012;36(1):54-8.
13. Silva ACN, Sales EM, Dutra AF, Carnot LR, Barbosa AJG. Telepsicologia para famílias durante a pandemia de COVID-19: uma experiência com telepsicoterapia e telepsicoeducação. In: HU Rev. 2019;45(1):13-21. DOI: 10.34019/1982-8047.2019.v.45.1970.
14 Roudinesco E, Plon M. Dicionário de Psicanálise; 1998.
15. Laplanche J, Pontalis JB. Vocabulário da psicanálise. 1998; p. 707.
16. Gellis A, Hamud MIL. Sentimento de culpa na obra freudiana: universal e inconsciente. Psicologia USP; 2011;22(3);635-54.
17. Crepaldi MA, Schmidt B, Noal DS, Bolze SDA, Gabarra LM. Terminalidade, morte e luto na pandemia de COVID-19: demandas psicológicas emergentes e implicações práticas. Estud. psicol.; Campinas;2020;37. Disponível em: <http://www.scielo.br/scielo.php?script=sci_arttext&pid=S0103-166X2020000100508&lng=en&nrm=iso>. Acesso em: 7 abr. 2021.

CAPÍTULO

8 Sofrimento Familiar e Isolamento Social

Mônica Estuque Garcia de Queiroz

Introdução

O presente capítulo pretende descrever o apoio e o acolhimento às famílias dos pacientes acometidos pela COVID-19, que se encontram fragilizados e vulneráveis no processo de acompanhamento da evolução da doença.

Será apresentado o acolhimento realizado com as famílias no momento de chegada ao hospital, para tratar dos trâmites burocráticos do óbito. Foi estabelecido um trabalho de escuta ativa e qualificada em espaço definido e por uma equipe sensibilizada, a fim de amenizar o momento de dor e sofrimento frente à morte de um familiar, no contexto social e emocional advindo da doença em questão.

O estabelecimento da comunicação verbal e não verbal tem essencial importância, pois norteia a abordagem. A maneira com que ela é realizada pode gerar resultados satisfatórios, ou não, a depender da condução da abordagem e da vinculação empática.

O principal objetivo da proposta de acolhimento é estar junto, de forma humanizada e empática, com o intuito de oferecer suporte e apoio para a prevenção de uma problemática de maior complexidade, decorrente da inexistência do acolhimento de dúvidas, medos, angústias e incertezas, advindas da dor da perda, com a oferta de segurança, presença e apoio.

A família como unidade de cuidado

Cada família tem uma forma única de interação enquanto identidade, linguagem, crenças e valores, em uma esfera de intimidade e privacidade, com histórias singulares construídas na vida cotidiana, unidas por vínculos afetivos, de proximidade emocional e objetivos em comum.[1,2]

A família deve ser parte integrante da abordagem ao paciente, sendo considerada uma unidade de cuidado, uma vez que as repercussões do processo de adoecimento e/ou finitude impactam todo o contexto de relações objetivas e subjetivas, com o reconhecimento de suas potencialidades e limitações, para assumir o papel assistencial de cuidar quando um de seus membros adoece.[3,4]

O funcionamento familiar, por ser dinâmico, é afetado por situações e/ou crises das diferentes esferas sociais, emocionais, psíquicas, espirituais, culturais e econômicas, entre outras, na qual o que ocorre a um dos membros repercute nos demais, de forma mais ou menos significativa, dentro de uma perspectiva realista com suporte externo, na medida do possível.[2,5]

Dessa forma, pode-se supor o impacto da COVID-19, doença desconhecida e assustadora, que trouxe mudanças impactantes em todos os níveis individuais e coletivos da vida rotineira, em dimensões inimagináveis, desencadeando estresse, ansiedade, medo e sofrimento e, com isso, podendo resultar em crise no equilíbrio familiar.

As famílias tiveram que enfrentar o processo de adoecimento e possibilidade (real) de morte de seus membros em um cotidiano de cuidado totalmente diferenciado e desconhecido.

Vários fatores contribuíram para aumentar a complexidade dessa situação: diagnóstico de doença avançada sem que haja tempo mínimo para elaboração e aceitação; familiares em isolamento, sem suporte adequado; ausência de comunicação adequada e empática por parte dos profissionais de assistência, que também estavam em processo de adaptação e assimilação de informações sobre a doença, evolução e tratamento; existência de informações inconsistentes; incremento das tensões familiares e sociais, entre outros.

Acresce-se a isso a impossibilidade de estarem presentes, terem de receber informações da equipe assistencial de forma remota, sem poder vincular-se com o médico de forma efetiva e, muitas vezes, não conseguir compreender a ausência de respostas satisfatórias ao tratamento que culminam em um estado de gravidade e levam à morte. Além disso, os próprios familiares também podem ser e/ou estar acometidos pela mesma doença, o que gera medo e angústia, levando ao desgaste físico e emocional.

Frente a isso, fazia-se necessária a estruturação de uma forma de assistência aos familiares com a finalidade de minimizar o impacto das perdas advindas do adoecimento pela COVID-19 e de suas consequências, sendo a morte e o luto os desencadeantes de maior sofrimento.

Isolamento social

A COVID-19 repercutiu na vida das pessoas provocando mudanças significativas no cotidiano individual e coletivo, uma vez que tem como prerrogativa de controle de contágio o distanciamento e isolamento social, em um contexto de medo, dúvidas e angústias, no qual as certezas estavam comprometidas. Com isso, as esferas psicossociais e espirituais também foram atingidas de modo efetivo.[6]

O isolamento social causou a ruptura das relações pessoais, rotineiras, sociais e de trabalho. Foram alteradas as atividades básicas de autocuidado, instrumentais, de manutenção da rotina e comunitárias, acarretando a dissolução das atividades, atitudes e relações habituais. O impacto socioeconômico, desconhecimento da doença e possibilidades de enfrentamento, proximidade "obrigatória" e aumento da intimidade entre os membros, e o contato com o sentimento de fragilidade, vulnerabilidade e finitude são determinantes nessa situação.[7]

Gradativamente, as pessoas começaram a se afastar de suas atividades em razão da necessidade de isolamento social. Consequentemente, o sentido e significado da vida foram modificados, já que o fazer e as experiências vividas têm importância decisiva para a vida dos indivíduos.

O essencial teve que vir à tona, acompanhado da prioridade, do que é mais significativo para cada um. Passou-se a questionar de forma subjetiva e coletiva: o que é mais importante? Fundamental? Necessário? O que é possível no momento e de que forma se pode preencher as lacunas da ausência, da impotência, da frustação e da perda?

O sofrimento estava presente como consequência de toda a situação, sendo agravado para os familiares dos indivíduos doentes e internados, que, além desse cenário, não podiam acompanhar de forma presencial e efetiva seus entes, recebendo notícias de forma remota e, muitas vezes, sem tempo para compreender o cuidado oferecido pela equipe de saúde hospitalar.

Uma questão crucial desse momento é como seria para a família receber a notícia do óbito via telefone e vir ao hospital para tratar dos trâmites burocráticos relativos à assinatura do atestado de óbito, velório e sepultamento. Essa vinda seria o momento presencial. De que maneira poderia transformar esse momento de despedida e dor em uma possibilidade de acolhimento, que auxiliasse no processo de luto e na resposta adaptativa ao que acontecera? A morte estava definida como realidade concreta e precisava ser encarada de forma resolutiva, com comprometimento e ausência dos rituais de despedida condizentes com a história de cada um.

Estratégias de cuidado

No final de março de 2020, um grupo de profissionais coordenados pelo Núcleo Técnico Científico de Humanização (NTH) do Complexo do Hospital das Clínicas da Faculdade de Medicina da Universidade de São Paulo (HCFMUSP) participou da estruturação de um Projeto de Acolhimento aos Familiares, com destaque ao óbito e ao luto, com o intuito de receber as famílias no momento da tramitação burocrática do atestado de óbito.

A perspectiva humanizada do acolhimento à família e as demandas por ela apresentadas foram alguns norteadores dessas ações, uma vez que, nesse momento de crise aguda, questões decorrentes do distanciamento físico e isolamento social poderiam vir à tona, como complicadores do processo e que deveriam ser validados pela equipe, como: voltar ao hospital onde os familiares haviam trazido seu ente para ser cuidado e curado, mas que agora teriam que tratar de seu óbito, sem que tivessem acompanhado 'de perto'; perspectiva de luto complicado; dúvidas e incertezas quanto ao cuidado e tratamento oferecido.

Essas questões demandavam a necessidade de um momento presencial e diferenciado realizado por uma equipe disponível para a escuta ativa, com o apoio e a empatia, com o propósito de acolher os familiares que chegavam ao hospital após receber a notícia do óbito de um ente querido por meio de um telefonema.

A equipe foi composta de três profissionais e um residente do Serviço de Terapia Ocupacional do Instituto Central (IC) e um terapeuta ocupacional do Núcleo Técnico Científico em Cuidados Paliativos (NTCCP), que realizavam o acolhimento das famílias no período diurno e à noite era realizado pela equipe do SOS Humanização do IC. O apoio logístico e a coordenação ficaram a cargo da diretora e de dois profissionais do NTH.

Durante o mês de abril, foi estabelecido fluxo interno junto ao Setor de Registro e Informações, que contatava as profissionais, comunicando a ocorrência dos óbitos e a chegada das famílias, além de definir e organizar as salas onde seriam realizados os atendimentos. Além disso, houve reuniões entre toda a equipe para definição de norteadores e roteiro (que seria individualizado a cada situação, respeitando demandas e sentimentos) quanto à forma de comunicação empática e reflexiva, postura e orientações/encaminhamentos burocráticos junto ao Serviço de Verificação de Óbito (SVO) e quanto ao velório e sepultamento.

O trabalho foi iniciado em 30 de abril de 2020, com atendimento de centenas de familiares, amigos e vizinhos. Em sua maioria, filhos, esposos e irmãos, que chegavam entristecidos com a situação e, ao mesmo tempo, temerosos com o desenrolar dos acontecimentos em suas vidas e rotinas. A dor pela perda e o sofrimento decorrente da COVID-19 era evidenciado nos relatos, nas lágrimas, nas atitudes e nas emoções, explicitados no momento de nossa apresentação, esclarecimento do objetivo do acolhimento e disponibilidade de escuta frente a um momento nunca vivido, devido à pandemia.

Alguns sentimentos tiveram destaque, como a questão da culpa relacionada à necessidade de isolamento social, medidas de higiene e uso de máscara. Os familiares reivindicavam uma certeza e garantia de que não eram responsáveis pela contaminação e, consequentemente, adoecimento e morte de seu familiar: "(...) Eu fiz tudo certinho. Tomei todos os cuidados, limpava tudo... Por favor, diz pra mim que não temos culpa, que não foi dessa doença (...)". O discurso desesperado dessa mãe demonstra a angústia advinda do pensamento da corresponsabilização pelo evento final.[8]

Esse foi um aspecto preponderante nos atendimentos: a forma como se deu a contaminação e de quem seria a responsabilidade. Desconstruir essa sensação de culpa atenuava o sofrimento que se sobrepunha à dor do momento.

Um importante aspecto do acolhimento foi a disponibilidade de oferecer uma escuta qualificada para lembranças e histórias de vida. Poder dividir momentos e impressões sobre o familiar ressignificava o momento e trazia memórias de situações e experiências vividas, que davam sentido e significado a uma convivência afetiva e repleta de vínculos. "(...) Sabe, meu pai sempre foi um guerreiro, trabalhador, homem honesto. Tivemos nossas discussões, mas ele sempre esteve presente. Gostava de pescar e assar uma carne... Quer ver a foto dele? (...)" (tira do bolso da calça o celular e me mostra a imagem de um homem sorrindo em companhia de seu cachorro).

O fato de as famílias receberem os boletins médicos de forma diária e efetiva foi um facilitador para o acolhimento, uma vez que muitos já vinham acompanhando o processo de adoecimento, gravidade e probabilidade do óbito. A informação constante, objetiva e adequada ao momento e nível de entendimento permite um processo de elaboração gradativa da perda, apesar de não diminuir os sentimentos de tristeza, sofrimento e frustração pela ausência do encontro presencial, mas tem impacto significativo para que a aceitação tenha possibilidade de surgir. "(...) sinto-me tranquilo e estava me preparando para esse momento. O médico vinha dizendo que estava difícil e que minha mãe não estava reagindo, afinal de contas, ela tinha vários problemas de saúde também (...)".[9,10]

A disponibilidade da equipe médica em encontrar as famílias mais demandantes e angustiadas, que possuíam muitas dúvidas a respeito da doença e da medicação, do tratamento na enfermaria, mas não na unidade de terapia intensiva, foi de fundamental importância e um catalisador de sensações e emoções, porque havia o encontro presencial com quem tinha sido o responsável em dar os boletins de forma remota: "(...) foi criada uma área de interligação onde a família era levada pela equipe de acolhimento e encontrava a equipe assistencial, que validava os sentimentos e esclarecia as pendências (...)".

A ausência da despedida presencial seguindo rituais religiosos e culturais trouxe muito desconforto e, em alguns momentos, revolta: "(...) Você está me dizendo que não vou poder tocar meu marido, que não vou poder me despedir de forma digna? Ele merece um enterro! Nossa família é muito grande... Deus, isso é muito injusto, não está certo! (...)". A preocupação com o sepultamento e velório foi uma constante em muitos acolhimentos e trazia o anseio da possibilidade da despedida presencial e temporal.

Durante o acolhimento, pode-se entrar em contato com diferentes preocupações referentes às perspectivas futuras, a partir da ausência do familiar, principalmente quando ele era o responsável pelo sustento da família, quando seu papel era central para a dinâmica familiar, em se tratando de responsabilidades e/ou decisões, ou em sendo a figura materna/paterna: "(...) O marido referia estar de coração partido, mas sabia da fragilidade da esposa e das diversas internações anteriores que já havia tido. Mas eles tinham uma filha de 8 anos e pretendia ser forte para cuidar dela. No entanto, se perguntava como seria para a menina crescer sem a mãe (...)".

Uma narrativa presente foi o fato de as famílias sentirem a necessidade de reduzirem sua exposição às notícias e informações veiculadas de forma oficial ou não – seja por qual meio fosse publicado, noticiários de TV, páginas de internet ou redes sociais –, uma vez que a pauta predominante era pandemia de COVID-19 e suas tragédias. As pessoas estavam expostas ao constante, contínuo, repetitivo e cansativo discurso das mídias sobre a doença, que trazia à tona todo o sofrimento vivido, as mudanças ocorridas e as perdas definitivas.

Também incrementavam o sentimento de raiva com o descaso das pessoas que não seguiam as regras para controle da disseminação do vírus, a não credibilidade na doença e o negacionismo, com seus efeitos desencadeando a sensação de injustiça: "(...) Não aguentamos mais ver as notícias na televisão. Isso angustia mais ainda. Até quando vai essa doença? Eu posso morrer ou mais alguém da minha família também (...)"; "[..] é injusto! Não está certo. Minha mãe era tão boa, dona de casa, e morreu. E esse povo que não se cuida, não está nem aí (...)". A dor e a morte foram expostas na televisão: os cemitérios, com suas incontáveis covas abertas para receber os futuros mortos, além de hospitais superlotados, as barreiras de acesso à saúde, os números de casos novos e óbitos, que se acumulavam e faziam ascender as curvas dos gráficos. Em consequência: o descuido, o descaso, a ausência, a perda e a possibilidade (real) da repetição.

Um destaque deve ser feito à ocorrência de mais de uma morte em algumas famílias, configurando múltiplas perdas, o que trazia um misto de emoções, que iam do sentimento de revolta "por ser de novo" à resignação por "estarmos de novo aqui": "(...) Sabe, doutora, não sei se a senhora se lembra da gente, mas, no mês passado, viemos aqui para enterrar minha mãe e, hoje, voltamos porquê dessa vez foi meu pai (...)". A perda de mais de um familiar não foi incomum, uma vez que o mesmo núcleo, de forma ampliada ou nuclear, teve uma ou mais mortes decorrentes da COVID-19.

A morte de indivíduos jovens, cujos pais chegavam para o acolhimento, trazia evidente o sofrimento pela perda dos filhos e de planos futuros. O sentimento recorrente era o de tristeza e injustiça, além de resignação pela situação de exposição à doença e do descaso com os cuidados necessários: "(...) Sabe como é. Ele era muito novo, só tinha 24 anos, mas não se cuidou da forma certa, eu acho. Ele saía para trabalhar, mas também para encontrar os amigos. Agora vai ficar um vazio. Tinha tantos planos (...)". A maior referência dizia respeito à inversão do ciclo da vida, segundo a lógica que envelhecemos para depois morrer, além do que filhos "não devem morrer antes que seus pais". Essa não é uma situação de enfrentamento com naturalidade e é percebida como um equívoco, um erro da lógica da vida.

Uma adaptação necessária e imprescindível nesse processo foi realizar o acolhimento sem a possibilidade de tocar, apertar as mãos ou abraçar (no sentido de oferecer contenção à dor e ofertar um apoio físico e de suporte). O encontro era feito por troca de olhares, uma vez que as mãos estavam distantes e o rosto coberto pela máscara, sendo necessário olhar nos olhos e ler a expressão formada em conjunto com sobrancelhas e a fronte. O ritmo, o tom e a altura da voz eram indicadores, bem como a postura corporal e a movimentação de mãos e pernas, que expressavam uma linguagem corporal única, a qual precisava ser lida e compreendida. Os protocolos de segurança estavam presentes para todos os envolvidos e a todo momento.

A partir dessas reflexões, pode-se pensar em como seriam os dias seguintes para esses familiares: o impacto do óbito e o luto resultado desse evento trazem consigo uma avalanche de sentimentos, sensações e mudanças que alteram planos de vida, futuros e sonhos. Como reconstruir a vida com sentido e significado na perspectiva da ausência, em meio a essa crise enfrentada desencadeada pela COVID-19, tentando manter o funcionamento familiar na normalidade possível?

O trabalho em equipe foi de fundamental importância para dar suporte aos profissionais envolvidos no acolhimento, uma vez que a carga de emoções envolvida no processo causava intenso desgaste psíquico em função da atividade desenvolvida, que requeria disponibilidade emocional e empatia para oferecer a escuta diferenciada, acolhedora e empática. Em um tempo breve, a família deveria ser acolhida, orientada e escutada em suas demandas e em necessidades que estavam potencializadas pela dor da perda.

Diante desse fato, a possibilidade de dividir as tensões e emoções decorrentes desse acolhimento possibilitava ao profissional a continuidade da atividade com menor desgaste físico e emocional, funcionando como recarga de energia e diminuição do estresse, na medida em que, semanalmente, nos encontrávamos para dividir e refletir sobre as experiências vividas.

Os profissionais comprometidos com o cuidar do outro, de acordo com a sua demanda no enfrentamento do óbito e elaboração do luto, lidam com os sentimentos de perdas relacionadas às esperanças, aos sonhos e às perspectivas futuras, que são os potenciais responsáveis pelo sofrimento dos familiares.

Considerações finais

A COVID-19 trouxe a morte para a vida cotidiana de todos os indivíduos, que tiveram que aprender a lidar com o cuidado do "eu" e "do outro" de forma abrupta e real. Todos se (re)descobriram finitos, frágeis e vulneráveis e a dor total, nas esferas físicas, psíquica, emocional, social e espiritual, repercutiu de forma decisiva e significativa.

Essa doença, desconhecida e ameaçadora à vida, trouxe distanciamento físico, ausência de notícias, angústia e medo e essas sensações e sentimentos foram potencializados à medida que o número de internações crescia, configurando de modo definitivo o quadro de gravidade, distanciamento e possibilidade concreta da morte, em um tempo curto e que, muitas vezes, não contribuía para a compreensão e aceitação do que havia acontecido e que causava mudanças definitivas e dolorosas.

Frente a essa situação, fez-se necessário estar atento ao sofrimento familiar, aliado ao isolamento social e a impossibilidade de estar e cuidar de um membro adoecido. A prerrogativa do acolhimento pode trazer uma alternativa de cuidado efetivo e possível dentro das limitações impostas pelo cenário da pandemia.

Proporcionar uma acolhida em espaço definido e protegido que permitia ao familiar extravasar sentimentos, dores, dúvidas e angústias sem o receio do julgamento ou da exposição foi uma estratégia bem-sucedida frente ao cenário de crise. O vínculo estabelecido era real, pois profissionais e familiares encontravam-se em situações paralelas e consonantes, o risco da morte e da perda era para todos, não havendo distinção entre técnicos e leigos, a incerteza e o temor eram compartilhados, uma vez que a exposição à COVID-19 é igualitária a todos.

O acolhimento à família possibilitou a ressignificação do momento da morte ocorrida de forma distanciada e não presencial. Chegar ao hospital e ter um encontro presencial com profissionais disponíveis, sensibilizados e orientados para ouvir histórias de vida e despedidas interrompidas ou inexistentes, fez um diferencial ao luto. Poder perguntar: "(...) Ele(a) não sofreu? Não teve dor? Foi cuidado até o final? Estava tranquilo? Dormindo? (...)" e ter uma resposta empática, que validava seus temores e "garantia" a realização de um cuidado técnico e diferenciado, propiciava o conforto e o alívio dos sofrimentos, em quaisquer esferas, mesmo com as dificuldades enfrentadas frente à doença referida.[11]

Acolher por meio de uma máscara e na proposição de um distanciamento físico efetivo foi uma lição a ser valorizada. Os olhos e a linguagem corporal e verbal eram os principais sinalizadores de atenção ao vínculo e à empatia.

Estar juntos e separados ao mesmo tempo: este é o maior aprendizado e sofrimento que essa situação nos trouxe, além do compartilhar e ouvir histórias de vida permeadas pela dor e o sofrimento advindos da morte pela COVID-19.

Agradecimentos

Agradecimento especial às profissionais do serviço de Terapia Ocupacional do IC, que realizaram este trabalho comigo: Fernanda Pontes Cardoso, Juliana Conti, Roberta Abduch Rolim Credidio e à residente Júlia Tamanaha.

Nada teria sido possível se não fosse o apoio logístico e institucional coordenado pelo Núcleo Técnico de Humanização na figura de sua diretora Profª Dra. Izabel Cristina Rios, Leilane Cristine K. Antoniazzi e Talita Rodrigues de Oliveira

E aos profissionais do SOS Humanização, que realizaram a tarefa no período noturno e finais de semana.

▶ Referências bibliográficas

1. Barbosa A, Neto IG. Manual de Cuidados Paliativos. Lisboa: Faculdade de Medicina de Lisboa; 2006.
2. Doyle D, Hanks GW, MacDonald, N. The Oxford Textbook of Palliative Medicine. 2. ed. Oxford: Oxford University Press; 1997.
3. Elsayem A, Driver L, Bruera E. The MD Anderson Symptom Control and Palliative Cabe Handbook. Houston: The University of Texas Health Science Center; 2003.
4. De Simone G, Tripodoro V. Fundamentos de Cuidados Paliativos y Control de Síntomas. Buenos Aires: Pallium Latinoamericana; 2004.
5. Twycross R. Cuidados Paliativos. 20. ed. Lisboa: Climepsi Editores; 2003. p. 79-121.
6. Bittencourt RN. Pandemia, isolamento social e colapso global. Revista Espaço Acadêmico, 2020;19(221),168-78. Disponível em: http://periodicos.uem.br/ojs/index.php/EspacoAcademico/article/view/52827. Acesso em: 29 abr. 2020.

7. Cavaliere IA, Costa SG. Isolamento social, sociabilidades e redes sociais de cuidados. Physis: Revista de Saúde Coletiva, 2011;21(2),491-516.
8. Peres RS. Tão longe, tão perto: andarilhos de estrada e a vivência do distanciamento familiar. Psic: Revista da Vetor Editora, 2002;3(2),6-13. Disponível em: http://pepsic.bvsalud.org/scielo.php?script=sci_arttext&pid=S1676-73142002000200002&lng=pt&tlng=pt. Acesso em: 29 abr. 2020.
9. Kokou-kpolou CK, Fernandez AM, CÉNAT JM. Prolonged grief related to COVID-19 deaths: do we have to fear a steep rise in traumatic and disenfranchised griefs?. Psychol Trauma, v. 12, n. S1, p. S94-S95, 2020.
10. Gesi C, Carmassi C, Cerveri G, et al. Complicated Grief: What to Expect After the Coronavirus Pandemic. Frontiers in Psychiatry, v. 11, May 2020, p. 1-5.
11. Queiroz MEG, Souza FDA. Abordagem ao cuidador. In: Carvalho RT, et al. Manual da Residência de Cuidados Paliativos: abordagem multidisciplinar. São Paulo: Manole; 2018. p. 846-53.

CAPÍTULO

9 Cuidados Paliativos em Pacientes Não Infectados pela COVID-19 no Contexto da Pandemia

Juraci Aparecida Rocha
Bruna Mezan Algranti
Maria Fernanda Ferreira Angelo
Simone Henriques Bisconsin Torres

Introdução

Desde dezembro de 2019, vivenciamos uma situação mundialmente inusitada, marcada por incertezas, alta letalidade e risco de colapso dos sistemas de saúde, inclusive nos países com maior desenvolvimento socioeconômico: uma pandemia.

Diante do estado de calamidade pública decretado em março de 2020, o Hospital das Clínicas da Faculdade de Medicina da Universidade de São Paulo (HCFMUSP) assumiu o papel de receber casos de média e alta gravidades de COVID-19, referendados pela Central de Regulação de Oferta de Serviços de Saúde (CROSS).

Nesse momento, o Núcleo Técnico Científico em Cuidados Paliativos (NTCCP) do HCFMUSP se mobilizou para elaborar uma estratégia de assistência para pacientes e familiares referendados, além de manter suas atividades assistenciais, contingenciadas às outras necessidades de saúde habituais da Região Metropolitana de São Paulo, não relacionadas à pandemia.

Foi necessário um rearranjo na estruturação do NTCCP para que fosse possível prestar assistência aos pacientes em final de vida contaminados pelo coronavírus, porém sem desassistir os pacientes com outras doenças, que não foram contaminados. A equipe de cuidados paliativos (CP) foi dividida em duas grandes frentes assistenciais: "grupo da área COVID", que foi deslocado para o Instituto Central do Hospital das Clínicas (ICHC), e "grupo da área não COVID", que contou, inclusive, com auxílio de profissionais deslocados de atividades não assistenciais para suprir as necessidades emergenciais da crise.

A pandemia da COVID-19 e os ajustes nos modelos de assistência

Um planejamento estratégico assistencial de CP durante a pandemia de COVID-19 previu atender às necessidades do cenário de crise humanitária, prestando cuidado de qualidade de maneira técnica e ética.[1]

A operacionalização, a elaboração de ferramentas e o treinamento, a utilização racional de recursos escassos e a conscientização de profissionais, coordenada por uma liderança proativa, foram fundamentais para o sucesso dessa difícil jornada. Com a parceria de outras equipes e das lideranças administrativas do recém-criado "Comitê de Crise", foi possível reunir os atributos necessários para a ação.

Além disso, a tomada de decisões em contexto de incertezas, capacidade e criatividade em garantir soluções de comunicação compassiva, por meio da utilização de recursos tecnológicos virtuais e a reinvenção de fluxos e processos de trabalho tornaram-se grandes desafios nesse cenário.[2] Com a perspectiva de rápida deterioração clínica dos pacientes, as decisões da equipe de CP sobre planos de cuidados deveriam ser assertivas, embasadas e de simples compreensão. Diante da potencial escassez de recursos, os dilemas éticos se tornaram uma pungente expectativa, exigindo a rápida adaptação dos CP a um estilo assistencial de emergência.

▶ Assistência aos pacientes não infectados pela COVID-19

O *guideline*[3] de médicos canadenses, que atuam tanto na emergência quanto em CP, traz algumas das recomendações para abordagem a pacientes, com base em melhores evidências:

- Documentar a discussão sobre os objetivos de cuidados com o paciente e seus familiares e atualizar a avaliação de prognóstico.
- Considerar a oferta de cuidado espiritual, trabalho social e/ou CP.
- Incentivar reunião de família para decisão sobre suporte avançado de vida (SAV), por telefone ou videoconferência, se possível, para minimizar o contato físico.

Durante a pandemia, muito pacientes não infectados protelaram a visita aos hospitais, por orientação médica, opção própria ou de seus familiares, ou pelo temor de contaminação. Foi uma estratégia de proteção, porém com ônus para alguns que tiveram sua doença agravada ou faleceram em domicílio.

A mudança nas prioridades fez com que doenças não relacionadas à COVID-19 ficassem em segundo plano de atenção. Com isso, programas de prevenção, reabilitação, diagnósticos e tratamentos (p. ex.: cirurgias eletivas), e acompanhamento de doenças crônicas, como hipertensão e diabetes, cessação de tabagismo e inclusive cuidados paliativos, fossem reduzidos de volume ou postergados. Em uma pesquisa em 163 países, 75% reportaram a interrupção parcial ou total a atendimentos não relacionados à COVID-19 em decorrência das necessidades impostas pela pandemia.[4]

Orientações sobre o atendimento de pessoas com doenças crônicas no contexto da pandemia foram divulgadas por instâncias governamentais.[5] As recomendações de assistência aos pacientes crônicos em final de vida em CP seguiram essas normativas. Priorizou-se o atendimento através de telemonitoramento por videoconferência ou contato telefônico. Quando necessário, optou-se pela internação hospitalar, para manejo clínico e controle sintomático, conforme recomendações de biossegurança.[6]

▶ O uso racional de recursos durante crise humanitária

A tomada de decisão em torno dos objetivos de cuidados e valores deve ser centrada no paciente e, de preferência, abordada no início da trajetória de doença. Deve ser ponderado o uso indesejado ou não benéfico de recursos, em situação de gravidade, como ocorre na COVID-19. A tomada de decisão necessita ser sustentada por orientações claras do Comitê de Crise e especialistas em ética, que envolvam discussões sobre a justiça distributiva e o uso adequado de recursos. A pressão sobre a capacidade operacional do serviço de saúde é fator determinante para otimização de recursos de forma racional.

A abordagem técnica criteriosa e a atenção às diretivas antecipadas de vontade com elaboração de plano avançado de cuidados individualizado assumiram importância adicional.[7] Em situações extremas, a decisão teve que ser unilateral, com a ciência do paciente e/ou seus cuidadores e familiares.[8]

▶ Atuação do grupo de CP na área não COVID-19

A mudança na rotina do NTCCP foi grande. Alguns profissionais foram deslocados de suas funções habituais para suprir a necessidade emergencial criada pela pandemia. Grande parte da equipe médica e multiprofissional, juntamente com os respectivos residentes, foi alocada na enfermaria de CP COVID-19, instalada no ICHC para atendimento exclusivo a pacientes infectados. Outra parte da equipe permaneceu no Instituto de Ortopedia (onde é situada a unidade de internação de CP não COVID), ou prestando assistência aos pacientes de outros institutos não COVID, na forma de interconsulta.

A seguir, relataremos um pouco desta história, colocando em destaque as particularidades de atuação do grupo de CP não COVID em três cenários: interconsulta, unidade de internação e ambulatório.

Interconsulta

Especificamente, de 8 de abril a 15 de setembro de 2020, período em que permaneceu tal divisão de equipe, houve grandes mudanças na rotina da interconsulta, que rapidamente precisou se adaptar a um novo cenário. A orientação e o ensino dos residentes, que até então era realizada por três médicos assistentes, ficou a cargo de apenas um, com carga horária restrita. A equipe multiprofissional necessitou estabelecer novos fluxos de orientação para preservar a qualidade da assistência.

As reuniões diárias de organização da assistência eram iniciadas às 7 horas e 30 minutos. Em seguida, os residentes visitavam os pacientes nas áreas não COVID e retornavam às 10 horas para discussão dos casos com o médico assistente e com a equipe multiprofissional, atividade com duração média de 2 horas.

De maneira generosa, tivemos o apoio de dois médicos voluntários, que deram suporte nas orientações e reuniões de família *on-line* uma tarde por semana. Valiosa também foi a ajuda da preceptora médica, que deu suporte integral aos residentes. No entanto, em momento do pico da pandemia, essa preceptora também foi deslocada para a área COVID, desfalcando ainda mais a assistência na área não COVID.

Na interconsulta, as reuniões de família são parte importante do processo deliberativo, pois abordam temas de relevância para pacientes em terminalidade, objetivando estabelecer um planejamento de cuidados diante da fase avançada da doença. Nessa modalidade assistencial, os pacientes são acompanhados pela equipe de CP em seus leitos de origem, em conjunto com a equipe assistente, podendo ou não ser transferidos para unidade de internação de CP não COVID. Também são encaminhados para o atendimento ambulatorial quando a alta hospitalar é possível.

Todo esse planejamento de cuidados é definido em reunião de tomada de decisão compartilhada, com a presença da família, da equipe assistente de origem e da equipe de CP. Em vigência da pandemia, essas reuniões foram adaptadas para o modelo remoto, por meio de ligações telefônicas ou de maneira virtual.[9,10] Houve uma boa compreensão das famílias quanto à necessidade desse modelo e uma boa adaptação da equipe frente às demandas e limitações emergenciais.

A maioria dos pacientes acompanhados pela interconsulta permaneceu no setor de origem, não sendo transferidos para a unidade de internação de CP não COVID, mantendo seguimento conjunto e reavaliações periódicas pela equipe de CP. Os pacientes suspeitos ou confirmados de infecção pela COVID-19 eram transferidos para a enfermaria de CP no ICHC, gerenciada pela equipe de CP da área COVID.

Nesse período, foram realizadas 164 interconsultas não COVID (27,7% do total), o que reforça a necessidade de manter a assistência a pacientes não infectados, mesmo quando todas as atenções estão voltadas para a pandemia. As solicitações de interconsulta vieram 25% de unidades de emergência, 30% das unidades de terapia intensiva (UTIs) e 45% das enfermarias. Destas, 126 pacientes (76,8%) receberam acompanhamento local e 38 (23,2%) foram transferidos para a unidade de internação de CP não COVID.

Unidade de Internação de CP

Frente à iniciativa do HCFMUSP de ser um centro de tratamento a pacientes com COVID-19, e com a segmentação da equipe e realocação de funcionários e residentes, foi preciso uma reorganização das atividades dentro da unidade de internação de CP não COVID, que ficou destinada a receber apenas pacientes não infectados, ou aqueles que foram contaminados, mas que já estavam fora do período de transmissão.

Foi necessário refazer praticamente todos os fluxos e repensar os processos institucionais, desde questões burocráticas (p. ex.: como ficariam os registros em papéis, horários de trocas de acompanhantes etc.) como questões práticas (p. ex.: discussões dos casos de forma interdisciplinar com a equipe fragmentada). Foi um processo árduo e dinâmico, pois à medida que a situação foi se concretizando, fomos nos deparando com mais limitações e algumas intercorrências, que nos fizeram repensar os processos continuamente.

A primeira grande mudança que ocorreu foi física, pois, com a criação dos leitos exclusivos para COVID-19 no ICHC, equipes foram deslocadas para outros prédios. Assim, passamos a dividir a área física com a enfermaria de infectologia, com 16 leitos e equipe multiprofissional própria. Foi preciso redistribuir nossos 8 leitos em 4 quartos duplos (ficamos sem leitos individuais), a sala de reuniões foi desativada e cedemos o posto de enfermagem para a infectologia, que era maior, adaptando-nos em um novo posto de enfermagem na sala de prescrição.

Foi um período de grande tensão. Tivemos dois surtos de profissionais infectados com a COVID-19 em nossa unidade, ambos após admissão de 2 pacientes que estavam infectados, mas ainda não tinham sido diagnosticados. Com isso, foi preciso reforçar algumas medidas de segurança, sendo as duas principais: 1) pacientes só seriam recebidos de outro instituto após resultado negativo de Proteína C-reativa (PCR) para COVID-19, coletado 72 horas antes; 2) separar o posto de enfermagem da sala de prescrição, por ser um local pequeno, com pouca ventilação e que gerava aglomeração de pessoas e risco de contágio. Após essas medidas não tivemos novos casos.

Dentre os profissionais de saúde da nossa unidade, os da área de enfermagem foram os mais infectados, possivelmente por permanecerem mais tempo dentro dos quartos e próximos aos pacientes, além da exposição a secreções. Dos 19 funcionários da equipe fixa, 12 foram infectados (63% da equipe), sendo 5 das 6 enfermeiras e 7 dos 11 auxiliares de enfermagem. Dos 8 residentes, 3 foram infectados (2 médicos e 1 enfermeira).

Lidamos com pacientes de grande vulnerabilidade imunológica e com poucas reservas funcionais, ou seja, grupo de alto risco e alta taxa de mortalidade pela COVID-19, tanto que todos os quatro casos da nossa enfermaria que adquiriram a doença, faleceram. O primeiro caso foi a óbito na nossa unidade, antes da ciência do resultado positivo de PCR; já os outros 3 foram transferidos para a unidade de CP COVID-19 no ICHC, onde faleceram.

Em vista desse prognóstico curto de vida, a limitação das visitas foi algo muito desafiador, frequentemente contestada pelas famílias e com muita demanda aos profissionais de psicologia. Nós nos questionamos como poderíamos oferecer um bom cuidado a esses pacientes sem a presença de seus entes queridos. Usamos recursos tecnológicos a nosso favor, mas a impressão é que isso mitigou pouco o sofrimento desses pacientes e seus familiares. Estávamos diante de uma situação sem precedentes, na qual precisávamos priorizar o bem-estar coletivo em detrimento do individual.

Com a pandemia e o desmembramento da equipe fixa, foi possível constatar o quanto a dinâmica interdisciplinar e as trocas de impressões nas reuniões multidisciplinares dos membros dessa equipe eram um ponto de equilíbrio emocional crucial para a engrenagem dos processos.

Outro grande impacto emocional foi a suspensão da maior parte dos programas voluntários, como o "Arte e Despertar", que, com música, canto, poesia e contar histórias, proporcionavam alívio e distração do contexto diário de estresse, da vivência contínua das condições delicadas de saúde, o que muitas vezes permitia, inclusive, o reviver de boas experiências pessoais por meio da arte. Foi sentida a falta do "Palhiare", composto por atrizes e palhaças, que traziam leveza e irreverência, de forma muito delicada e poética, não só aos pacientes como também à equipe. A assistência espiritual, fundamento integral dos CP, também ficou defasada.

A "Terapia Assistida por Cães" tentou manter o suporte à equipe no formato virtual, mas também foi insuficiente, sendo descontinuada após relatos dos residentes de que a dinâmica a distância, sem o contato físico com os animais, não trazia os mesmos efeitos, sem poder aliviar o sofrimento diário. Ficou clara a importância de cada um desses trabalhos, não só nos cuidados aos pacientes, como no bem-estar da equipe. Parecia que as válvulas de descompressão de estresse estavam fechadas.

Nos últimos meses, recebemos diversos pacientes vindos da enfermaria de CP COVID-19, com sequelas graves após a infecção aguda. Administrar o reencontro desses pacientes com seus familiares após dias, às vezes meses de distanciamento, foi algo que criou grande demanda social e psicológica para nossa equipe, que já estava defasada. A declaração de óbito, com especificação de COVID-19 dentre as causas de morte, gerou ainda mais sofrimento para essas famílias, pois precisavam lidar com as limitações impostas aos rituais fúnebres e à impossibilidade de prestar as homenagens que gostariam aos falecidos.

Ambulatório de CP

Com o início da pandemia no Brasil, as atividades ambulatoriais do Hospital das Clínicas foram suspensas no formato presencial, considerando o risco de pessoas contraírem a COVID-19, tanto no trajeto até o hospital quanto durante a sua permanência no complexo hospitalar.

Conforme orientação institucional, durante a pandemia, as consultas e os procedimentos ambulatoriais foram reagendados. Parte dos membros dessas equipes foram remanejados para compor a linha de frente para o tratamento da COVID-19. Uma alternativa provisória foi o contato médico por telefone. A partir da triagem, foi possível avaliar os pacientes que deveriam comparecer ao hospital para uma avaliação mais minuciosa ou eventualmente serem internados.

Iniciou-se uma modalidade de atendimento até então não reconhecida e formalizada pelas autoridades de saúde no Brasil, as consultas telefônicas (teleconsultas), com o objetivo de manter a assistência aos pacientes ambulatoriais de CP, posto que eles teriam a progressão de suas doenças e sintomas a controlar, que não poderiam esperar o retorno dos atendimentos ambulatoriais. Logo no início da pandemia, a procura por atendimento médico presencial caiu drasticamente. Tanto os pacientes quanto seus familiares estavam com medo de sair às ruas e levar de volta consigo a COVID-19. Assim, o número de ligações telefônicas aumentou consideravelmente. O motivo das ligações variou desde orientações sobre como proceder diante da pandemia até solicitações de documentos, prescrições médicas e esclarecimentos de dúvidas. Diante desse cenário, passamos a monitorar os pacientes, com necessidade de engajamento de alguns profissionais para garantir a sua assistência, como oficiais administrativos, enfermeiros, psicólogos e médicos.

Dentro das limitações, com os atendimentos por teleconsulta, foram realizados diagnósticos de cada situação, propostas de planos de ação, intervenções e monitoramento dos pacientes. A ênfase foi antecipar as primeiras consultas de pacientes encaminhados ao ambulatório, que se encontravam extremamente sintomáticos, conferências familiares e viabilizar internações para controle de sintomas e cuidados de final de vida.

Durante o período de maior isolamento social, em que estiveram fechados comércio, empresas e serviços não essenciais, percebemos que a maioria dos pacientes e suas famílias estava em grande sofrimento, pelo medo de contrair a COVID-19, evitando buscar auxílio médico, mesmo com sintomas exacerbados de suas doenças de base. Nas teleconsultas, os pacientes manifestaram piora da ansiedade, insônia e da tristeza, associada ao isolamento, por serem do grupo de maior risco. Estes foram os primeiros a se isolar, posto que já apresentavam doenças ameaçadoras à vida e maior chance de morte caso se infectassem. Os monitoramentos telefônicos foram úteis para detectar tais sofrimentos, orientar os familiares e tentar aliviar seus sintomas à distância.

Em oito meses, observamos uma alta mortalidade domiciliar, secundária à progressão das doenças de base, diferente do que ocorria antes da pandemia, quando as pessoas buscavam atendimento hospitalar ao identificarem sinais de piora clínica. O medo da COVID-19 foi um dos motivos de permanecerem em seus domicílios. Evitavam buscar hospitais também por temerem ficar sozinhos, internados longe de seus familiares, dada as recomendações de restrição a acompanhantes e visitas.

É valido comentar que este fenômeno não foi observado exclusivamente no Hospital das Clínicas, nem apenas em pacientes em CP. No mundo todo, muitos pacientes se viram privados de realizar seus atendimentos de rotina, exames de prevenção ou tratamentos de suas doenças (p. ex.: quimioterapias ou cirurgias eletivas), devido à reorganização das instituições de saúde, que priorizaram seus recursos para atendimento à COVID-19. Paciente até mesmo deixaram de ser internados com outras doenças agudas, como infartos agudos do miocárdio ou acidentes vasculares encefálicos, por indisponibilidade de leitos hospitalares, lotados com pacientes infectados com o coronavírus. Pacientes que não pararam de adoecer e morrer por outras doenças durante a pandemia.[4]

Com o passar do tempo e maior controle da crise, os atendimentos no ambulatório de CP passaram a ser nas duas modalidades: presencial e teleconsulta. Mesmo com a seleção dos pacientes para os quais a avaliação presencial era considerada fundamental, testemunhamos um alto índice de absenteísmo, pois muitos seguiam com medo de sair de casa para ir a consultas.

A pandemia tem desafiado também a assistência multiprofissional aos pacientes em CP, posto que os atendimentos de psicologia, terapia ocupacional, fisioterapia e enfermagem, que antes eram estritamente presenciais, passaram também a ser realizados de forma remota.

Desse modo, reiteramos a importância do recurso das teleconsultas para dar continuidade aos atendimentos aos doentes que necessitam de CP, independentemente do diagnóstico da COVID-19. Assim, os pacientes podem ter seus sintomas controlados e serem monitorados por toda equipe, com identificação de sinais de progressão da doença, risco de desconforto e evolução para óbito domiciliar em condição não desejável. O atendimento permitiu ações, como o encaminhamento para internação na enfermaria de CP não COVID ou orientação de busca a outros serviços, evitando um processo de morte com sofrimento por falta de assistência no domicílio.

Isso levou à reestruturação do serviço de atendimento ambulatorial do NTCCP, que agora, mesmo com a normalização dos atendimentos presenciais, estabeleceu uma nova rotina assistencial, com a incorporação definitiva da teleconsulta.

Nesse novo formato, pacientes são direcionados conforme suas demandas. Em um primeiro momento, têm preferência para o teleconsulta (critérios em constante reavaliação): os pacientes com dificuldade de locomoção, os que não tem disponibilidade de transporte para se deslocarem ao hospital, os usuários de oxigênio domiciliar e até mesmo os que estão estáveis e com sintomas bem controlados. Alguns aspectos da avaliação presencial são insubstituíveis, e, apesar de critérios que favoreçam o atendimento remoto, a equipe pode solicitar a consulta presencial. Essa estratégia tem agregado valor no cuidado aos pacientes, sendo um dos pontos positivos advindos do cenário de crise.

Adaptação do modelo educacional em tempos de pandemia

Apesar das dificuldades e dos muitos desafios, o desempenho do nosso grupo em cenário de incertezas foi significativo, o que gerou um compensador ganho em aprendizagem. Uma etapa vencida foi a busca de *know-how* tecnológico, para garantir a grade curricular dos residentes médicos e multiprofissionais, por meio das aulas ao vivo *on-line*.[11,12] Assim, demos continuidade às atividades didáticas em modo remoto.

Foram mantidas as reuniões semanais, nas quais um tema previamente selecionado é apresentado por um residente escalado. Em seguida, um assistente apresenta um tema correlato, estimulando uma discussão e interação mais proveitosa, para reforço do aprendizado. Em outro momento, semanal, foi possível manter o espaço para temas de especificidade multiprofissional, no qual os profissionais de várias disciplinas (enfermagem, psicologia, serviço social, nutrição, fisioterapia, fonoaudiologia, capelania, odontologia, terapia ocupacional) conduzem a discussão. Uma vez por mês, ocorre uma discussão multiprofissional de casos complexos, desenvolvida por um moderador e vários convidados.

As ferramentas tecnológicas e as plataformas virtuais de reunião de grupos utilizadas para esse tipo de comunicação obtiveram bom resultado, ultrapassando as expectativas, pois foi possível manter a qualidade da residência médica e multiprofissional, adaptada em um modelo construído de maneira emergencial, permitindo ministrar toda a grade curricular. Com relação à pesquisa, nesse período foi aprovado pelo Comitê de Ética da instituição um projeto temático relacionado à atuação da equipe durante a pandemia. Originaram-se vários projetos de pesquisa, com envolvimento da equipe do NTCCP do HCFMUSP, residentes médicos e multiprofissionais e alunos da iniciação científica vinculados à Faculdade de Medicina da Universidade de São Paulo.

 Considerações finais

No contexto em que a pandemia da COVID-19 se mostrou a prioridade das atenções em saúde, o NTCCP do HCFMUSP assumiu o compromisso de manter assistência digna aos pacientes não infectados, apesar das dificuldades e do cenário de grande turbulência. A tarefa foi desenvolvida com peculiar sentido de comprometimento, agregou uma valiosa experiência e a gratificante sensação de missão cumprida.

▶ Referências bibliográficas

1. Qiu H, et al. Intensive care during the coronavirus epidemic. Intensive Care Med 2020 Apr;46(4):576-8.
2. Ferguson L, Barham D, Palliative Care Pandemic Pack: a Specialist Palliative Care Service response to planning the COVID-19 pandemic. Journal of Pain and Symptom Management, 2020 jul;60(1):e18-e20.
3. Hendin A, et al. End-of-life care in the emergency department for the patient imminently dying of a highly transmissible acute respiratory infection (such as COVID-19). Canadian Association of Emergency Physicians. CJEM 2020:1-4.
4. World Health Organization. Responding to non-communicable diseases during and beyond the COVID-19 pandemic. Geneva: World Health Organization, 2020. Disponível em: https://www.who.int/publications/i/item/WHO-2019-nCoV-Non-communicable_diseases-Policy_brief-2020.1. Acesso em: 1 mar. 2021.
5. Brasil. Ministério da Saúde. Manual Como organizar o cuidado de pessoas com doenças crônicas na APS no contexto da pandemia. Brasília; 2020. Disponível em: https://www.gov.br/saude/pt-br/media/pdf/2020/novembro/03/manual_como-organizar-o-cuidado-de-pessoas-com-doencas-cronicas-na-aps-no-contexto-da-pandemia.pdf. Acesso em: 27 jan. 2021.
6. Academia Nacional de Cuidados Paliativos. Materiais COVID-19. Disponível em: https://paliativo.org.br/ancp/covid19. Acesso em: 27 jan. 2021.
7. Fausto J, Hirano L, Lam D, Mehta A, Mills B, Owens D, et al. Creating a Palliative Care Inpatient Response Plan for COVID19 – The UW Medicine Experience. J Pain and Symptom Management, 2020 jul;60(1):e21-e26.
8. Curtis JR, et al. The Importance of Addressing Advance Care Planning and Decisions About Do-Not-Resuscitate Orders During Novel Coronavirus 2019 (COVID-19). JAMA, 2020 May 12;323(18):1771-2.
9. Bowman BA, Esch AE, Back AL, Marshall N. Crisis Symptom Management and Patient Communication Protocols Are Important Tools for All Clinicians Responding to COVID-19. J Pain and Symptom Management, 2020 Aug;60(2):e98-e100.
10. Calton B, Abedini N, Fratkin M. Telemedicine in the Time of Coronavirus. J Pain and Symptom Management, 2020 Jul;60(1):e12-e14.
11. O'Doherty D, et al. Barriers and solutions to online learning in medical education – an integrative review. BMC Med Educ, 2018 Jun 7;18(1):130.
12. Martin V, et al. Learning to balance efficiency and innovation for optimal adaptive expertise. Med Teach, 2018 Aug;40(8):820-7.

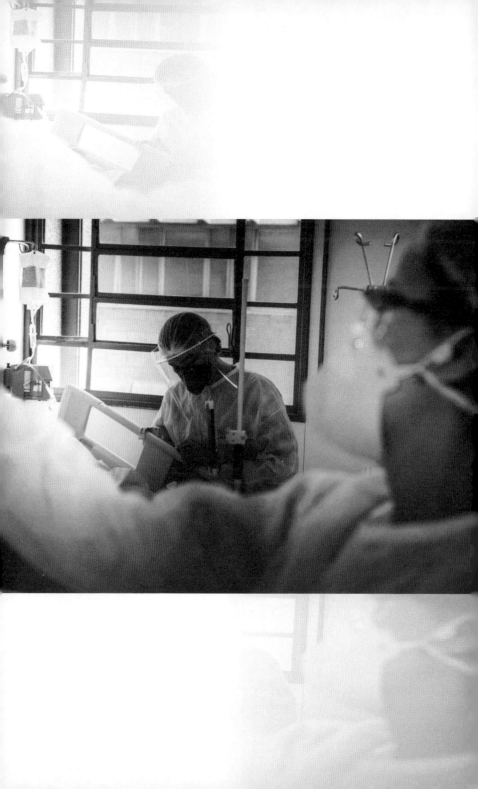

SEÇÃO II

VIVÊNCIAS

Apresentação

> *"Quem só tem o espírito da história não compreendeu a lição da vida e tem sempre de retomá-la. É em ti mesmo que se coloca o enigma da existência: ninguém o pode resolver senão tu!"*
>
> **Friedrich Nietzsche**

Caro leitor,

Ao longo dos cinco meses de atuação da equipe de cuidados paliativos do Hospital das Clínicas da Faculdade de Medicina da Universidade de São Paulo, com atenção direta e exclusiva a pacientes com COVID-19, foram atendidos 209 pacientes na enfermaria especializada, além de realizadas mais de 300 interconsultas presenciais a pacientes internados nos demais setores e especialidades do Instituto Central e incontáveis intervenções remotas por teleatendimento.

Foi um período de muito trabalho, desgaste físico, mental e psicológico, em um esforço conjunto de profissionais contratados, residentes e voluntários, que desenvolveram uma prática, cuja essência é o princípio da integração e olhar multiprofissional. De outro modo o trabalho se tornaria inviável, considerando as contingências inéditas e os desafios que impunham adaptações constantes.

Nessa construção, o propósito era oferecer uma forma de cuidar embasada na preocupação com o ser humano, entendendo-o como pessoa única e biográfica, almejando proporcionar conforto e dignidade, oferecendo os cuidados necessários que lhes são de direito para enfrentar uma doença ameaçadora à vida.

Muitos pacientes passaram por nossas vidas. Do mesmo modo, acreditamos que tivemos papel importante nas histórias deles e de seus familiares. Os aprendizados foram inúmeros e profundos, fazendo-nos aprimorar a forma de cuidar, reinventar e desenvolver novas estratégias de como fazer cuidados paliativos, modificando práticas, porém sem perder de vista os fundamentos que sustentam essa abordagem. Frente a isso, é imensurável o valor das lições de vida que nos marcaram como profissionais e como pessoas. Por isso, nosso agradecimento a todos!

Esta seção do livro se destina ao relato e registro de casos atendidos, como uma forma de homenagem e de realce ao legado que cada paciente deixou para a equipe. Além disso, as narrativas têm o intuito de documentar práticas, histórias e impasses vivenciados pela equipe e proporcionar reflexões a respeito das possibilidades e limites dos cuidados paliativos em contexto de crise humanitária.

O cuidado beira-leito foi realizado pelos residentes médicos, de enfermagem, psicologia, odontologia e fisioterapia, que são os protagonistas da prática clínica e responsáveis por transcrever suas vivências nestes capítulos que seguem, para trazer à luz aspectos relevantes do cuidar nesta enfermaria.

Os casos descritos foram selecionados pelo grupo que compôs a operação, desde a sua instalação à conclusão do funcionamento da enfermaria, perfazendo um total de 12 casos. Dez dos casos relatados são de pacientes que estiveram internados em nossa enfermaria, recebendo atendimento integral e direto de nossa equipe. Por sua vez, os dois últimos são de pacientes acompanhados pela equipe por meio da interconsulta em cuidados paliativos.

Vale assinalar que todos os residentes foram supervisionados e orientados pelos preceptores de suas respectivas áreas, que acompanhavam os atendimentos, realizavam discussões e orientavam condutas.

Para redação dos capítulos a seguir, participaram do processo de tutoria e revisão a psicóloga Luciana Suelly Barros Cavalcante, a enfermeira Ednalda Maria Franck, a cirurgiã-dentista Sumatra Melo da Costa Pereira Jales, o fisioterapeuta Rogério Adriano Abe, e os médicos Daniel Battacini Dei Santi, Douglas Henrique

Crispim, Isabella Bordim Rosa, Márcio Veronesi Fukuda, Sérgio Seiki Anagusko e Ricardo Tavares de Carvalho.

É com imenso respeito que esta seção é dedicada à memória desses pacientes. Escolher apenas 12 histórias para serem registradas foi uma tarefa desafiadora, pois todos os pacientes com quem tivemos contato têm em suas histórias riquezas e peculiaridades que merecem ser contadas. Que esses escolhidos sejam, de alguma forma, representantes de todo o universo de pacientes que adoeceram e sofreram pela COVID-19, com lembrança estendida aos seus entes queridos enlutados.

Que o legado deixado com as experiências vividas seja eternizado e sirva de exemplo para as gerações futuras desse período único da história da humanidade.

Daniel Battacini Dei Santi

CAPÍTULO 10

"A Vida Não É Só Borboletas"

Amanda Celeste Gonçalves Campos
Beatriz dos Santos Thimóteo
Bianca Fatel Luciano
Giulia Medeiros Guidoni
Lara Cruvinel Barbosa

Apresentação do caso

Paciente feminina, de 34 anos, nascida em Minas Gerais, mas viveu em São Paulo desde o início de sua infância, solteira, cuidadora de dois sobrinhos que, carinhosamente, a chamavam de mãe. Buscava na religião evangélica recursos de enfrentamento para as adversidades da vida, sobretudo sua doença. Dedicava-se a leituras da Bíblia e louvores na igreja, sendo estas atividades centrais em sua rotina. Não trabalhava formalmente em decorrência da perda de funcionalidade, mas atuava no auxílio à mãe na cozinha e com artesanto, intitulando-se "uma mulher independente e perfeccionista".

Era previamente hígida e independente para as atividades básicas e instrumentais de vida diária, até ser diagnosticada, com adenocarcinoma de cólon, com metástase para fígado, peritônio, pulmão, ossos e linfonodos. Logo após o diagnóstico, foi submetida à colectomia total com ileostomia terminal, seguida por diversas sessões de quimioterapia.

Já apresentava critérios de terminalidade, sem proposta de tratamentos modificadores de doença, quando deu entrada em serviço de urgência com queixa de dor e distensão abdominal, náuseas, vômitos e parada de eliminação de fezes pela ileostomia, sem sintomas respiratórios ou febre, o que levou à hipótese diagnóstica de obstrução intestinal maligna. Contudo, ao longo da investigação, foram observados achados em tomografia computadorizada sugestivos de COVID-19. Tendo em vista discussão prévia com a paciente sobre cuidados paliativos, foi internada na enfermaria de CP COVID-19.

Diagnósticos da avaliação multidimensional

A paciente apresentou dor oncológica generalizada de difícil manejo, mais acentuada em abdome, pelve e membros superiores. Ao longo da internação, expressava o desejo de realizar suas atividades sozinha, como ir ao banheiro, segurar o espelho e pentear o cabelo, tendo em vista a busca pela manutenção de sua independência. Porém, devido à progressão da doença, a viabilidade de realizar suas vontades foi se distanciando do que era concretamente possível, sendo necessário o maior auxílio da equipe. A perda dos movimentos finos das mãos, devido à compressão medular por metástases na coluna cervical, a dor de difícil controle e a debilitante fadiga impossibilitavam a preservação da independência, o que resultou em intenso sofrimento e desgaste físico e psíquico.

Observou-se que a dor sentida fisicamente evidenciava seu enfraquecimento e impotência enquanto ser humano diante de uma doença grave e da inexorabilidade da morte. Suas limitações, impostas pelo adoecimento, desde os movimentos dos braços até a impossibilidade de cursar uma faculdade, tiveram repercussões significativas na sua organização psíquica, as quais foram evidenciadas ao longo da internação (Quadro 10.1).

Quadro 10.1. Diagnósticos e sofrimentos identificados.

Físicos	Emocionais
• dor refratária; • náusea de difícil controle; • perda da motricidade fina das mãos; • retenção urinária; • uso de dispositivos (cateter vesical de demora/bolsa coletora de ileostomia).	• lutos anteriores; • raiva; • tristeza; • impotência diante da deterioração do corpo; • autoimagem alterada.
Sociais	**Espirituais**
• perda de função na família; • impossibilidade de fazer faculdade; • perda progressiva da capacidade de realizar trabalhos manuais´.	• não ter acesso à sua Bíblia, devido à impossibilidade de permanecer com seus pertences pessoais no ambiente COVID; • questionamentos sobre a relação com a religião, devido à sensação de destino injusto.

Fonte: Elaborado pela autoria.

Plano de cuidados e condutas adotadas

Como já havia sido realizada reunião familiar, com esclarecimento do diagnóstico e prognóstico à paciente e seus familiares, todos pareciam estar cientes da terminalidade, de que não havia mais proposta curativa e concordavam com a limitação do suporte avançado de vida. O plano de cuidados, então, englobou medidas farmacológicas e não farmacológicas, visando proporcionar a melhor qualidade de vida possível durante seu período de internação hospitalar e, eventualmente a alta, se houvesse melhora clínica.

A paciente tinha dor oncológica de difícil controle, apesar das medidas instituídas. Foi mantida a prescrição do opioide de uso domiciliar, porém com necessidade de aumento progressivo da dose, que variou de 50 mg a 500 mg de morfina oral por dia, sendo rotacionada para metadona por falha analgésica. Após dez dias de seu uso, apresentou náuseas, que indicavam intolerância à medicação (dose de 60 mg/dia). Optado por introdução de cetamina em infusão contínua a 0,2 mg/kg/h e realizada nova rotação opioide, agora para fentanil transdérmico, o que mostrou alguma melhora analgésica inicialmente, associado à terapia com dipirona, adjuvantes farmacológicos (amitriptilina e gabapentina) e não farmacológicos (acupuntura, massagens e compressas). Por fim, devido à refratariedade da dor nos membros superiores, optou-se pela realização de radioterapia antálgica, que não apresentou resultado satisfatório, infelizmente.

A paciente possuía alto risco de queda devido à diminuição importante de sua funcionalidade durante a internação, o que exigia a atenção e o apoio da equipe para mobilização do leito. Apresentou também retenção urinária, tendo que fazer uso de cateter vesical de demora, o que resultou em grande sofrimento, devido à alteração da imagem corporal e prejuízo à autoestima. Como tentativa de diminuir seu sofrimento, medidas não farmacológicas foram instituídas (compressa morna em região suprapúbica e uso de torneira da pia aberta durante a micção), que resultaram em diurese espontânea, permitindo a retirada do cateter vesical, com retorno do conforto.

O acompanhamento psicológico presencial à paciente mostrou-se essencial, considerando seu contato com a possibilidade de óbito e decorrente constatação de finitude e dor de difícil controle. A família foi abordada para melhor compreensão da dinâmica familiar e avaliação das repercussões do adoecimento.

Discussão do caso

As medidas adotadas foram centradas no controle de sintomas, visto que, além da doença de base que lhe causava muita dor e de sofrimentos que foram percebidos em todas as dimensões, havia a suspeita de uma intercorrência aguda potencialmente grave: a infecção pelo vírus SARS-CoV-2. O envolvimento de toda a equipe, buscando a interdisciplinaridade, foi fundamental para a sua abordagem e o cumprimento do plano de cuidados.

Ao se perceber mais dependente, concretizou a percepção da progressão de sua doença e a constatação de sua finitude. Somado a isso, contribuíram para o aumento desse sofrimento o fato de permanecer isolada, longe de sua mãe e sem sua Bíblia. Nos momentos de angústia, apesar de sempre esperançosa e confiante de que Deus tinha planos maiores para ela, demonstrava seu lado frágil e realista de que a vida muitas vezes é injusta e "não é só borboletas".

Do ponto de vista psíquico, buscou-se entender a percepção da paciente em relação à sua dor e à necessidade de identificar a causa de sofrimento associado ao sintoma físico. Ofereceu-se espaço de escuta para que sua palavra fosse valorizada e, dessa forma, pudesse elaborar algo da experiência que atravessava. Foi possível perceber que para ela, além da dor física, sua dor era constituída também por sofrimentos de natureza emocional, social e espiritual, de forma que seu significado integral não se restringia ao diagnóstico oncológico. Nesses momentos de escuta, notou-se que a dor física se dirigia a um plano secundário, dando lugar à elaboração de outras questões de ordem emocional que a remetiam a situações de perda e luto vivenciadas previamente, evidenciando, assim, a existência de sua dor total.

Desfecho

Esteve internada por 15 dias na enfermaria de cuidados paliativos COVID-19, durante os quais foi resolvido o quadro abdominal que justificou a internação e buscadas estratégias para o controle de seus sintomas e abordagem de seus sofrimentos. Após o término do isolamento e autorização da instituição, foi transferida para enfermaria de cuidados paliativos não COVID-19, onde teve em mãos sua Bíblia e a permanência de sua mãe como acompanhante, componente essencial para o manejo da dor total da paciente.

A dor, por sua vez, oscilou entre períodos de melhora e piora, mostrando-se refratária a despeito de todas as medidas instituídas. Em sua última semana de vida, recebeu a visita dos sobrinhos, em uma manhã de grande troca de afeto. Faleceu após 37 dias de internação junto à equipe de cuidados paliativos.

A equipe constatou que não há oferta de medidas com vistas ao conforto do paciente que o encubra de quem ele é, do que ele foi e de suas dores humanas. Além das medidas objetivas de tratamento, resta à equipe acompanhar o paciente naquilo que o pertence e o caracteriza, oferecendo o melhor cuidado possível e o mais cabível às circunstâncias de sua vida.

CAPÍTULO

11 "Vivendo em Agonia"

Amanda Celeste Gonçalves Campos
Carine dos Santos Souza
Lara Cruvinel Barbosa
Wanessa Venturelli Rebuitti

Apresentação do caso

Um homem de 45 anos, casado, sem filhos, cristão, era motorista, mas estava desempregado, trabalhando com serviços manuais esporadicamente. Não tinha conhecimento de doenças prévias que o limitassem. Iniciou com tosse seca, evoluindo progressivamente com dispneia, que culminou na necessidade de intubação orotraqueal, sendo transferido para unidade de terapia intensiva. Realizou testes de Proteína C-reativa (PCR) e sorologia para SARS-CoV-2, ambos negativos. Apesar disso, o achado tomográfico de opacidades pulmonares bilaterais em vidro fosco, no contexto epidemiológico, sustentou inicialmente a hipótese de COVID-19.

Evoluiu em situação crítica crônica nos 40 dias subsequentes, submetido à traqueostomia por manutenção do rebaixamento do nível de consciência e dependente de terapia renal substitutiva. Quadro agravado por insuficiência hepática, infecções de repetição e eventos trombóticos (vasculopatia trombosante de membros inferiores).

Na investigação, foi realizado ANCA-PR3, que resultou positivo, levando à hipótese diagnóstica de vasculite sistêmica associada ao ANCA. Devido ao estado de coma, foi indicada ressonância magnética de crânio, com achados sugestivos de encefalopatia hipóxico-isquêmica.

Nesse contexto, em associação às complicações da internação prolongada e frente à ausência de perspectiva de tratamentos modificadores de doença ou de recuperação clínica, foi solicitada a avaliação da equipe de cuidados paliativos.

Em reunião feita por videoconferência com a esposa, a irmã e a sobrinha, seus familiares mais próximos, foi decidido, de forma compartilhada, por saída da unidade de terapia intensiva e limitação do suporte artificial de vida, o que incluía a suspensão de antimicrobianos, meios entendidos como prolongadores do sofrimento e do processo de morte. Foi admitido na enfermaria de cuidados paliativos COVID-19 em coma vígil, sem qualquer interação com o meio, em nebulização, com sinais evidentes de desconforto respiratório. Persistia com febre alta, atribuída à infecção refratária e à doença de base incontrolável.

Diagnósticos da avaliação multidimensional

O paciente apresentava múltiplas lesões de pele associadas à vasculite e à falência cutânea: lesões por pressão estágio 2 em região occipital, sacral e em face lateral das pernas, além de gangrena seca em ambos os pés.

Ao exame oral, foi observada limitação da abertura bucal, ressecamento labial e escape de saliva devido à disfagia, língua saburrosa com lesão em seu ápice, e reflexo de náusea à mínima manipulação. Além disso, devido ao trismo, teve episódio de mordedura de lábio inferior com laceração e sangramento. Todas essas alterações constituíam substrato anatômico importante para dor, as quais se associavam a sinais do exame físico sugestivos de dor, como contorção facial e enrijecimento muscular (Quadro 11.1).

Quadro 11.1. Diagnósticos e sofrimentos identificados.

Físicos	Emocionais
• febre alta e persistente; • desconforto respiratório; • dor presumida; • lábios ressecados/babação; • trismo com lesão oral; • lesões cutâneas múltiplas.	família • medo/ansiedade; • luto antecipatório. equipe • finitude de paciente jovem; • controle difícil de sintomas.
Sociais • impossibilidade de visita hospitalar presencial.	**Espirituais** • não identificado na internação.

Fonte: Elaborado pela autoria.

Plano de cuidados e condutas adotadas

A quantidade e a diversidade de sintomas, sofrimentos e complicações identificados desde nosso contato inicial com o paciente e familiares foi um aspecto central neste caso, demonstrando claramente a necessidade do planejamento de cuidados e ações que visassem à transdisciplinaridade.

Para o controle da febre foi necessária a associação de antitérmicos: dipirona, paracetamol, cetoprofeno e dexametasona; o manejo da dor e da dispneia exigiu o emprego de doses crescentes de fentanil intravenoso em infusão contínua (dose inicial: 150 mcg/dia – dose final: 500 mcg/dia); em vista da refratariedade do desconforto respiratório, foi indicada sedação paliativa com midazolam intravenoso contínuo (dose inicial: 15 mg/dia – dose final: 192 mg/dia).

A hipersecretividade e a babação só foram controladas com uso de anticolinérgicos tópicos (atropina e propantelina) e sistêmico (escopolamina); foi prescrito hidratante bucal e abordagem de traumatismo mucoso com laserterapia de baixa potência e protetor bucal.

Os curativos das lesões de pele foram realizados com papaína, para efeito bacteriostático; nos sítios de gangrena, foi empregada hidratação com ácidos graxos essenciais. Foi contraindicado o desbridamento cirúrgico de lesões devido à fase avançada de doença e ao prognóstico limitado.

Uma vez que o paciente não apresentava capacidade de interação, as abordagens psicológicas se deram exclusivamente com seus familiares, sendo realizadas três vezes por semana via contato telefônico individual.

Discussão do caso

Dentro da complexidade do caso, teve destaque a importância de abordagens multiprofissionais especializadas. No caso das intervenções odontológicas, o traumatismo da mucosa oral foi um dos focos de atenção, por ser causa de dor. Assim, foi instalado protetor bucal e optou-se por manejo farmacológico sistêmico do trismo (etiologia principal) com benzodiazepínico, em vez de aplicação de toxina botulínica, visto que se previa o óbito em poucos dias e o paciente não teria, portanto, tempo de se beneficiar dessa intervenção, indicada em casos de perspectiva de sobrevida mais longa.

O controle da salivação também foi difícil, pois o paciente oscilava entre hipossalivação e babação durante o ajuste de anticolinérgicos. Contribuíram para isso a dificuldade de aplicação da atropina sublingual, em decorrência do trismo, a prescrição de outras medicações que levam à hipossalivação e à diminuição do aporte hídrico enteral, o que exige reavaliação frequente e dinâmica das medidas terapêuticas.

As múltiplas lesões cutâneas representaram outro ponto de grande relevância no plano de cuidados. Na fase final de vida, uma das alterações fisiológicas observadas é a redução da perfusão do tecido cutâneo. Por esse motivo, podem surgir novas lesões de pele, que, caracteristicamente, não cicatrizam e sinalizam a proximidade do óbito. Isso pode levar os envolvidos no tratamento – tanto a equipe quanto a família – à presunção de maus cuidados ou à culpabilização. Assim, parte importante da assistência no final de vida envolve acolher e orientar os envolvidos, bem como adequar as propostas de intervenção para manter o conforto e a dignidade, mesmo diante da irreversibilidade das lesões.

De maneira global, o cuidado desse paciente se mostrou desafiador, gerando notável sofrimento da equipe, relacionado a se tratar de indivíduo jovem e previamente saudável e à dificuldade enfrentada em se obter um controle satisfatório de sintomas. Contribuíram para isso a incapacidade de interação do paciente, a necessidade de emprego de altas doses de medicações para se obter controle dos sintomas e a limitação do número de entradas da equipe nos quartos, devido à reduzida disponibilidade de equipamentos de proteção individual.

Nesse contexto de múltiplos sofrimentos físicos, o manejo do desconforto respiratório se mostrou especialmente difícil, sendo o paciente pouco responsivo a doses crescentes de opioide, sem a possibilidade de outras intervenções para a dispneia, visto a não identificação de fatores etiológicos reversíveis. Assim, já no terceiro dia de internação em nossa enfermaria, frente ao insucesso do controle sintomático, considerando-o como refratário, foi indicada a sedação paliativa com midazolam, mantida (com titulações de dose) pelos 12 dias subsequentes, até o fim da internação.

A partir de teleatendimentos individuais e da participação e escuta ativa durante os boletins médicos, a equipe de psicologia identificou sofrimento psíquico da família relacionado ao distanciamento social, que gerou sentimentos de impotência e solidão, bem como sintomas exacerbados de estresse e ansiedade. Havia notável sofrimento da esposa relacionado à falta de perspectiva de futuro conjugal.

Percebeu-se o desenvolvimento de luto antecipatório da família diante das perdas explícitas e progressivas do paciente, como a incapacidade de interação verbal, a não recuperação orgânica ou cicatrização da pele. Estas eram constatadas por meio das visitas virtuais e evidenciavam a morte concreta daquele que, gradualmente, deixava de existir de maneira simbólica. Nesse contexto, a religião se mostrou um importante recurso de enfrentamento dos familiares para mitigar os danos dessa experiência tão devastadora.

"Vivendo em agonia" foi a expressão utilizada pela esposa ao nomear, ao longo dos atendimentos psicológicos, a angústia diária em viver o adoecimento e possível óbito do paciente.

Desfecho

Embora com esforços multiprofissionais, o controle de sintomas físicos foi desafiador, devido à refratariedade às medidas instauradas, o que resultou na indicação de sedação paliativa e consequente obtenção do conforto desejado. Quando foi possível pelas normas institucionais, articulou-se a transferência do paciente para a enfermaria de cuidados paliativos não COVID-19, onde era autorizada a permanência de acompanhante. Isso viabilizou a visita presencial e despedida dos familiares, além do acolhimento direto pela equipe. Lá permaneceu por cinco dias até seu falecimento, duas semanas após a suspensão da diálise e antibióticos.

CAPÍTULO 12
"Se Ele Está Lutando, Vamos Cuidar!"

Carine dos Santos Souza
Carlos Henri Gomes Filho
Fernanda Parra dos Anjos
Mariana Cincerre Paulino

Apresentação do caso

Paciente do sexo masculino, 61 anos de idade, nascido no interior de São Paulo. Residia com sua irmã e sobrinha e tinha dois filhos, porém moravam em outra cidade e a relação com eles era distante e conflituosa. Devido à ausência dos pais desde muito cedo, o paciente e sua irmã estabeleceram um pacto de cuidado mútuo, tendo ela se tornado, efetivamente, sua cuidadora há sete meses, após o diagnóstico de carcinoma epidermoide do lado esquerdo do pescoço; estágio clínico III, de caráter inoperável devido à invasão da musculatura cervical profunda, o que denotava doença grave, avançada e incurável.

Iniciou tratamento quimioterápico, porém logo foi interrompido devido à ocorrência de um acidente vascular cerebral isquêmico, no mesmo mês, o que resultou em perda de *performance status*. Nessa ocasião, os oncologistas abordaram a família sobre ausência de proposta de tratamentos modificadores de doença e necessidade de cuidados paliativos.

Quando foi admitido no setor de emergência, apresentava há três dias quadro de diarreia, tosse, queda do estado geral e desconforto respiratório; tinha histórico de contato com parente acometido pela COVID-19. Após o resultado de teste de Proteína C-reativa (PCR) positivo para COVID-19, foi transferido para a enfermaria de cuidados paliativos do Hospital das Clínicas, sendo este o primeiro contato da nossa equipe com o paciente.

Diagnósticos da avaliação multidimensional

Na admissão, o paciente se apresentava vígil, com orientação flutuante, referindo sintomas de dor moderada, constipação e insônia, além de dispneia intensa, com saturação de oxigênio de 87% em cateter nasal a 2 L/min. Apresentava-se com caquexia grave. Chamava atenção a ferida neoplásica maligna em região cervical de aspecto vegetante ulcerativo, estadiamento 3, com protuberância de formato circular de aproximadamente 12 cm × 5 cm, com exsudato sanguinolento em grande quantidade (além de sangramento ativo em jato ocasional), odor estágio 1 (sentido ao abrir o curativo) e dolorosa à manipulação.

Devido à sequela neurológica do acidente vascular cerebral e à invasão tumoral cervical com presença da grande tumoração, tinha comprometimento grave da deglutição, fazendo uso de dieta exclusiva via cateter nasoenteral (Quadro 12.1).

Quadro 12.1. Diagnósticos e sofrimentos identificados

Físicos	Emocionais
• dispneia; • dor; • agitação; • confusão mental; • insônia/sonolência; • sangramento da FNM; • constipação.	Paciente • O declínio da função mental não possibilitou identificar sofrimentos emocionais. Família • impotência pela impossibilidade de oferecer cuidados devido ao isolamento social; • ambivalência quanto à alta hospitalar por uma das cuidadoras; • luto antecipatório; • medo de infecção pela COVID-19. Equipe • frustração devido às intercorrências; • preocupação quanto ao óbito em casa.
Sociais • conflito antigo com os filhos.	Espirituais • não identificados na internação.

Fonte: Elaborado pela autoria.

Plano de cuidados e condutas adotadas

Para manejo da dispneia associada à hipoxemia, o aporte de oxigênio foi titulado e a morfina iniciada em infusão contínua por via endovenosa, na dose de 10 mg em 24 horas. Entretanto, após alguns dias, a medicação foi suspensa por suspeita de intoxicação. Contudo, a interrupção não provocou piora da dispneia, provavelmente por ter sido acompanhada da resolução do quadro infeccioso.

Desenvolveu também episódios flutuantes de confusão mental, sendo medicado com haloperidol subcutâneo e clorpromazina via enteral. Em investigação etiológica, foi identificada hipercalcemia da malignidade, tratada com hidratação e ácido zoledrônico. Foi realizado teste terapêutico com transfusão de concentrado de hemácias para correção da anemia, na expectativa de obter melhora do nível de consciência e da confusão mental com índices mais elevados de hemoglobina, mas sem sucesso.

Apesar de evolução favorável da COVID-19, com desmame progressivo da oxigenoterapia, o paciente apresentou diversas intercorrências relacionadas a seu quadro clínico de base, que prolongaram a internação.

Em momento de agitação, sacou o catater nasoenteral, o qual só poderia ser repassado por endoscopia, devido à localização do tumor. A proporcionalidade dessa intervenção foi discutida em conjunto com os familiares cuidadores, que já descreviam dificuldades associadas ao dispositivo. Nos cuidados em casa, revezavam-se para o vigiar à noite pelo risco de agitação e sacar o cateter. Diante do risco-benefício considerado, familiares se mostraram dispostos a dar continuidade à proposta de dieta oral de conforto, com alimentos de consistência adaptada, na quantidade e nos horários conforme desejo do paciente, sem vínculo com metas nutricionais, que já não são relevantes na fase final de vida.

Nesse mesmo dia, o paciente apresentou sangramento tumoral maciço de característica arterial, manejado inicialmente com curativo compressivo, adrenalina e ácido tranexâmico tópico, necessitando de reposição de 500 mL de cristaloide. Frente à intercorrência, foi realizado novo contato com a sobrinha para comunicação do risco de óbito, a qual, todavia, não se surpreendeu com a hemorragia, por já ter presenciado episódios semelhantes. Foram mantidos os cuidados da ferida neoplásica com curativo, realizado com soro fisiológico gelado, alginato de cálcio e ácido tranexâmico macerado. Este, por suas propriedades antifibrinolíticas, também foi administrado por via oral, para tentar cessar a hemorragia. O paciente evoluiu clinicamente estável, sem novos episódios de sangramento maciço na internação.

Discussão do caso

Trata-se de paciente com neoplasia de cabeça e pescoço inoperável e intratável, com sequela grave de acidente vascular cerebral, totalmente dependente para as atividades básicas de vida diária, internado devido à infecção pelo novo coronavírus. Apresentou confusão mental durante o período e pouco contactuante, não podendo expressar suas vontades em relação ao tratamento, sem capacidade de exercer sua autonomia.

A alta hospitalar foi cancelada em diversos momentos da trajetória de internação devido a intercorrências clínicas, como a retirada do cateter nasoenteral, hipercalcemia maligna, hemorragia e choque hipovolêmico, de modo que a família constantemente recebia informações conflitantes a respeito do desfecho, por vezes no mesmo dia. Essa situação suscitou uma gama de sentimentos na equipe, como frustração, decepção e confusão, bem como preocupação quanto à forma com que essas informações eram processadas pelos familiares.

Compartilhar esses sentimentos entre os membros da equipe se mostrou uma ferramenta importante de elaboração e enfrentamento, de maneira que a insegurança presente pudesse ser expressa. Faz-se necessário citar o bom vínculo estabelecido entre os familiares e a equipe, compondo-se de uma comunicação objetiva e honesta, que era realizada por meio dos boletins médicos diários e visitas virtuais. Solidificou-se, assim, uma confiança que perdurou por toda a internação.

Em todos os contatos, percebeu-se demonstrações de grande amor dos familiares cuidadores pelo paciente e intenso desejo de cuidar dele em casa, mesmo com todas as expressivas demandas de cuidado. Os sentimentos concernentes à dificuldade da situação puderam ser expressos nos atendimentos realizados pela equipe de psicologia, nos quais se apresentaram questões relativas à ambivalência quanto à alta hospitalar, coexistindo o desejo de cuidar e o medo de fazê-lo em domicílio. Observou-se também que o distanciamento do paciente e o impedimento à entrada dos familiares no hospital tinha como consequência o sentimento de impotência, além do processo de luto antecipatório já instaurado. Esse espaço de escuta ativa também foi, portanto, importante para o cuidado da família.

Preocupava a equipe o potencial impacto traumático nos familiares do risco de óbito por hemorragia em domicílio. Essa preocupação foi discutida em reunião conjunta entre equipe e cuidadores, para que a família pudesse ser devidamente esclarecida e orientada sobre como proceder em caso desse evento. Mesmo diante dessa possibilidade, os familiares reforçaram seu afeto em relação ao paciente e optaram por levá-lo para casa, onde estariam juntos em seus últimos dias de vida.

Desfecho

O paciente teve alta hospitalar após 26 dias de internação, com programação de seguimento no ambulatório de cuidados paliativos e no serviço de origem.

Uma semana após a alta, a psicologia entrou em contato com familiares, que informaram o óbito do paciente em domicílio um dia depois de ter saído do hospital. Nesse contato, observou-se que, para a irmã, a perda do ente querido se traduziu em uma perda de sua identidade, pois se sentia destituída de seu papel, uma vez que os demais membros da família não necessitavam de seus cuidados. Com o adoecimento do paciente, ao participar de seus cuidados mais intensamente, ela se encarregou de mantê-lo biograficamente vivo, reafirmou o pacto de cuidado recíproco, bem como incorporou subjetivamente o lugar de cuidadora. Após o óbito, evidenciaram-se na irmã reações de luto associadas à perda de sentido de vida.

Por fim, entende-se que a capacidade de deliberar foi imprescindível para a resolução deste caso. Apesar da preocupação da equipe com a necessidade de cuidado especializado, principalmente no momento do falecimento, considerou-se o desejo e a capacidade da família de ofertar cuidados. A clara ciência dos riscos, a possibilidade de intervir sobre as intercorrências no domicílio e manejar os sintomas, permitiu a consideração da alta, em atenção ao princípio da prudência.

Compreendeu-se, assim, pelo contexto e pelas condições expostas, que os valores expressos pelos familiares poderiam ser respeitados, sendo fundamento para a decisão de alta hospitalar, para condução do cuidado mais intimista e próximo nos últimos momentos de vida, o que viabilizou a possibilidade da ocorrência do óbito em domicílio junto a seus entes queridos.

CAPÍTULO

13 "Pode Amarrar uma Rede em Qualquer Cantinho deste Hospital, Que Eu Fico"

Andressa de Souza Peixinho
Beatriz dos Santos Thimóteo
Lis Magalhães Viana
Marina Guimarães Oliveira Marques

Apresentação do caso

Um homem leve, bem-humorado, organizado e muito trabalhador. Tinha 71 anos, nascido no interior do Ceará. Casado, pai de seis filhos e avô de 9 netos, com todos os quais construiu uma relação afetiva muito sólida. Atuou no setor de construção civil e trazia o trabalho como o seu principal valor.

Sempre foi saudável, mas há três anos iniciou quadro de infecções pulmonares de repetição, associados a dispneia, a qual se intensificava a cada nova pneumonia. Três meses antes de sua internação, foi firmado o diagnóstico de pneumonite por hipersensibilidade. A doença o havia forçado a utilizar oxigênio domiciliar e a diminuir suas atividades gradualmente, tornando-se acamado e dependente, evoluindo com dispneia aos mínimos esforços.

Buscou serviço de urgência por agravamento respiratório, sendo observada piora da hipoxemia basal. A tomografia computadorizada evidenciou opacidades em vidro fosco em mais de 50% dos pulmões, levando à suspeita de COVID-19. Após demais estudos, inclusive teste de Proteína C-reativa (PCR) negativo, foi confirmado tromboembolismo pulmonar como desencadeante da exacerbação.

Considerando o contexto e a gravidade, a equipe assistente solicitou auxílio da equipe de cuidados paliativos e de pneumologia, que o consideraram como portador de uma doença terminal, visto ser avançada, irreversível, com grave impacto funcional e sintomas, sem proposta de transplante.

Diagnósticos da avaliação multidimensional

Apresentava padrão respiratório ineficaz, com dispneia e dessaturação aos mínimos esforços, acarretando limitação para atividades básicas de vida e déficit para o autocuidado, passando a maior parte do tempo acamado, com grande necessidade de auxílio da equipe. Sempre se mostrou pouco queixoso, muitas vezes negando desconfortos, inclusive quando observados pela equipe.

Mesmo com critérios evidentes de terminalidade da doença, o paciente se mostrava pouco receptivo às discussões sobre finitude, pois vislumbrava a possibilidade de alta hospitalar assim que estivesse melhor compensado clinicamente. No entanto, houve agravamento do quadro e as suas necessidades foram se modificando, fazendo com que a equipe precisasse rever o plano de cuidados.

No início, apresentava-se defendido por meio da tentativa de racionalização da experiência, evitando se dar conta das mobilizações emocionais emergentes à situação que vivia. Projetava suas preocupações em seus familiares, tendo dificuldades em identificar que, ainda que sua angústia fosse relacionada às reações de outras pessoas frente à sua condição clínica, essas reações eram interpretadas por ele a partir da sua própria percepção sobre esse aspecto (Quadro 13.1).

Quadro 13.1. Diagnósticos e sofrimentos identificados.

Físicos	Emocionais
• dispneia aos mínimos esforços; • broncoespasmo de difícil controle; • fraqueza; • lesão de pele e pele ressecada; • constipação; • insônia; • agitação nos últimos dias de vida.	• preocupação com a reação de seus familiares após sua morte; • reminiscências sobre perdas anteriores, resgatadas pela experiência atual; • contato com a própria finitude.
Sociais	**Espirituais**
• perda/alteração de sua função social e familiar; • preocupação com pendências financeiras e auxílio-doença.	• não foram observados sofrimentos espirituais. A religião funcionava como amparo diante da morte.

Fonte: Elaborado pela autoria.

Plano de cuidados e condutas adotadas

O plano discutido em equipe tinha como objetivo inicial a desospitalização, após controle de sintomas e desmame de oxigênio. Foi considerado proporcional o tratamento de intercorrências agudas (como infecções), a anticoagulação e a imunossupressão (tratamento indicado para doença de base – a pneumonite por sensibilidade). Procedeu-se ao acolhimento do sofrimento do paciente e de familiares, facilitando a comunicação e o engajamento da unidade de cuidado no processo de internação e adoecimento. Diante da piora clínica e refratariedade às medidas, o foco do tratamento voltou-se para o conforto e os cuidados apropriados de final de vida:

- Morfina para dispneia, inicialmente com 7 mg endovenoso, escalonado até 24 mg/dia. Associação de midazolam 10 mg/24 horas, com clorpromazina 25 mg subcutâneo de resgate. Escopolamina 120 mg/dia para hipersecreção.
- Realizada reunião familiar para acolhimento e alinhamento de expectativas.
- Incentivo à autonomia nas atividades de vida diária, com auxílio da equipe, se necessário, possibilitando até banho de chuveiro (em cadeira).
- Cuidados com a pele – hidratação e troca de curativo diário (higiene e aplicação de ácidos graxos essenciais em lesão de pele em região sacral).
- Otimizadas medidas laxativas, associando técnicas não farmacológicas, como realização de massagens e compressas mornas.
- Favorecimento da apropriação do paciente de sua mobilização emocional, projetada em seus familiares, estimulando que ele pudesse se tornar protagonista de seu processo de adoecimento e tratamento.
- Proporcionar cuidado biográfico, personalizado às suas necessidades.

Discussão do caso

Tratava-se de paciente portador de pneumonite por hipersensibilidade com critérios de terminalidade, não candidato a transplante, complicado por exacerbação grave, que evoluiu com refratariedade terapêutica, entendido, então, como em fase final de vida.

Inicialmente, assumia postura passiva diante de seu adoecimento e internação, acreditando que, pelo aspecto crônico de sua patologia, a ele restava o papel de espectador diante da sua progressão e iminência de finitude. Acreditava que sua doença possuía traços genéticos, ilustrando essa crença por relatos de casos de doença pulmonar na família, como de parentes que faleceram por pneumopatias. Assim, concebia seu processo de adoecimento como algo esperado. Somava a isso o fato de ter trabalhado no ramo de construção, tendo contato com substâncias potencialmente tóxicas.

Uma das primeiras perdas em decorrência de seu adoecimento foi a impossibilidade de exercer as suas funções laborais nos últimos três anos. Isso significou prejuízo nas relações sociais e nos vínculos construídos com seus colegas.

O trabalho ocupava um lugar de importância em sua vida. Lembrava-se de conquistas que o trabalho lhe permitiu realizar. A construção da própria casa consistiu em uma experiência de constituição de si mesmo como provedor familiar, possibilitando à sua família um abrigo, ao qual atribuiu o caráter de legado para seus familiares. Sendo o trabalho um fator constitutivo à sua identidade, ser impedido de realizá-lo foi também perder um pouco de si mesmo.

Foram propostas reflexões com o intuito de desconstruir a posição de passividade que o paciente apresentava. Consequentemente, passou a se ver como a pessoa que estava sentindo os impactos dos sintomas em seu próprio corpo, sendo capaz de se apoderar de suas dúvidas e estabelecer suas diretivas antecipadas de vontade, com o suporte da equipe. Assim, trouxe valores a serem incorporados em suas diretivas, como a preocupação com o falecimento em casa, em situação que não pudesse ser atendido rapidamente e levar transtornos aos familiares, considerando o hospital o local mais adequado para estar: "Pode amarrar uma rede em qualquer cantinho deste hospital, que eu fico", disse.

Uma vez reconhecidas as limitações do corpo e a progressão da doença, a equipe contraindicou medidas invasivas de suporte de vida, em consonância com o que o paciente trazia de valores. Serviram como base as experiências anteriores de seus familiares, falecidos em contexto de progressão de doença e submetidos a medidas como intubação orotraqueal, que ele percebeu não terem lhes trazido a possibilidade de viver mais ou viver melhor.

Era estimulado a expressar seus desejos e seus sintomas, uma vez que tendia a não se queixar e evitava solicitar ajuda. Apresentava percepção de que era uma pessoa muito querida e buscava proteger seus entes do que eles poderiam sentir após sua morte, até constatar que tal aspecto fugia ao seu controle. Associado à temática da incontrolabilidade sobre os eventos que lhe ocorriam, evocava a experiência de perda de sua mãe e o seu modo de enfrentamento ante a esse evento.

Frente à evolução desfavorável, refratariedade terapêutica e à mudança no plano de cuidados, paciente e família ficaram diante de uma perspectiva progressivamente mais concreta da finitude. Assim, a abordagem das suas experiências de perda atuais e anteriores permitiram que o paciente, seus filhos e sua esposa pudessem, como reflexo da nova postura assumida pelo paciente, elaborar o processo de adoecimento que ele vivenciava.

Desfecho

Com a nitidez da proximidade da morte, esposa e filhos foram convocados para comunicação do risco breve de óbito. O paciente não pôde participar por já apresentar oscilação de consciência. A visita de familiares foi autorizada pela instituição, uma vez que o paciente já havia sido transferido para a enfermaria de cuidados paliativos não COVID-19.

Durante o processo ativo de morte, apresentou dispneia importante, confusão mental e agitação, confirmando o previsto de que seria difícil o controle sintomático adequado no final de vida em casa, o que ele tanto temia. Com ajuste medicamentoso, faleceu de forma confortável, após 36 dias de internação.

CAPÍTULO

14 "Ela É Só uma Criança e Tem uma Mãe Que Vai Morrer"

Breno Milbratz de Castro
Caio Barretto Anunciação
Lara Cruvinel Barbosa
Luiz Adriano Teixeira do Rego Barros

Apresentação do caso

Paciente de 33 anos, mãe de uma menina de 2 anos. Há menos de um ano, recebeu o diagnóstico de sarcoma de alto grau com metástases para osso, medula óssea e fígado. Não tinha conhecimento de outras comorbidades. Pernambucana, casada há 9 anos, Testemunha de Jeová; tinha 11 irmãos, a maioria residentes em localidades diversas, sendo seus pais, seu irmão caçula e seu esposo as referências familiares mais próximas.

Já era acompanhada pela equipe de cuidados paliativos de outra instituição, na qual realizou quimioterapia e radioterapia na coluna e no pescoço para controle de sintomas. Já eram evidentes critérios de terminalidade, como neoplasia avançada e ausência de tratamento modificador da doença, sendo limitado o suporte de medidas invasivas pela equipe oncológica responsável.

Diagnósticos da avaliação multidimensional

A paciente procurou o serviço de emergência por tosse, febre e dor em cavidade oral. Foram evidenciadas neutropenia, plaquetopenia e anemia graves, e sua tomografia computadorizada revelou imagens sugestivas de pneumonia viral pela COVID-19, diagnóstico confirmado por swab (PCR) de orofaringe. Apresentava fraqueza, mal-estar e náuseas como repercussões da anemia. Foi internada para cuidados clínicos com foco no alívio sintomático. A equipe de cuidados paliativos foi solicitada visando melhorar o controle dos sintomas e auxiliar no tratamento.

Em questionamento quanto ao seu entendimento sobre a doença, demonstrou tristeza e choro intenso em decorrência do diagnóstico recente, sobretudo pela impossibilidade de cura, emoções realçadas pelo afastamento físico imposto pela COVID-19. Em face disso, expressou desejo de alta hospitalar para estar com as pessoas que amava: mãe, irmãos, marido e filha.

Percebeu-se nela o conhecimento do prognóstico, bem como que a quimioterapia não apresentava proposta curativa, mas, sim, de controle do tumor e dos sintomas. Ao mesmo tempo em que estava ciente do tempo escasso de vida, expressava o desejo de viver mais e estar com a filha: "Tenho fé em Jeová, que posso fazer a quimioterapia e viver um pouco mais".

Na avaliação odontológica, a paciente se queixava de dor na boca (escala ESAS 9/10) e os principais focos de dor se concentravam em mucosa jugal bilateral e em ventre lingual, com presença de diversas úlceras pseudomembranosas, que dificultavam para comer, deglutir e falar. Queixava-se de não conseguir se alimentar bem por sentir ardência no dorso da língua, que se encontrava difusamente despapilada, além de dor ao engolir alimentos sólidos, sensação de boca seca e lábios ressecados. Somada à limitação de abertura bucal decorrente do tratamento de irradiação, a higiene bucal era algo de difícil realização. Apesar dos sintomas orofaciais, manifestava o desejo de realizar a sua própria higiene bucal, como expressão de sua independência, ainda que residual (Quadro 14.1).

Quadro 14.1. Diagnósticos e sofrimentos identificados.

Físicos	Emocionais
• palpitação; • hipotensão ortostática; • fadiga e indisposição; • mucosite oral; • ardência bucal; • odinofagia; • trismo; • xerostomia.	• medo; • tristeza; • saudade; • sensação de solidão; • perspectiva de futuro modificada; • sensação de impotência diante do diagnóstico e dos comprometimentos clínicos a partir dele.
Sociais	**Espirituais**
• distanciamento físico da filha; • preconceito em relação às próprias escolhas de tratamento pautadas em sua religião.	• a religião serviu como um suporte para os sofrimentos espirituais, mas com momentos de expressão de culpa por recusar a hemotransfusão.

Fonte: Elaborado pela autoria.

Plano de cuidados e condutas adotadas

Devido à anemia severa, foi prescrita eritropoietina em consenso entre equipes clínicas, sendo esclarecida à paciente acerca da lentidão da resposta medular para a melhora da anemia. Em respeito à decisão da paciente de não receber hemocomponentes, fundamentada em seus valores religiosos, apesar da evidente indicação técnica e potenciais benefícios clínicos, não foram realizadas hemotransfusões.

Para as dores ósseas intensas em membros inferiores, foram utilizados opioides fortes, como morfina intravenosa em altas doses e adesivo de fentanil.

Foram ofertados atendimentos psicológicos ao longo da internação, visando avaliar seu estado emocional e abordar questões psíquicas trazidas por ela, sobretudo a consciência de tempo. A paciente compreendia que não participaria do crescimento de sua filha e, dessa forma, negociava com o tempo – o próprio tempo, o da instituição, o da doença e o da filha – a sua presença.

Para os cuidados bucais, foram entregues os produtos de higiene e realizada demonstração de como utilizá-los, assim como prescrição de anestésico tópico previamente à manipulação da boca. Para a mucosite oral, foram introduzidos bochechos com soluções anestésicas e laserterapia de baixa intensidade, para aliviar a dor, acelerar a cicatrização, e reduzir o grau e o tempo de remissão. Foi administrado regularmente substituto salivar para alívio da xerostomia e hidratante labial para o ressecamento labial.

Discussão do caso

O caso foi extensamente discutido com a equipe da oncologia, que não indicou tratamentos oncológicos devido ao estágio avançado do câncer, levando em consideração também que os níveis de hemoglobina eram limitantes para qualquer quimioterapia, mesmo que paliativa. Desta forma, definiu-se pela priorização de conforto, sem medidas invasivas de suporte de vida.

A equipe esteve diante de um conflito moral: a conduta recomendada de hemotransfusão frente ao nível crítico de hemoglobina e sintomas de anemia, em contrapartida aos valores religiosos da paciente, pois, sendo Testemunha de Jeová, posicionava-se contra a transfusão de sangue e em suas palavras: "(...) cada pessoa tem sua alma e seu sangue. A transfusão de sangue, para mim, é como transfundir a alma de outra pessoa, o que pode ser maléfico para quem a recebe. Tenho fé em Jeová, e a partir dEle outros tratamentos funcionarão para a minha doença".

A discordância entre a equipe e a paciente sobre a visão da doença, do tratamento e dos objetivos terapêuticos repercutiu na expectativa dos resultados. Apesar da indicação de hemotransfusão, essa conduta diverge dos valores da paciente, angustiando a equipe. Conforme a resolução do CFM n. 1995/2012, define-se no Artigo 1º "diretivas antecipadas de vontade como o conjunto de desejos, prévia e expressamente manifestados pelo paciente, sobre cuidados e tratamentos que quer, ou não, receber quando estiver incapacitado de expressar, livre e autonomamente, sua vontade".

Considerando o contexto de doença terminal e fase final de vida e reconhecendo-a como uma pessoa com autonomia preservada para decisões e ciente dos riscos e consequências de suas escolhas, seus valores foram acolhidos, validados e respeitados, priorizando o que era essencial para ela naquele momento. Em garantia ao seu direito à liberdade de pensamento, de consciência e de religião (conforme Artigo 18º da Declaração Universal dos Direitos Humanos), com respaldo à recusa da hemotransfusão (Lei Mário Covas – n. 10.241/1999), optou-se pela estratégia de reposição hormonal (eritropoietina), além de medidas não farmacológicas, excluindo a possibilidade de transfusões.

Com relação aos sintomas orofaciais, a paciente possuía certo grau de independência para execução da higiene bucal, mas sua realização lhe causava fadiga e desânimo, agravados pela dor física. A abordagem odontológica foi exitosa no controle desses sintomas, com remissão álgica completa, além de ter devolvido a ela a capacidade de realizar atividades essenciais à sua qualidade de vida, como falar, mastigar e deglutir. Proporcionar a realização da sua própria higiene bucal, de forma satisfatória, teve impacto positivo na sua saúde local e sistêmica, por preservar a funcionalidade.

Do ponto de vista psíquico, notou-se que o diagnóstico de COVID-19 e a situação de afastamento imposta evidenciaram à paciente algumas de suas angústias em relação à sua doença. O distanciamento físico de sua filha e a consequente desproteção materna dela se configurou como principal causador de sofrimento emocional à paciente, sendo esse tema central nos atendimentos psicológicos: "Ela é só uma criança e tem uma mãe inválida, que vai morrer".

Sua capacidade psíquica de entrar em contato com suas angústias possibilitou evidenciar lutos, medo, tristeza e preocupação, em especial com os cuidados e a educação da sua filha, dada sua ausência presumida como figura materna, conseguindo refletir sobre a vida da criança sem sua presença. Os recursos de enfrentamento foram a base para reflexões acerca das possibilidades compensatórias em maternar diante de sua ausência física, com base no que a filha já havia incorporado da relação de cuidados precoces e no legado intangível que a paciente sabia que deixaria, já aventando um cenário de óbito em breve.

Com relação a isso, apresentou o desejo em deixar um legado concreto para a filha. A partir da mediação da psicóloga, iniciou a escrita de uma carta, contando-lhe a história do início da relação afetiva entre ela e o esposo, a qual baseada em amor e companheirismo, originou a vida de sua menina. Seu objetivo era prosseguir com instruções maternas ao longo do desenvolvimento da criança, entretanto, a produção da carta foi interrompida devido aos sintomas da paciente, sobretudo fadiga pela anemia e mobilizações psíquicas provenientes dessas memórias e reflexões.

Desfecho

Permaneceu internada por 13 dias na enfermaria de cuidados paliativos. Recebeu alta hospitalar após decisão compartilhada entre paciente, equipe e família, pautada na premissa de que, considerando a baixa expectativa de sobrevida, esse tempo poderia ser vivido de forma ajustada aos seus valores e às suas prioridades. Apesar dos sintomas em decorrência da anemia grave, a paciente esteve com seus familiares por um dia em sua casa. Apresentou nova piora clínica, buscando outra instituição, onde foi internada e veio a falecer.

Estando ciente da gravidade e dos riscos, foram preservados os seus valores e sua autonomia até o final da vida. Apesar do corpo que se deteriorava, pôde viver com a sua filha seus últimos momentos, em casa, encontrando-se, desta forma, com o que tanto sonhava.

CAPÍTULO

15 "Nadando contra um Oceano"

Gisela Biagio Llobet
Natacha Silva Moz
Renato Tommasiello Hungria

Apresentação do caso

Paciente masculino, de 84 anos, casado, com três filhos e uma filha, todos casados e vivendo com suas respectivas famílias, mas que mantinham contato próximo com o paciente. Espírita, atribuía grande importância à sua crença. Hipertenso, diabético, com insuficiência renal crônica não dialítica, ex-tabagista e antecedente de câncer de próstata tratado, sem evidências de atividade de doença atual. Tinha funcionalidade preservada previamente à internação e valorizava sua autonomia e o convívio familiar.

Procurou atendimento médico devido a quadro de tosse seca, febre e dispneia progressiva, com sete dias de evolução. Pela gravidade apresentada e com tomografia de tórax sugestiva para COVID-19, foi internado em unidade de terapia intensiva (UTI). Evoluiu com piora respiratória e hipoxemia grave, além de múltiplas intercorrências, como disfunção renal e fibrilação atrial de alta resposta ventricular. Em avaliações médicas, expressou o desejo de não ser submetido à intubação orotraqueal, devido a objeções espirituais.

Diante disso, foi solicitada interconsulta à equipe de cuidados paliativos, com objetivo de auxílio na condução dos cuidados e tomada de decisão. A avaliação foi realizada na UTI, com o paciente lúcido, dispneico, em uso de cateter nasal de alto fluxo, em seu quarto de isolamento. Queixava-se de ter recebido pouca atenção durante a internação e seu pedido, emocionado, para a equipe de cuidados paliativos foi: "Eu sou seu amigo, não sou? Me tira daqui! Por que eu ainda estou na UTI?"

Diagnósticos da avaliação multidimensional

Embasando-se na doutrina espírita, esse paciente tinha a crença de que a intubação traqueal provocaria transformações espirituais profundas em sua alma, as quais eram inaceitáveis para ele. Estava em pleno gozo de suas faculdades mentais e compreendia os riscos a que estava sujeito, inclusive a possibilidade de vir a falecer caso mantivesse essa recusa. Na UTI, apresentava difícil manejo de sintomas e estava distante de seus familiares, que apresentavam dificuldade em compreender sua escolha (Quadro 15.1).

Quadro 15.1. Diagnósticos e sofrimentos identificados.

Físicos	Emocionais
• dispneia; • agitação; • desconforto devido à contenção mecânica; • sede e xerostomia.	• medo de que a equipe desrespeitasse suas escolhas; • saudades da família; • sensação de não estar sendo ouvido/priorizado pela equipe da UTI.
Sociais	Espirituais
• distância da família; • sofrimento familiar com a recusa do paciente em ser submetido a medidas invasivas.	• receio de ter seus desejos desrespeitados e sofrer consequências espirituais (transformação de sua alma, dificultando o "desencarne").

Fonte: Elaborado pela autoria.

Plano de cuidados e condutas adotadas

Durante a internação, a condição do paciente e suas crenças foram abordadas repetidas vezes, tanto com ele, como com os familiares, estes através de videochamadas. De forma compartilhada, decidiu-se pelo plano de cuidados fundamentado no respeito aos valores e desejos do paciente e à sua autonomia. Assim, optou-se por não o submeter à intubação traqueal, priorizando o controle sintomático e tratamento clínico não invasivo de intercorrências. O planejamento incluiu a programação de videochamada com familiares e a mobilização de equipes multiprofissionais e da diretoria do hospital para permitir a transferência para leito na enfermaria de CP COVID-19, mantendo o uso de cateter nasal de alto fluxo, que demandaria equipe de fisioterapia em períodos fora da rotina prevista.

Esforços notáveis foram empreendidos para atingir o objetivo de alta da UTI mantendo o cateter de alto fluxo. O paciente foi transferido à enfermaria de cuidados paliativos em uso de máscara não reinalante apenas durante o transporte, tendo em vista a impossibilidade de realizar a transferência com o cateter de alto fluxo instalado. À admissão, apresentava dessaturação e desconforto respiratório intenso, que melhoraram após o atendimento da equipe de fisioterapia, maior aporte de oxigênio e uso de morfina em dose titulada.

Recém-admitido, seu único desejo era tomar um refrigerante, o que instaurou novo dilema à equipe: devido ao desconforto respiratório, foi questionada sua capacidade e segurança de deglutir líquidos. Em condições limítrofes de saúde, o tempo é uma incerteza e pode ser um inimigo. Momentos oportunos raramente se repetem e podem ser perdidos. O refrigerante lhe foi viabilizado e, felizmente, conseguiu tomá-lo no período em que ficou confortável, sem complicações, satisfazendo seu desejo.

A angústia da equipe relacionada ao quadro foi exacerbada pela incerteza diagnóstica, posto que os exames iniciais para COVID-19 (PCR por swab nasal) foram negativos, levando à preocupação com diagnósticos diferenciais e indagação sobre possibilidades terapêuticas que pudessem modificar a evolução, desde que instituídas dentro dos limites aceitáveis pelo paciente. Porém, as alternativas possíveis e apropriadas ao contexto foram esgotadas, o que configurou o final de vida. A dúvida foi sanada apenas após o óbito, com o resultado positivo do teste de sorologia para COVID-19, o que confirmou a etiologia do quadro que motivou a internação e seu desfecho.

Discussão do caso

Trata-se de paciente octogenário, autônomo e independente, sem critérios de terminalidade predeterminados por doenças de base, situação em que é mais habitual questionar a proporcionalidade de medidas invasivas. Apresentou intercorrência aguda potencialmente reversível (infecção por SARS-CoV-2), porém com risco elevado de óbito devido à idade avançada, comorbidades prévias e complicações da internação.

Na abordagem inicial, configurou-se um impasse de ordem moral. De um lado, o princípio da beneficência, que favorecia o uso de um arsenal terapêutico avançado na tentativa de combater um quadro grave, com potencial, mas nenhuma garantia de lhe salvar a vida. Em contraposição, há o princípio da autonomia, ao considerar valores, vontades e princípios de um homem lúcido, que, ciente de suas opções e riscos, recusava essas intervenções.

Em associação, cabe lembrar o conceito de saúde, no seu aspecto amplo biopsico-sociocultural-espiritual, e que a promoção de saúde deve ser centrada no ser humano a que ela se propõe e no princípio de seu melhor interesse. Desta forma, para um paciente que deve ser compreendido em todas as suas dimensões, como um ser biográfico, que considera procedimentos invasivos uma agressão à sua condição, essas intervenções podem ser entendidas como algo que fere o princípio da não maleficência.

Por fim, há o princípio da justiça, que ganha maior relevância em um contexto de pandemia e escassez de recursos de saúde. Desrespeitar a opção do paciente, utilizando recursos que não mais lhe seriam adequados, em consequência também impediria o acesso de outros pacientes que pudessem se beneficiar dos mesmos, o que contraria esse princípio.

O Artigo n. 15 do Código Civil resguarda ao paciente o direito de não ser submetido a tratamentos médicos ou cirúrgicos. O Conselho Federal de Medicina (CFM), por meio da Resolução n. 1995/2012, permite ao paciente poder expressar sua autonomia referente às preferências de tratamentos que gostaria, ou não, de receber no contexto de terminalidade. A Lei n. 10.241/1999 do Estado de São Paulo (Lei Mário Covas) não faz menção à necessidade de doença incurável para legitimar o respeito à autonomia do paciente, permitindo-o recusar tratamentos dolorosos ou extraordinários para tentar prolongar sua vida.

Uma situação peculiar, que justificava o impasse identificado, ocasionada pela crença espiritual do paciente, de que medidas invasivas seriam contrárias ao projeto de Deus e provocariam transformações graves em sua alma, dificultando o processo de desencarne. A equipe buscou aprofundar as raízes dessa crença e negociou intervenções, traçando caminhos terapêuticos alternativos, em deferência ao que o paciente considerava sagrado. Em seu posicionamento, entregar-se ao processo que vivia, alinhava-se à sua fé: "Por que eu nadaria contra um oceano com um tubo na garganta, quando posso simplesmente atravessar a água pura de Deus?"

Em condições complexas de saúde, é fundamental a realização do processo deliberativo, refletindo sobre todas as questões que a envolvem. Deve-se buscar a alternativa mais adequada, proporcional e prudente, considerando não apenas aspectos clínicos, mas também a biografia, os valores, as crenças, as vontades e as expectativas, com decisões a serem tomadas à luz dos princípios bioéticos, morais e legais vigentes. Comunicação apropriada e empatia são ferramentas necessárias para a sua execução.

A abordagem de cuidados paliativos propõe a prevenção e o alívio do sofrimento multidimensional, com promoção de cuidados de excelência focados no paciente e na família. Frequentemente, faz-se necessário tomar decisões muito difíceis e, ocasionalmente, o objetivo de aliviar o sofrimento não é atingido de forma satisfatória. Ao voltar os olhos para o paciente, para o que ele considera mais importante, é possível auxiliá-lo a traçar o plano mais adequado, mesmo quando as águas puras se revelam turbulentas.

Desfecho

Nos dias subsequentes, evoluiu com novas intercorrências: apresentou confusão mental e agitação, sacou dispositivos e teve sangramento após a remoção do cateter venoso. A equipe encontrou dificuldades para promover o controle adequado da agitação, conter o sangramento e acalmá-lo. O delirium hiperativo é uma condição frequente em pacientes hospitalizados e gera grande desconforto. Tão importante quanto os medicamentos utilizados foi o pacto estabelecido com o paciente, segurando em suas mãos: "Estamos aqui com o senhor e vamos cuidar até o final". Puxando a enfermeira para mais perto, tentou dar um beijo em seu rosto, mas foi limitado pelos equipamentos de proteção individual. Com o pouco de energia que lhe restava, disse: "Obrigado!"

Naquela mesma noite, apresentou nova agitação e dispneia de difícil manejo, apesar da otimização de medidas farmacológicas e não farmacológicas. Mesmo assim, em um período de lucidez, afirmou que estava "espiritualmente livre". Com a refratariedade do desconforto respiratório, foi indicada a sedação paliativa. Estava instaurado um ciclo vicioso de hipóxia-dispneia-agitação, que culminou em seu óbito, depois de 22 dias de internação. Teve seus sintomas parcialmente controlados e sua autonomia respeitada, exercendo, dentro das circunstâncias, o protagonismo possível.

Apreende-se da experiência com esse paciente que o valor de uma escolha é proporcional à importância daquilo que a sustenta. O que é sagrado para um paciente ganha contornos mais profundos em face da morte, que pode não ser serena, pois o sentido da vida (e da morte) é único para cada um.

CAPÍTULO 16

"E uma Pimentinha Vai Bem!"

Gustavo Ryo Morioka
Letícia Santos de Carvalho
Mariana Motta Kinouchi

Apresentação do caso

A paciente, cozinheira de 78 anos, natural da Bahia, apenas hipertensa previamente, sofreu uma síncope com queda da própria altura e meses após, durante investigação, foi diagnosticada com linfoma não Hodgkin, com acometimento do sistema nervoso central. Devido ao estágio avançado da doença, já ao diagnóstico, a equipe que a acompanhava definiu tratamento paliativo, por não haver intervenções clínicas ou cirúrgicas curativas, optando-se por radioterapia paliativa cerebral.

Prévio a tal diagnóstico, era capaz de realizar a maior parte das atividades básicas e instrumentais de vida diária sem necessidade de ajuda dos familiares, além de ser a principal cuidadora da mãe centenária e exercer sua maior paixão: cozinhar. Após a radioterapia, houve perda da mobilidade e declínio funcional, permanecendo acamada incapaz para o autocuidado e dependente para a maioria das atividades de vida diária.

A paciente foi internada para realização da 14ª sessão de radioterapia, na qual apresentou tosse, taquipneia, dispneia e dessaturação. Realizou exame de Proteína C-reativa (PCR) para COVID-19, cujo resultado foi positivo, e tomografia computadorizada de tórax, que evidenciou acometimento do parênquima pulmonar em vidro fosco, compatível com a doença. Dessa forma, foi encaminhada para instituto de referência para tratamento da COVID-19, posteriormente transferida para a enfermaria de cuidados paliativos, após reunião com seu filho e alinhamento do plano de cuidados.

Diagnósticos da avaliação multidimensional

A paciente apresentava uma série de sofrimentos físicos, relacionados à perda de funcionalidade e imobilismo, além de inapetência, que era relatada por ela como resultado da dificuldade em adaptar seu paladar à comida hospitalar. Apesar da dessaturação importante quando ficava sem o suplemento de oxigênio, não demonstrava sofrimento respiratório expressivo, negando dispneia ou cansaço.

Os principais sofrimentos emocionais apresentados pela paciente estiveram relacionados ao isolamento social, privação de relações afetivas, preocupação constante quanto aos cuidados recebidos por sua mãe e a perda do papel como sua cuidadora. Os familiares, por sua vez, voltaram-se para a elaboração psicológica da terminalidade da doença e finitude de vida da paciente, evidenciando-se sofrimento devido à interrupção de planos e sonhos compartilhados por eles.

Foram observadas dificuldades familiares com relação ao que deveria ser abordado com a paciente sobre seu diagnóstico e prognóstico. Apesar de expressarem entendimento racional da gravidade, demonstravam intensa preocupação com relação ao grau de conhecimento da paciente acerca de seu quadro clínico e dificuldade para assimilar afetivamente a situação (Quadro 16.1).

Quadro 16.1. Diagnósticos e sofrimentos identificados.

Físicos	Emocionais
• dor; • taquipneia; • diminuição da mobilidade; • efeitos deletérios do imobilismo, contraturas musculares; • perda da funcionalidade; • inapetência.	Paciente • privação de relações afetivas; • desejo de alta e dificuldades de adesão; • modificação na identidade; • preocupação com a mãe e perda de seu papel de cuidadora. Familiares • reações de luto; • atualização de lutos anteriores; • receio de abordar a temática do adoecimento e morte com a paciente; • conspiração do silêncio.
Sociais • Insegurança da família quanto a possíveis cuidados domiciliares; • distanciamento físico.	Espirituais • não identificado na internação.

Fonte: Elaborado pela autoria.

Plano de cuidados e condutas adotadas

Foi realizado acompanhamento psicológico dos familiares, representados por seu filho e sua irmã, para suporte emocional ao processo de assimilação e elaboração dos sofrimentos detectados, incluindo a realização de visitas virtuais. Nos atendimentos psicológicos à paciente, as intervenções permearam o tema do adoecimento e da internação, sobretudo centradas na oferta de espaços de escuta e revisão sobre sua trajetória de vida e construção de legado.

No que se refere ao manejo de sintomas físicos, inicialmente o foco da internação foi manter a paciente em parâmetros adequados de oxigenação, otimizar a função pulmonar e estimular a saída do leito, na tentativa de manutenção de sua funcionalidade. Posteriormente, em vista da deterioração clínica apresentada, essas metas foram revistas com o objetivo de promover conforto e cuidados de fim de vida.

Foi observada a importância da não alimentação por inapetência, causando sofrimento expressivo a ela e seus familiares. Após discussão entre os membros da equipe, foi proposto aos familiares que trouxessem alimentos de sua preferência, além da equipe se disponibilizar a atender outros pedidos de alimentação, em momentos específicos da internação, por meio da compra de sushi e hambúrguer, por exemplo, como medidas de conforto e criação de vínculo.

Discussão do caso

Uma idosa frágil, com doença oncológica em fase terminal, internada por intercorrência aguda grave, a COVID-19, que, mesmo com sua funcionalidade seriamente comprometida, mantinha-se lúcida, orientada e com autonomia preservada.

Desde os primeiros dias de internação na enfermaria, chamava a atenção da equipe a necessidade de alto fluxo de oxigênio para manter a saturação de oxigênio em um valor próximo a 95%, com o uso de máscara não reinalante entre 10 e 15 L/min. Contrária às orientações da equipe, a paciente era resistente ao uso do equipamento de aporte de oxigênio, pois não via a necessidade de seu uso, por não apresentar dispneia ou cansaço em ar ambiente. Porém, ao ser realizada a medida objetiva da saturação com uso do oxímetro, o valor se mantinha em torno de 60%, o que gerou um grande entrave para garantir a adesão da paciente às condutas tomadas pela equipe para manejo da hipoxemia.

Foi necessário pactuar com ela a necessidade do uso do aporte de oxigênio, sempre explicando o motivo da indicação, quais eram as consequências e os riscos do não uso, para melhorar a adesão ao tratamento. Em contrapartida, com a paciente assintomática, foi tolerada uma saturação mais baixa do que o preconizado (80% a 85%). Durante a discussão do caso foram levantados os seguintes cenários:

a. Utilizar os equipamentos necessários para oferecer uma boa oxigenação, sendo no caso indicado a máscara não reinalante entre 10 e 15 L/min, porém sem garantia de que ela faria o uso correto.

b. Negociar com a paciente o uso do oxigênio por meio de um equipamento mais confortável, cateter nasal, com fluxo de 5 L/min que, mesmo não mantendo sua oxigenação em níveis ótimos, poderia garantir uma melhor adesão ao tratamento e minimizar os riscos.

Foi uma decisão difícil de ser tomada, mas a equipe, em acordo, optou pelo cateter nasal. Contudo, ela se mantinha resistente ao uso do oxigênio suplementar, muitas vezes com o cateter mal posicionado, deslocado do nariz. Continuou a ser monitorizada nos dias subsequentes, mas ao ser encontrada novamente com uma saturação de 66%, apesar de assintomática, foi optado pela reintrodução da máscara não reinalante. Tal conduta exemplifica o sofrimento e a angústia da equipe, que muitas vezes tem dificuldade em considerar a sintomatologia do paciente acima de parâmetros clínicos, mesmo no final de vida.

Outra preocupação da equipe centrava-se no conhecimento e na consciência da paciente sobre seu diagnóstico, prognóstico e tratamento, além dos impactos da COVID-19 e aparente esperança de recuperação. As suas respostas relacionadas a esses tópicos eram difusas e evasivas, auxiliando pouco no estabelecimento de cuidado e de uma compreensão mais detalhada de suas impressões sobre o adoecimento e prognóstico. A equipe pôde, então, perceber que essa não era uma demanda da paciente, buscando respeitar seu processo de enfrentamento.

Ao individualizar as condutas de atendimento, a fim de estabelecer vínculo, e promovendo espaços de qualidade para ouvir suas histórias, foi possível compreender a importância que a profissão de cozinheira assumia para a paciente, que se dedicava a rememorar sua trajetória profissional, receitas criadas e replicadas, comidas preferidas e planos futuros relacionados à cozinha. Através de fantasias, sonhos e recordações de sua vida como cozinheira, mantinha preservada sua identidade. Além disso, a temática funcionava como veículo para melhor estabelecimento de vínculo, para viabilizar a elaboração de sua própria finitude e propiciar a compreensão personalizada de suas necessidades pela equipe.

Durante os atendimentos psicológicos, surgiu a possibilidade de a paciente construir um caderno de receitas, projeto valorizado por ela, que costumava assinalar o prazer em partilhar suas criações. Devido à piora de seu estado clínico, ao final da internação, com oscilação da atenção e consciência, a produção se resumiu

"E uma Pimentinha Vai Bem!"

a apenas uma receita (Figura 16.1), sendo este o legado material deixado por ela à equipe e, a partir de agora, aos leitores.

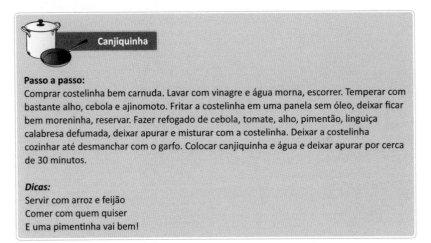

Passo a passo:
Comprar costelinha bem carnuda. Lavar com vinagre e água morna, escorrer. Temperar com bastante alho, cebola e ajinomoto. Fritar a costelinha em uma panela sem óleo, deixar ficar bem moreninha, reservar. Fazer refogado de cebola, tomate, alho, pimentão, linguiça calabresa defumada, deixar apurar e misturar com a costelinha. Deixar a costelinha cozinhar até desmanchar com o garfo. Colocar canjiquinha e água e deixar apurar por cerca de 30 minutos.

Dicas:
Servir com arroz e feijão
Comer com quem quiser
E uma pimentinha vai bem!

Figura 16.1. Receita compartilhada pela paciente durante atendimento psicológico.
Fonte: Elaborada pela autoria.

Desfecho

No último dia de internação, a paciente apresentou saturação de oxigênio de 48% com sinais de desconforto respiratório (novamente, ela havia retirado a máscara de oxigênio). Os sintomas foram controlados com opioide, mas a despeito do retorno do aporte de oxigênio e melhora da oximetria, ela veio a falecer algumas horas depois.

Esse caso suscitou reflexões sobre o manejo de sinais vitais na ausência de sintomatologia, levando a pensar que, por vezes, intervenções e condutas, mesmo que tecnicamente indicadas e bem-intencionadas nem sempre são as que mais se adequam a todos os pacientes. Isso reforça a importância de um plano de cuidados individualizado, centrado no melhor interesse do paciente e focado na qualidade de vida, de acordo com o que significam para ele. Além disso, os temas abordados durante os atendimentos psicológicos e a ideia de produção de um caderno de receitas contribuíram para resgatar o sujeito biográfico e validar sentimentos apresentados pela paciente no período de internação.

CAPÍTULO 17

"O 'Nada' É Melhor do Que Esta Vida"

Amanda Celeste Gonçalves Campos
Bianca Fatel Luciano
Mariana Sarmet Smiderle Mendes
Yasmin Oliveira Dias

Apresentação do caso

Proprietário de sítio, via o sentido da sua vida no trabalho. Tinha 71 anos, era aposentado como trabalhador rural, viúvo, pai de cinco filhos. Convivia com carcinoma espinocelular de pele em face, pescoço e braços há mais de 20 anos, tendo já realizado diversas cirurgias. Dois meses antes da admissão, foi diagnosticado com metástases cerebrais, sem possibilidade de ressecção.

Valorizava sua autonomia e independência. Criou sozinho seus filhos e era seguramente vinculado a todos. Evoluiu com progressiva dependência dos cuidados da filha mais nova após o início dos sintomas neurológicos, tornando-se acamado e cada vez mais deprimido, com discurso frequente de morte. Dizia-se sem religião desde o adoecimento; previamente, considerava-se cristão.

Iniciou com dispneia, que evoluiu gravemente nas 24 horas subsequentes, levando-o à busca hospitalar, onde foi admitido hipoxêmico. Sua tomografia de tórax demonstrou infiltrado broncocêntrico com consolidação do lobo inferior esquerdo; a pesquisa de Proteína C-reativa (PCR) para SARS-CoV-2 resultou positiva.

Apesar da estabilidade clínica inicial com cateter nasal de oxigênio, a equipe da unidade de terapia intensiva optou por solicitar a avaliação da equipe de cuidados paliativos, pois o paciente expressou o desejo de morrer.

Diagnósticos da avaliação multidimensional

Logo no primeiro contato com a equipe, o paciente reforçou categoricamente o desejo de morrer. Nos últimos meses, referia humor deprimido durante a maior parte dos dias, anedonia, sensação de inutilidade e perda de sentido. Além disso, apresentava indicativos clínicos de evolução para fase final de vida, como declínio funcional vertiginoso e caquexia grave.

Os principais sinais e sintomas físicos eram relacionados à região orofacial, com xerostomia, hipossalivação, ardência secundária à candidíase pseudomembranosa oral e orofaríngea, além de microstomia (abertura diminuída da cavidade oral), o que dificultava a realização de higiene oral. Não apresentava dentes ou próteses dentárias, o que dificultava a mastigação.

Percebia sua morte chegando e ansiava por ela, apesar de negar ideação suicida ou desejo de eutanásia. Implorava à equipe que ajudássemos os seus filhos a entender sua condição e escolha. Havia diferenças de expectativas entre eles, visto que os filhos esperavam a cura (Quadro 17.1).

Quadro 17.1. Diagnósticos e sofrimentos identificados.

Físicos	Emocionais
• desconforto respiratório; • secreção em vias aéreas; • fadiga/insônia; • xerostomia/hipossalivação; • dor em cavidade oral; • candidíase pseudomembranosa.	• transtorno depressivo; • dificuldade para se comunicar; • perda da funcionalidade; • desejos conflitantes do paciente e sua família; • visão da morte como libertação do sofrimento.
Sociais	Espirituais
• perda do papel social; • perda do legado de trabalho (sítio malcuidado após adoecimento); • isolamento social e afastamento da rede social e familiar.	• perda do sentido da vida; • questionamento acerca de sua religiosidade; • sentimento de ser abandonado por Deus.

Fonte: Elaborado pela autoria.

Plano de cuidados e condutas adotadas

▶ Realização de duas reuniões familiares por videochamada para acolhimento, esclarecimento prognóstico, tomada de decisão, alinhamento de expectativas e transferência da UTI para a enfermaria de cuidados paliativos.

- Suspensão de todas as terapias sem efeito no controle de sintomas, incluindo antibióticos, em consonância com fase da doença do paciente (fim de vida) e com desejos expressos por ele.
- Morfina endovenosa 5 mg ao dia para dispneia, clonazepam para insônia e escopolamina (pelo efeito anticolinérgico) para hipersecreção pulmonar.
- Higienização oral, para conforto e auxiliar a equipe de enfermagem, que apresentava dificuldade na manipulação da cavidade oral.
- Antifúngico sistêmico, com objetivo exclusivo de controlar sintomas secundários da infecção oportunista orofacial (dor e ardência).
- Controle de xerostomia, com substituto salivar e hidratante labial.
- Vigilância para sinais de retenção urinária ou queixas de desconforto suprapúbico e realização de cateterismo vesical de alívio, se necessário.
- Realização de curativo de lesão peniana com ácidos graxos essenciais, devido ao uso prévio de cateter vesical de demora.
- Acompanhamento, auxílio e supervisão durante as refeições, de forma a evitar engasgos, pois o paciente desejava se alimentar por via oral.
- Avaliação e acompanhamento psicológico individual durante a internação, ao paciente de forma presencial e aos familiares por videochamadas.
- Solicitação de visita religiosa à capelania da instituição.
- Espaço de escuta aos profissionais da equipe da enfermaria, diante do sofrimento apresentado pelos mesmos, durante reuniões semanais de acolhimento e produção do "diário de bordo". Foi aberto espaço de discussão conjunta das angústias que o caso suscitou, especialmente aos profissionais do setor que não eram especialistas em cuidados paliativos.

Discussão do caso

O sofrimento psíquico observado pela equipe antecede a internação. Avaliações psicológicas demonstraram processos de luto pelo corpo adoecido desde suas primeiras intervenções para os tumores de pele, com alterações da autoimagem devido a procedimentos mutiladores e pela perda de funcionalidade. Esta última implicou diretamente em aspectos de seu sentimento de valia e autoconceito, uma vez que, como trabalhador rural, o declínio funcional implicou na perda do papel social de provedor e de produtividade.

A impossibilidade de cuidar de seu patrimônio e o afastamento dos filhos das atividades relativas ao seu sítio também implicaram em sofrimento ao paciente. A perspectiva de legado, como transmissão de bens, ensinamentos, rotinas e papéis sociais às gerações futuras, foi desorganizada. Esse processo de ruptura, além de causar sofrimento psicoemocional ao paciente, no contexto da internação impactou seu relacionamento com os filhos. Tal impacto foi ilustrado pela recusa inicial de o paciente em realizar visitas virtuais, evitando o contato com eles.

No enredo de terminalidade de doença e possíveis repercussões psicoemocionais, faz-se necessária a avaliação situacional e pregressa, visto que muitos apresentam longos processos de enfermidade, trajetórias individuais e familiares que não se desvinculam da totalidade de sua experiência de terminalidade e morte. A consternação expressa por meio das falas relativas ao desejo de morte, humor deprimido e questionamento sobre sua fé, até então cristã, representam a magnitude do sofrimento experienciado diante das limitações impostas por um corpo que já não corresponde aos seus desejos.

Um corpo que não é reconhecido, alvo de preconceitos e julgamentos, não responde ao que deseja ser e ao que julga necessário ser. Perde-se o corpo presumido como ideal, sua função, a produção, o sentido de ser e se revela o ápice do sofrimento humano diante de sua finitude. Com relação ao conflito com a fé, ele questionava a existência da vida após a morte. Durante atendimento psicológico, colocou que "o 'nada' é melhor do que esta vida", ao julgar que deixar de existir era preferível em relação a viver uma vida sem sentido.

Nesse contexto, foi diagnosticado com depressão, o que provocou desconforto na equipe devido ao potencial impacto que tal transtorno de humor traria em sua autonomia e, por consequência, na sua capacidade de opinar sobre tratamentos.

Após reunião multiprofissional, no entanto, foi entendido que mesmo que a depressão impactasse a opinião do paciente e que fosse iniciado tratamento direcionado, considerando a expectativa de sobrevida e história natural do câncer, não haveria tempo hábil para revertê-la ou amenizá-la. Assim, foi favorecido o curso de ação que mais respeitasse o posicionamento do paciente e fosse proporcional ao curso inevitável que a doença sinalizava naquele momento, limitando intervenções terapêuticas que não fossem focadas exclusivamente no conforto e na garantia de preservação de autonomia.

Com relação à equipe assistencial, cabe ressaltar que a enfermaria contou com auxílio de diversos profissionais que não tinham experiências de trabalho ou conhecimentos específicos de cuidados paliativos. Neste caso, a equipe vivenciou experiências desafiadoras, como o fato de o paciente apresentar disfagia e ser desdentado, o que dificultava a mastigação, mas ainda dizer que gostaria de manter sua dieta exclusivamente por via oral, mesmo que em pequenas quantidades, como forma de exercitar sua autonomia.

Desfecho

Durante a internação na enfermaria de cuidados paliativos, houve controle satisfatório de sintomas e alinhamento de percepções e expectativas entre os filhos e o paciente. Após decisão pela suspensão de tratamentos modificadores, eles se despediram através de uma videochamada acompanhada pela equipe. O paciente faleceu confortável após cerca de uma semana em nossa enfermaria.

CAPÍTULO

18 "Será Que Posso Decidir sobre o Meu Corpo?"

Gustavo Ryo Morioka
Letícia Santos de Carvalho
Renato Tommasiello Hungria

Apresentação do caso

Uma mulher de 86 anos, aposentada, com antecedente de hipertensão arterial sistêmica, *diabetes mellitus* tipo 2, infarto do miocárdio prévio, fibrilação atrial, insuficiência cardíaca com fração de ejeção de 20%, amputação de membro inferior esquerdo e lesão por pressão em calcâneo direito. Foi levada ao pronto-socorro por dispneia em repouso e ortopneia, sendo feita hipótese diagnóstica de COVID-19, pelo contexto epidemiológico. Iniciada investigação etiológica com swab faríngeo (PCR) e tomografia de tórax, introduzidos antibióticos e tratamento clínico com dobutamina para compensação da insuficiência cardíaca.

A equipe de cuidados paliativos foi solicitada, considerando as doenças de base, somadas à expressão da paciente de desejo de não ser submetida a medidas invasivas, como intubação orotraqueal, reanimação cardiopulmonar e internação em unidade de terapia intensiva. A equipe solicitante estava segura dos conceitos de cuidados paliativos e de diretivas antecipadas de vontade, validando a expressão de autonomia da paciente, sendo favorável à limitação dessas medidas.

Considerando o contexto clínico e os valores da paciente, somados aos sintomas e sofrimentos inerentes ao quadro de insuficiência cardíaca descompensada, foi solicitada a transferência para a enfermaria de cuidados paliativos COVID-19. Procedeu-se com a monitorização dos parâmetros vitais de forma não invasiva, desmame progressivo de dobutamina e planejamento de abordagens aos familiares e à paciente.

Diagnósticos da avaliação multidimensional

A fragilidade emocional era notável pelos múltiplos sofrimentos apresentados. Os impactos da hospitalização e adoecimento repercutiam em sua condição psíquica, o que gerava reflexos em situações inacabadas de sua história de vida, personalidade, perdas e relações interpessoais, formando uma complexa cadeia de eventos emocionais, tanto para enfrentamento da paciente quanto para o manejo da equipe (Quadro 18.1).

Quadro 18.1. Diagnósticos e sofrimentos identificados.

Físicos	Emocionais
• dispneia; • insônia; • palpitação, como sintoma de ansiedade; • dor devido à lesão por pressão em membro inferior esquerdo; • inapetência; • imobilismo.	• relação ambivalente com a morte; • luto relacionado à amputação e mudanças na imagem corporal; • preocupação quanto à COVID-19 e possíveis tratamentos; • sentimento de solidão; • medo e ansiedade exacerbados; • perda de independência e autonomia.
Sociais	**Espirituais**
• conflitos familiares relacionados aos cuidados com a paciente.	• não identificados na internação.

Fonte: Elaborado pela autoria.

Plano de cuidados e condutas adotadas

O plano de cuidados englobava dois objetivos principais: controle de sintomas e estabilização clínica na perspectiva de desospitalização. Foi necessária a utilização de dobutamina e furosemida para o manejo da insuficiência cardíaca, entendendo que, mesmo sem indicação de terapia intensiva e sem o diagnóstico confirmado da COVID-19, o uso do inotrópico poderia trazer benefício por meio do controle de sintomas e qualidade de vida. A oxigenoterapia e as intervenções da fisioterapia foram importantes tanto no conforto quanto na reabilitação, sempre estimulando sua maior funcionalidade. Para as dores da úlcera de pressão foram utilizados analgésicos simples e, por vezes, morfina, que também tem papel no auxílio do manejo da dispneia.

Foi solicitada avaliação da cirurgia plástica para verificar as possibilidades de intervenção na úlcera calcânea. Sendo uma lesão extensa, o cuidado domiciliar seria de alta complexidade sem a abordagem cirúrgica, com alto risco de contaminação da ferida, podendo levar a uma nova internação hospitalar. As equipes foram favoráveis à abordagem, podendo ser programada a alta hospitalar após tal procedimento.

O plano de cuidados da psicologia teve como eixo principal o acompanhamento diário da paciente, com a finalidade de manutenção de vínculo e de manejo de reações emocionais intensas, como medo, ansiedade e solidão. Buscou-se estabelecer diálogo sobre sua relação com a morte e o adoecimento, impactos da amputação, relação com familiares e equipes de saúde, autoimagem e autoestima, bem como preparação emocional para a cirurgia.

Discussão do caso

Uma paciente octagenária, que convivia com doença cardíaca de longa data, grave e em estágio avançado, que evoluiu com perda parcial da funcionalidade para atividades de vida diária devido à amputação do membro inferior esquerdo. Apresentou descompensação aguda da insuficiência cardíaca, que, devido à semelhança dos sintomas com a COVID-19 e consideração do contexto de pandemia, teve de ser mantida em isolamento até o esclarecimento diagnóstico.

Foi realizado o desmame da oxigenoterapia, com redução progressiva do fluxo e sua posterior retirada, mantendo boa saturação de oxigênio em ar ambiente (maior que 94%), sem sinais objetivos de desconforto respiratório, mesmo durante esforços. Contudo, ela referia medo e ansiedade com a retirada do cateter e sempre solicitava que membros da equipe o reinstalassem, pois assim se sentia mais segura e confortável. Reconhecendo e validando esses sentimentos, foram necessários sua orientação e seu acolhimento, além do alinhamento de conduta entre toda a equipe.

Esse uso da oxigenoterapia, sem uma condição fisiopatológica ou indicação terapêutica que o justifique, é comumente visto na prática clínica, em que pacientes referem melhora dos sintomas respiratórios após suplementação de oxigênio ou pelo simples uso de dispositivos, como o cateter nasal – "efeito placebo". Cabe ressaltar que valores de saturação de oxigênio, de forma isolada, não estão direto e obrigatoriamente relacionados ao sintoma "dispneia", sendo este de caráter subjetivo e mensurado pelo próprio paciente. Questões não orgânicas, como medo e ansiedade, podem influenciar a sensação do desconforto respiratório – a "dispneia total".

Não é raro que esses contextos levem ao uso excessivo e sem indicação da oxigenoterapia, muitas vezes motivada pela angústia da própria equipe frente ao desconforto relatado pelos pacientes, instalando dispositivos de suplementação de oxigênio sem fundamentos orgânicos ou parâmetros objetivos. O período noturno, quando pacientes se sentem mais isolados, pela menor frequência da entrada de profissionais nos quartos, pode levar à sensação de desamparo, o que pode exacerbar a ansiedade e medos. Consequentemente, leva à maior sensação de dispneia e, com isso, ao maior requerimento de intervenções, como a colocação de dispositivos de suplementação de oxigênio.

Além disso, a paciente se recusava a adotar posturas mais altas, como sentar-se à beira-leito, mesmo apresentando reserva funcional para isso e podendo se beneficiar de estímulos funcionais. A recusa se relacionava ao medo intenso de cair, decorrente de quedas em ambiente doméstico após a amputação. Foi explicada e reforçada a importância da estimulação da funcionalidade e da manutenção da independência, porém a paciente se manteve relutante às intervenções, demandando mais orientações e acolhimento emocional durante os atendimentos fisioterapêuticos do que a realização dos exercícios em si.

Tais desafios se relacionam também com a dificuldade de estabelecimento de confiança na equipe, pois a paciente apresentava questionamentos constantes sobre sua hospitalização e receio de ser submetida a procedimentos ameaçadores a ela, como a intubação, os quais foram temas frequentemente abordados e desmistificados pelos profissionais. Sua desconfiança pôde ser abordada por meio da construção de vínculo, reflexão e retomada de sua história de vida, a partir da qual foi possível compreendê-la como uma forma de proteção, presente em outras relações e intensificada após a amputação e suas diversas consequências físicas e psíquicas.

Simultaneamente, a paciente apresentou sinais de sofrimento decorrente do sentimento de solidão, também percebidos por ela ao longo de seu envelhecimento e adoecimento. Pela dinâmica da enfermaria, em que o contato com profissionais e familiares era breve, com restrições devido ao isolamento, sua solidão foi exacerbada. Por ser lúcida, consciente e orientada, ao ser mantida isolada por longos períodos, referia medo, apreensão e sensação de estar enlouquecendo, o que demandava cuidado mais próximo e constante por parte da equipe.

O maior desafio encontrado, no entanto, foi o planejamento cirúrgico da úlcera calcânea e a preparação emocional da paciente. O medo e a ansiedade intensos, expressos de forma recorrente, foram agravados ante à perspectiva de ser submetida a uma nova cirurgia. As estratégias de preparo, como garantir acesso às informações, recuperar seus recursos de enfrentamento, e acolher e manejar seu estado emocional mostraram-se insuficientes para que ela se assegurasse quanto à realização do procedimento, uma vez que isso ia de encontro ao que preconizava para si, já tendo expressado sua discordância com a realização de intervenções invasivas.

As estratégias adotadas exerceram o efeito de empoderamento da paciente e sua reação inicial de resignação foi substituída por uma busca ativa por exercer sua autonomia e decidir sobre si. Munida de informação, apropriou-se de sua condição, indagando aos profissionais acerca da sua liberdade de escolha, representada pelo questionamento feito por ela à equipe: "Será que posso decidir sobre meu corpo?"

Esse caso suscita reflexões sobre o processo de tomada de decisão. Quando há consentimento informado, decisões médicas são apresentadas ao paciente e à família, de acordo com a sua indicação clínica, com embasamento técnico sólido, segundo a opinião e experiência da equipe, em que é exposta a conduta entendida como a mais adequada e pertinente, havendo o aceite pelos mesmos. Já em decisões compartilhadas, há opções possíveis, proporcionais, prudentes e adequadas, sendo a decisão o resultado da deliberação conjunta entre os envolvidos.

Sempre é necessário considerar os valores, preferências, expectativas, a autonomia e os sofrimentos dos pacientes. Esse caso exemplifica uma situação comum: a desvalorização da fala dos idosos e as consequentes repercussões da supressão de sua autonomia. Muitas vezes, as decisões se resumem à opinião médica e sua interlocução com familiares, excluindo o paciente do processo, apesar de este ser o principal beneficiário. Ainda mais grave e antiético é o desrespeito de diretivas antecipadas de vontade já firmadas, subjugadas às opiniões de terceiros, em condições de pacientes incapazes de responder por si. Percebe-se a importância do resgate dessa paciente, que foi capaz de manter suas características pessoais, expressão de desejos, capacidade de exercer sua autonomia legítima e tomar decisões sobre si, mesmo com suas fragilidades físicas e emocionais.

Desfecho

Ao resistir contra um estado de passividade em seu cuidado, com a ajuda de seus familiares e esclarecimentos da equipe, a paciente pôde expressar sua angústia e tomar sua decisão sobre a cirurgia. Após garantir que a paciente e seus filhos tinham clareza sobre os riscos e as consequências da não abordagem cirúrgica, o procedimento foi cancelado e optou-se por alternativas clínicas de cuidado e reavaliação ambulatorial. Com a compensação cardíaca, desmame da dobutamina e da oxigenoterapia, além de PCRs negativos para COVID-19, foi possível a alta hospitalar.

CAPÍTULO

19 "Ser Humano É Ter Paciência"

Arabella Claudine Soares de Freitas
Carla Rafaela de Oliveira
Leticia Macedo Castelo Branco
Renato Tommasiello Hungria

Apresentação do caso

Paciente de 90 anos, morava sozinho há mais de seis meses, quando sua esposa teve um acidente vascular encefálico e foi morar com uma das filhas. Casado, três filhas, era produtor rural. Referia crença em Deus, mas não tinha religião específica. Nascido em uma pequena cidade do interior de São Paulo, de descendência japonesa, não tinha conhecimento de doenças prévias e era, até então, independente para atividades básicas e instrumentais da vida diária.

Iniciou sintomas de mialgia e tosse seca, que o fez procurar atendimento ambulatorial, recebendo prescrição de azitromicina por cinco dias. Após nove dias, apresentou febre e dispneia em repouso, sendo admitido no hospital com hipoxemia grave em ar ambiente e esforço respiratório. Foi indicado suporte com oxigênio por máscara não reinalante e submetido à angiotomografia de tórax, que evidenciou tromboembolismo pulmonar segmentar de lobo inferior direito e infiltrados em vidro fosco, com acometimento bilateral de 50% do parênquima pulmonar. Realizou exame de Proteína C-reativa (PCR), com presença de antígenos de SARS-CoV-2, o que confirmou o diagnóstico de COVID-19.

Evoluiu com esforço respiratório grave, sendo realizada transição da estratégia para cateter nasal de alto fluxo, intercalado com ventilação não invasiva. Internado em leito de terapia intensiva, recebeu anticoagulação plena, corticoterapia, antimicrobianos e pronação. Entretanto, após 28 dias de internação, mantinha insuficiência respiratória tipo I e necessidade de suporte com cateter de alto fluxo, além de alta dependência funcional. Após nova tomografia, evidenciou-se a piora do infiltrado pulmonar (70% de parênquima), sugestivo de fibrose e áreas de bronquiectasias, de características sequelares.

Diante da alta dependência de oxigênio, considerando a fibrose pulmonar extensa e intratável, com refratariedade às terapias modificadoras de doença, em paciente não candidato a transplante pulmonar, sem outra estratégia possível para reverter o quadro, ficou definido como pneumopatia terminal, por sequelas da COVID-19. Foi solicitada, então, a avaliação da equipe de cuidados paliativos.

O paciente expressou como valores de vida manter sua lucidez, independência física e deliberativa. Foi realizada reunião familiar com os filhos através de videochamada, com a definição de plano de cuidados de forma compartilhada, o qual estaria centrado no conforto e na valorização do que lhe era considerado como dignidade, em detrimento da busca pela manutenção da vida por meio de suportes artificiais. Iniciada morfina em bomba de infusão para o controle de dispneia com sucesso, o que viabilizou a transição do cateter nasal de alto fluxo para máscara de Venturi 50%, condição que possibilitou a transferência para enfermaria de cuidados paliativos no 40º dia de evolução da doença.

Diagnósticos da avaliação multidimensional

Desde a primeira avaliação, ainda na UTI, como grupo de interconsulta em cuidados paliativos, foi notável a quantidade de sintomas que apresentava e a necessidade de intervenção da equipe nas diversas dimensões do sofrimento, apesar de alguns não serem queixas trazidas de forma objetiva pelo paciente. A manutenção da sua lucidez não era apenas um valor, mas foi fundamental por permitir a melhor compreensão de sua biografia e expectativas, uma vez que ainda não havia manifestado diretivas antecipadas de vontade. Com isso, foi possível um planejamento de cuidados com adequação de condutas à sua condição atual, considerando aquilo que julgava importante em sua vida (Quadro 19.1).

Quadro 19.1. Diagnósticos e sofrimentos identificados.

Físicos	Emocionais
• dispneia aos mínimos esforços decorrente da pneumopatia terminal; • tosse não produtiva; • sarcopenia; • imobilismo com dependência física para atividades básicas de vida diária;	• contato com a finitude e reavaliação crítica de sua história biográfica (p. ex.: gostaria de ter sido mais presente na educação dos filhos, de ter expressado mais seus sentimentos, de ter trabalhado menos e de estar mais próximo dos familiares e amigos);

(continua)

Quadro 19.1. Diagnósticos e sofrimentos identificados. *(continuação)*

Físicos	Emocionais
• hipoacusia bilateral, dificuldade de comunicação verbal; • lesão por pressão em orelhas grau 2 devido à fixação do cateter de alto fluxo.	• lamento pelo isolamento social e distanciamento dos familiares e amigos; • questionamento sobre a estabilidade de seu legado.
Sociais	**Espirituais**
• dependência de oxigenoterapia em alta vazão como entrave para alta domiciliar; • rede de apoio sólida e familiares dispostos a receber o paciente em casa. Tiveram expectativas frustradas devido à impossibilidade de desospitalização.	• desejo de aproximação com o sagrado e de reconciliação biográfica; • empenho em expressar gratidão pela sua existência; • reafirmação na crença de transcendência espiritual.

Fonte: Elaborado pela autoria.

Plano de cuidados e condutas adotadas

Paciente com pneumopatia grave e critérios de terminalidade, tinha em seu plano de cuidados os objetivos de controle de sintomas, tratamento clínico de complicações (p. ex.: infecções, distúrbios hidreletrolíticos e metabólicos), resgate biográfico, aproximação de familiares e de seus valores de vida.

Seu principal sintoma físico era a dispneia (escala de ESAS 5), sendo optado por uso de morfina intravenosa em infusão continua (5 mg em 24 horas), com resgates de 0,8 mg conforme necessidade (usou o máximo de 7 mg em 24 horas). Manejo da oxigenoterapia com ajustes conforme esforço, estimulação funcional e orientações para economia de energia. Na execução do planejamento, os cuidados com a pele também eram um foco da equipe, com hidratação e mudança de decúbito, com descompressão dos pontos de maior atrito.

O paciente apresentou impossibilidade de desmame de oxigênio, tornando-se dependente de máscara de Venturi 50% a 15 L/min. Ao longo da internação, foi acometido por alguns episódios graves de quedas de saturação, para até 70%, em geral quando havia a necessidade de retirada da máscara para alimentação. Foi optado pela instalação de cateter nasal de oxigênio a 5 L/min durante as refeições, o que proporcionou mais conforto e segurança. Houve tentativas de desmame da oxigenoterapia, diminuindo o fluxo para 40%, porém o paciente apresentou confusão mental e desconforto respiratório.

Nos dias subsequentes, com a progressão da doença e piora do quadro, foi necessária a oclusão do conector da máscara, buscando a maior oferta possível de oxigênio. Apesar disso, o paciente solicitava transferências para a poltrona, realizando exercícios em sedestação, ortostatismo e marcha com poucos passos, no que foi atendido, respeitando o desejo e a autopercepção de esforço, fornecendo tempo de repouso estendido entre as atividades.

A comunicação era algo complexo, diante da hipoacusia grave e da perda do auxílio da leitura labial dos interlocutores, devido ao uso das máscaras pelos profissionais. O paciente usou fones de ouvido com intuito de minimizar o ruído do ambiente. Nos cuidados das úlceras por pressão grau 2 presentes em ambas as orelhas, foi realizada hidratação com ácidos graxos vegetais e acolchoamento dos pontos de pressão com gazes e placas de hidrocoloide.

Discussão do caso

Trata-se de um paciente nonagenário, que era extremamente funcional, apesar da idade. Porém, acometido por uma doença aguda, conhecidamente mais grave e letal em pacientes mais idosos, evoluiu para uma condição de terminalidade, devido à extensão da doença pulmonar e à refratariedade às terapêuticas. Apesar de não possuir nenhuma doença prévia, a equipe da UTI percebeu o mau prognóstico e solicitou o auxílio da equipe de cuidados paliativos para o avaliar e dar sequência aos cuidados.

Na dimensão emocional, o paciente se queixava do distanciamento dos familiares e dos amigos e utilizava como recurso de enfrentamento a crença de que era necessário estar no hospital para se sentir melhor. Rememorava com frequência sua trajetória de vida e de seus antepassados, sobre o empenho de uma vida toda baseada no trabalho rural para proporcionar melhores condições de vida para sua família. Sentia que financeiramente não faltou nada aos filhos: eles cresceram saudáveis e tiveram oportunidades de estudo, entretanto, ele julgava que contribuiu pouco na educação deles. Foi notável aos filhos que o pai estava mais aberto a conversar, com o desejo de contar histórias e demonstrar verbalmente seu amor, seu carinho e suas saudades.

Segue alguns exemplos de falas do próprio paciente:

"Hoje estou muito feliz. Sinto que nasci de novo, só que mais fraco. Sei que não vou conseguir fazer as mesmas coisas como antes, mas estou sendo muito bem cuidado. Hoje é um dia especial para mim, meu dia de sorte. Gosto desta data (13 de junho). Sabe, eu já vivi muito e só tenho que agradecer a Deus. É maravilhoso estar vivo. Se eu tiver que morrer por agora, tudo bem, estou feliz. Mas se puder ter mais algum tempo, eu quero sim. Quero estar com a minha família, falar com os meus amigos e ir até o sítio."

Revisando sua trajetória, ele segue:

> "Eu tive muita sorte de ter uma esposa boa, porque foi ela que criou os meus filhos; eu só trabalhava. Se os meus filhos estudaram e são pessoas boas, é por causa dela. Eu não cuidei deles, não falei que amava, achava que não precisava. Quando a minha esposa ficou doente, ela foi morar com a nossa filha. Ela cuida dela e não aceita que eu ajude em nada. Espero que agora eles cuidem de mim também."

Diante desse desejo de proximidade com familiares e amigos, dificultado pelo cenário de isolamento respiratório, foram realizadas videochamadas diárias com os filhos, com durações definidas pela disposição do paciente. Além disso, foi oferecido um almoço com alimentos preparados pelos familiares, com os sabores que ele mais gostava, o que foi um momento de grande emoção para ele. Os familiares e os amigos também gravaram vídeos com mensagens de apoio e fotos de como estava o sítio que o ele costumava cuidar.

Na dimensão espiritual, o paciente mostrava um discurso de profunda gratidão pela sua trajetória de vida. Trazia pouquíssimas queixas físicas ou psíquicas, sempre dizendo "a cada dia me sinto um pouquinho melhor". Expressava gratidão a Deus e frequentemente realizava orações direcionadas aos membros da equipe assistencial.

Não era raro que, em meio às conversas, trouxesse reflexões e ensinamentos de vida à equipe:

> "Sabe, ser humano é ter paciência. Se você não tiver paciência, qualquer coisa te aborrece e você acaba destruindo tudo. Tem que ter paciência, conversar e esperar cada dia, agradecendo por se sentir melhor, mesmo que aos poucos. Eu acredito que Deus me perdoou e que cuida de mim sempre. Quero pedir a Ele que cuide de vocês também. Veja como Ele é bom. Não posso segurar a mão de alguém da minha família, mas posso segurar a sua."

Desfecho

Após 58 dias do início dos sintomas e 48 dias de internação, o paciente foi transferido para enfermaria de cuidados paliativos na área não COVID-19, após liberação institucional, possibilitando-o receber a visita das filhas. Mantinha o uso de máscara de Venturi e morfina endovenosa na mesma infusão, garantindo seu conforto respiratório. Após 8 horas da admissão, durante o sono, evoluiu natural e pacificamente para o óbito.

CAPÍTULO

20 "Nossa Luta Foi em Vão"

Fernando Salles Rodrigues Greco
Marina Guimarães Oliveira Marques
Zenon Ribeiro Castelo Branco

Apresentação do caso

Um jovem de 19 anos, com leucemia linfoide aguda de células T, diagnosticada aos 11 anos de idade. Seus pais, irmãos e sua família estendida, incluindo algumas tias, estiveram presentes em todas as etapas de sua doença.

Foi amplamente tratado desde a infância, submetido a diversas linhas terapêuticas, inclusive à transplante de medula óssea, contudo, sem apresentar resposta satisfatória. Evoluiu com doença do enxerto contra hospedeiro crônica, além de necessidade transfusional recorrente. Vinha em seguimento ambulatorial com a equipe de hematologia, junto a qual decidiu não ser mais submetido a tratamentos que pudessem acarretar mais sofrimento.

Quatro dias antes de sua admissão, começou a cursar com diarreia e febre. Após a realização de exames, foi confirmado o diagnóstico de COVID-19. Nas primeiras 24 horas da admissão, considerando a decisão por não ser submetido a medidas que lhe trouxessem sofrimento, foi acionada a equipe de cuidados paliativos para auxiliar no controle de sintomas e acolher o paciente e seus familiares, já bastante fragilizados.

Diagnósticos da avaliação multidimensional

Em razão da leucemia e suas complicações, apresentou diarreia de difícil controle, icterícia, plenitude gástrica e náuseas recorrentes. A internação foi complicada por intercorrências, como pneumonia bacteriana e neutropenia febril, recebendo três esquemas antimicrobianos de amplo espectro. Por atividade de doença, apresentou pancitopenia importante, o que demandava transfusão de hemácias e plaquetas a cada 48 horas, aproximadamente.

Ademais, apresentou diversas afecções em cavidade oral, como manifestações da doença do enxerto contra hospedeiro, infiltração tumoral e infecção fúngica associada (*Actinomyces sp*). Ao exame, observava-se múltiplas lesões ulceradas com halo eritematoso em dorso e ventre de língua, fundo de sulco, palato, região retromolar e orofaringe. Essas afecções causavam intensa dor e ardência, além de limitação significativa da abertura bucal, comprometendo as mínimas atividades, como mastigar, falar e deglutir. Observou-se, ainda, a presença de inflamação gengival devido à dificuldade para realização da higiene oral.

Em discussão com a equipe de cuidados paliativos, o paciente manifestou entendimento quanto à progressão da doença, gravidade da internação atual, das limitações terapêuticas encontradas e relatou ter consciência de sua finitude. Emocionava-se ao falar de preocupações com seus familiares e com a forma como eles enfrentariam sua ausência. Em especial, preocupava-se com sua mãe, sua principal cuidadora.

Estava ciente de que a doença não mais apresentava possibilidades de cura ou controle e expressava seu lamento e sentimentos com relação a ter se submetido a todos os tratamentos ao longo de 8 anos de vivência com a doença. Sua luta contra a morte estava fracassando e isso se externou na frase "nossa luta foi em vão", referindo-se ao seu engajamento e o de sua mãe nas tentativas de conter o avanço e consequências da doença.

Durante um dos atendimentos, relatou o quanto a convivência familiar era um aspecto importante para ele (Quadro 20.1). Sentia profunda saudade de casa. Vendo uma propaganda de culinária na televisão do quarto, foi remetido ao desterro que sentia por estar no hospital: "Eu estou com saudade de comer em casa. A comida daqui é ruim. Estou com saudade de cozinhar com minha mãe e minha tia... A gente sempre se reunia pra fazer isso".

Quadro 20.1. Diagnósticos e sofrimentos identificados.

Físicos	Emocionais
• infiltrado tumoral com infecção associada; • doença do enxerto *versus* hospedeiro oral, intestinal e hepática; • dor orofacial; • trismo; • gengivite; • diarreia e náuseas;	• saudade dos familiares; • preocupação com o luto da família, em especial da mãe.

(*continua*)

Quadro 20.1. Diagnósticos e sofrimentos identificados. (continuação)

Físicos • inapetência; • distensão abdominal.	
Sociais • isolamento, com consequente ausência da sua rede de apoio.	Espirituais • expressão de falta de finalidade na vida; • perda de conexão com práticas de sentido (p. ex.: cozinhar com a família).

Fonte: Elaborado pela autora.

Plano de cuidados e condutas adotadas

O suporte dado pela equipe de cuidados paliativos durante a internação foi inteiramente realizado como interconsulta, sem que houvesse a transferência para os leitos próprios da enfermaria de cuidados paliativos. Coube, então, à equipe dar orientações à hematologia quanto ao controle de sintomas e identificação dos motivos de sofrimento do paciente, assim como propor estratégias de intervenção, enquanto criava vínculo com o paciente e seus familiares, assumindo a dupla tarefa de realizar inserções pontuais na equipe local e estabelecer uma relação com a família do paciente. Ligações de áudio e vídeo foram facilitadas, a fim de que o paciente pudesse ter mais contato com a família e atenuar a saudade.

Quanto aos sintomas físicos, as maiores queixas eram orais e gastrointestinais. Foi introduzida loperamida 4 mg/dia para controle de diarreia, contribuindo também no alívio das náuseas, em associação à ondasentrona 8 mg/3 vezes ao dia. Mesmo assim, como não houve resolução da náusea, o que impactava na aceitação alimentar, a equipe de CP sugeriu haloperidol, pelo seu efeito antiemético, mas que não foi prescrito por opção da hematologia.

Foi utilizada solução gel de lidocaína a 2% para aplicação oral antes das manipulações da região bucal e da alimentação, ocasiões que desencadeavam dor e desconforto. Diariamente eram realizados cuidados de higiene oral e aplicação de laser de baixa potência nas lesões intrabucais, com o intuito de melhorar a analgesia. Devido à intensidade da dor em cavidade oral, ainda foi necessária utilização de morfina 5 mg, administrada na forma de solução oral, por meio de bochecho, seguido de deglutição, a cada quatro horas.

Discussão do caso

A equipe interconsultora esteve diante de um paciente jovem, com doença onco-hematológica grave de longa data, amplamente tratado, evoluindo com refratariedade à terapêutica específica instituída, caracterizando, dessa forma, a terminalidade da doença. Comum a tal estágio de enfermidade, apresentava alta carga de sintomas, com comprometimento notável da qualidade de vida. A internação pela COVID-19, complicada por diversas intercorrências, sem resposta aos tratamentos instituídos, configurou a fase final de vida e o anúncio do óbito breve.

O adoecimento de pacientes jovens é frequentemente mobilizador para a equipe e demais envolvidos no processo de cuidado. Nesse paciente, o processo de adoecer perdurou dos 11 aos 19 anos, comprometendo o final da infância e toda a adolescência, o que causa às pessoas ao redor a sensação de incompletude e de interrupção precoce de uma vida, em tese, promissora.

No contexto atual de pandemia, com a suspensão de visitas, ocasião em que a família se vê obrigada ao distanciamento de seus entes queridos internados, o afastamento imposto potencializa o sofrimento familiar e realça a dor pela perda não concretizada, por não ser possível acompanhar paulatinamente a evolução do quadro e pela dificuldade de realizar despedidas.

O paciente apresentava múltiplos sintomas e sofrimentos, frequentes no final de vida, cujas dificuldades de manejo demandavam atenções específicas. Tinha, portanto, não apenas indicação de ser acompanhado por uma equipe de cuidados paliativos, mas de ser transferido para uma enfermaria em que esses cuidados são contínuos e diretamente executados por equipe multiprofissional especializada em cuidados paliativos, com conhecimento técnico e experiência no reconhecimento e abordagem das variadas dimensões do sofrimento humano.

No entanto, levando em consideração o vínculo antigo entre equipe da hematologia, paciente e família, foi optado por não realizar a transferência, com vistas a atenuar o cenário disruptivo que paciente e família viviam no momento. Foi mantido o acompanhamento via interconsultas, que eram realizadas por meio de visitas diárias, porém pontuais, sendo as condutas sugeridas à equipe local, a encargo da qual ficaram as decisões finais e os cuidados diretos ao paciente.

Dentre os sintomas, os associados à boca interferiam diretamente na sua qualidade de vida. A presença de dor, ardência e limitação de abertura bucal comprometiam as funções mais básicas, levando-o a uma reduzida ingesta oral, baixa interação social com a equipe de saúde e com os familiares.

É sabido que a aplicação do laser em lesões tumorais, por ser um bioestimulador, pode levar à progressão da doença. No entanto, em discussão com a equipe multiprofissional de cuidados paliativos e de hematologia, chegou-se ao consenso de que não haveria tempo hábil para causar danos, uma vez que o paciente já se encontrava em fase final de vida. Assim, priorizou-se no tratamento o cuidado de seu sofrimento, prosseguindo com as sessões diárias de laserterapia nas lesões orais, melhorando a analgesia de forma satisfatória.

Desfecho

O paciente permaneceu em acompanhamento conjunto com os cuidados paliativos durante 18 dias, apresentando melhora significativa dos sintomas, com benefícios nítidos em sua condição global. Essa percepção foi reafirmada pela enfermagem local, que observou mudanças no seu comportamento já desde os primeiros dias das intervenções da equipe de cuidados paliativos. Ele apresentou melhor aceitação da dieta, bem como intensificou a interação com os membros da equipe e com sua família, viabilizada pelas ligações de áudio e vídeo.

Permaneceu nos seus últimos dias de vida com sintomas físicos bem controlados. Contudo, devido às limitações de isolamento impostas pela COVID-19, veio a falecer sem poder ter recebido a visita de seus familiares, o que tanto desejava.

O sentimento de incompletude diante da morte de um jovem é acentuado pela insuficiência contida em não possibilitar despedidas, em uma situação em que a saudade era o sintoma mais urgente.

CAPÍTULO

21 "Que Seja Feita a Vossa Vontade..."

Caio Barretto Anunciação
Natacha Silva Moz
Rayssa Peixoto Accioly Soares

Apresentação do caso

Um senhor de 82 anos, marido, pai e avô, católico, devoto de Nossa Senhora de Fátima. Idoso frágil, com antecedente de câncer de próstata, quatro acidentes vasculares cerebrais isquêmicos e hipertensão arterial sistêmica; acamado, hemiplégico e dependente para atividades básicas de vida diária. Familiares relatavam que em alguns breves momentos era contactuante não verbal, mas com desorientação têmporo-espacial.

Admitido na unidade de emergência em insuficiência respiratória aguda, com histórico de nove dias de inapetência, redução do nível de consciência e queda do estado geral, sem febre, tosse ou outros sintomas gripais. As tomografias computadorizadas evidenciaram comprometimento do parênquima pulmonar em mais de 50% de vidro fosco e cérebro com áreas sequelares de gliose e microangiopatia. Frente à gravidade do quadro e hipótese diagnóstica de COVID-19, o paciente foi submetido à intubação orotraqueal. Familiares manifestaram o desejo por medidas invasivas pensando em reversibilidade do quadro agudo, apesar das doenças prévias e baixa funcionalidade.

Após admissão em unidade de terapia intensiva, evoluiu com lesão renal aguda, infarto agudo do miocárdio e novo acidente vascular cerebral, identificado em tomografia de crânio com múltiplos novos focos isquêmicos, sugerindo etiologia embólica. Após a retirada de sedação, não apresentou resposta neurológica.

O ecocardiograma estimou a fração de ejeção em 20%, com acinesia miocárdica importante. Devido à gravidade evidente, foi solicitada interconsulta à equipe de cuidados paliativos para auxílio na comunicação com a família e tomada de decisão.

Diagnósticos da avaliação multidimensional

A avaliação do paciente em coma, ou sob o efeito de sedação, é uma tarefa desafiadora, pois ele não pode comunicar suas queixas, nem suas vontades. Nesse cenário, em especial, se fazem importantes as diretivas antecipadas de vontade, nas quais o paciente previamente deixa explícito como gostaria, ou não, de ser cuidado, no momento em que não puder responder por si. Neste cenário, a avaliação quanto a sintomas e sofrimentos advém do exame clínico e da inferência de possíveis desconfortos que paciente possa estar sentindo.

No que concerne ao processo de tomada de decisão, uma vez que não há diretivas antecipadas de vontade, a interlocução se dá com os familiares próximos ou responsáveis legais (Quadro 21.1).

Quadro 21.1. Diagnósticos e sofrimentos identificados.

Físicos	Emocionais
• dor e desconforto ocasionados por tubos, sondas e cateteres; • síndrome do imobilismo; • hipossalivação e lábios ressecados.	• paciente em coma, sem possibilidade de avaliação psicológica; • familiares em sofrimento por estarem distantes e perceberem piora do quadro e risco de morte.
Sociais	Espirituais
• dependente para atividades básicas de vida diária; • distanciamento familiar.	• a fé é usada como mecanismo de enfrentamento.

Fonte: Elaborado pela autoria.

Plano de cuidados e condutas adotadas

Considerando o quadro de base, com comorbidades graves, funcionalidade prévia reduzida, evolução com eventos agudos na internação e disfunções de múltiplos órgãos (respiratória, cardíaca e renal) associadas ao mau prognóstico neurológico, sem possibilidade de tratamento modificador da doença ou perspectiva de recuperação, foram identificados critérios de terminalidade da vida, com agravantes suficientes para o considerá-lo em fase final de vida. Nessa condição, foi entendido que a permanência em ventilação mecânica levaria ao prolongamento doloroso do processo de morte – distanásia.

A equipe de cuidados paliativos realizou reunião virtual com os familiares para compreender seus valores e os do paciente, abordar o entendimento sobre o quadro atual e explicar a proposta de extubação paliativa. Foram esclarecidas as possibilidades de evolução após o procedimento, inclusive o risco de óbito imediato, havendo compreensão e concordância pela família. A extubação paliativa foi programada, seguindo o planejamento em protocolo de três dias.

No primeiro dia, a equipe local foi abordada, com preparação dos membros que participariam da extubação, esclarecendo os motivos que embasam o procedimento e o método como seria realizado. Foi definido o horário e determinados os medicamentos a serem utilizados.

No segundo dia, foram iniciados opioide, anticolinérgico e corticosteroide, com a finalidade de aumentar o conforto do paciente e prevenir sintomas durante e após o procedimento, como agitação, dor ou dispneia. Foi orientada a suspensão de dieta enteral e meta de balanço hídrico rigorosamente negativo.

No terceiro dia (dia da extubação), foi realizada a higiene do paciente, retirada de sondas, desligamento de monitores e alarmes e aspiração de vias aéreas. A equipe de cuidados paliativos reforçou o processo novamente com os profissionais locais. Foi aberto espaço para a participação dos familiares, que mostraram desejo de acompanhar o procedimento e puderam presenciá-lo, de forma virtual, sendo continuamente amparados pela equipe. Estavam presentes: esposa, filha, genro e netos. Com a equipe devidamente posicionada, medicamentos para resgates e cateteres de aspiração em mãos, procedeu-se a retirada do tubo.

Discussão do caso

A extubação paliativa pode ser um desafio e deve ser discutida com toda a equipe e a família, a fim de que o entendimento e as expectativas estejam alinhados entre todos os envolvidos no cuidado. O distanciamento imposto pela pandemia criou um novo desafio, parcialmente resolvido com o uso de tecnologias para comunicação virtual, de modo a auxiliar a construção do vínculo com a equipe, viabilizar o acolhimento da família, promover a proximidade e o envolvimento dos familiares no processo de cuidado e no plano estabelecido.

Todas as etapas do protocolo foram seguidas. Juntamente, o cuidado e o respeito com o paciente são práticas contínuas e imperativas, em todas as suas dimensões, com atenção aos detalhes, necessárias mesmo com o mau prognóstico evidente, que se configurava independentemente da manutenção da ventilação mecânica.

Em contexto de sobrecarga de trabalho dos profissionais e muitas demandas, não é rara a priorização de outros cuidados em comparação aos relacionados à saúde oral, sendo possível observar piora da condição bucal antes da morte. Nos cuidados de fim de vida, é comum o uso de medicamentos sistêmicos que visam o controle de secreções e da dor, mas que levam à redução do fluxo salivar, ressecamento das mucosas e o acúmulo de crostas.

Com o contato com os familiares se dando de forma virtual e geralmente tendo apenas a face visualizada, é imprescindível a manutenção do cuidado dessa região, em especial da boca. A hidratação de lábios e boca e a realização da higiene oral individualizada, como medida de conforto, são importantes ferramentas do atendimento humanizado, em especial no final da vida.

No dia do procedimento foi realizada videochamada com os familiares para acolhimento, reafirmar as expectativas e sanar eventuais dúvidas remanescentes, sendo reforçada a importância dos valores e das crenças. A família mostrou o altar que havia montado justamente para o dia: velas acesas e a imagem de Nossa Senhora de Fátima. Pelo dispositivo, puderam ver seu ente querido, ainda em ventilação mecânica. Emocionados, disseram palavras de carinho e apoio.

O momento que precedeu à extubação foi de uma vivência pouco usual em ambientes de UTI: parar para orar. Aos poucos, os colaboradores de todas as áreas se aproximaram do quarto. Eram médicos, enfermeiros, fisioterapeutas, profissionais da limpeza... alguns fecharam os olhos, outros abaixaram a cabeça e se uniram para fazer a oração do "Pai Nosso", em uma ação espontânea de altruísmo e empatia. As vozes da oração da família do outro lado da tela se misturavam às da equipe. Em coro, envolviam o paciente, que se fazia presente, mesmo imerso em seu coma. Os familiares sinalizaram que não gostariam de assistir à retirada do tubo orotraqueal. Tal opção foi respeitada, sendo encerrada a videochamada ao término das orações.

A retirada do tubo foi realizada sem intercorrências e sem necessidade de aspiração das vias aéreas. Passou-se, então, a vigiar o surgimento de sinais de sofrimento. A impressão era de conforto, apesar da taquipneia, que melhorou de forma satisfatória com resgates de morfina e midazolam. Conforme combinado prévio, foi realizada nova videochamada após a extubação. Os familiares pareciam reconhecer o conforto do paciente sem a prótese ventilatória, com expressões faciais de alívio em meio ao choro. Assim, despediram-se com palavras de conforto, sendo encerrada a chamada a pedido deles.

Dois médicos e uma enfermeira mantinham-se próximos ao paciente, observando-o, tocando-lhe a mão, representando o carinho dos que falavam pelo vídeo, mas que estavam impedidos de oferecê-lo fisicamente. Foram minutos que se prolongaram em um tempo imensurável. Era uma despedida anunciada, escrita no espaçamento de suspiros, cada vez mais superficiais.

Reconhecendo a morte nos próximos minutos, foi realizada nova videochamada para os avisar que o momento da despedida final se aproximava. Novamente, oraram o "Pai Nosso" e a "Ave Maria". Logo após as orações, na companhia da enfermeira que lhe segurava a mão, o paciente apresentou um profundo ciclo respiratório, seu último. Familiares disseram seu último adeus e agradeceram a equipe pelos cuidados, seguido do encerramento da chamada.

Abraçados, os familiares estavam emocionados e gratos, em um momento de silêncio e respeito mútuo, vivido dos dois lados da tela. É importante a humildade, o reconhecimento que somos seres humanos cuidando uns dos outros. "Heróis" nem sempre salvam vidas, mas devem ter a humildade de reconhecer limites e proporcionar a dignidade, sobretudo quando a vida já não é mais viável. "Heróis" também se emocionam e têm sua espiritualidade.

O fim de vida gera luto e sofrimento para todos os envolvidos. Para os familiares, ter a percepção e o entendimento do limite demonstrado pelo paciente gera impotência. Por outro lado, saber que o respeito pelo paciente é balizador de decisões pode trazer conforto à família nesse momento de dor. Optar por não usar ferramentas para mantê-lo artificialmente por mais tempo por perto também é expressão de amor. Para os profissionais de saúde, a morte pode trazer sentimento de tristeza, impotência, fracasso e tantos outros de difícil nomeação.

Desfecho

Após 11 dias de internação em UTI, de forma compartilhada entre equipes e familiares, a extubação paliativa foi realizada, com ênfase no objetivo de oferecer dignidade e conforto no final de vida. O paciente faleceu uma hora após a extubação, sem demonstrar sinais de desconforto respiratório ou dor, em acompanhamento remoto de sua família.

É importante destacar que o que levou ao óbito foram as doenças do paciente, já identificadas em estágio terminal e final de vida. A retirada da ventilação mecânica ou de qualquer outro suporte artificial de vida, nessas condições, representa um respeito à história de vida e à evolução final de uma doença, ao permitir seu desfecho de forma natural, não artificialmente prolongado.

Foi a primeira extubação paliativa que a nossa equipe de cuidados paliativos realizou tendo familiares participando de forma virtual, agora registrada para sempre aos leitores. Uma forma nova e diferente de cuidado. O ideal é que esse procedimento seja realizado com familiares ao lado do paciente, caso assim o desejem. Devido às limitações da pandemia, acreditamos que, dentro do possível, conseguimos nos aproximar, ainda que minimamente, daquilo que preconizamos fora dela.

É um cuidado de alta complexidade, que não pode ser banalizado. Quando não for possível dar atenção aos detalhes, devemos repensá-lo, até mesmo não o realizar. A missão dos cuidados paliativos é sempre respeitar um dos princípios mais importantes: afirmar a vida e considerar a morte um processo natural.

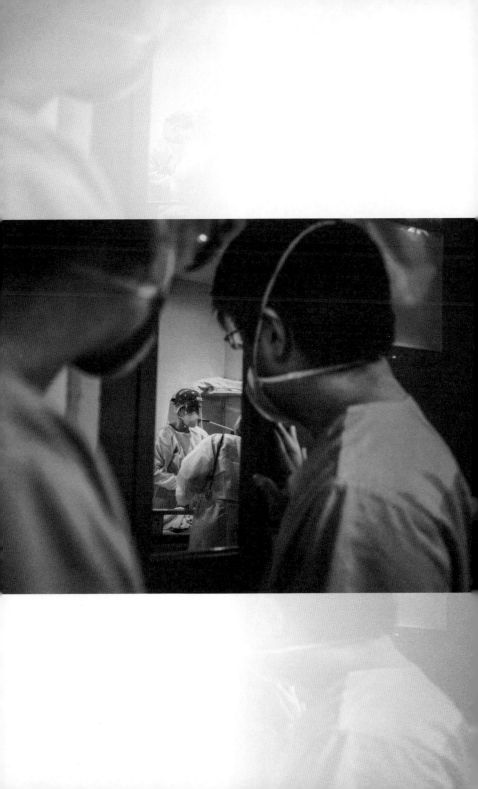

SEÇÃO III

O OLHAR DA EQUIPE E SOBRE A EQUIPE

Apresentação

Pessoas estão passíveis ao sofrimento pelo simples fato de estarem no mundo. Por vezes, esquecemos disso e o coronavírus tratou de nos relembrar sobre essa penosa verdade humana, incrementando a sensação de fragilidade e de vulnerabilidade.

Em cenário pandêmico, as formas como o sofrimento se apresenta são variadas, associadas à própria rotina, à forma como o trabalho ocorre, à desorganização do modo de vida e dos espaços físicos, à falta de condução da crise, aos excessos e às privações ocasionados pela pandemia, ao risco real e disseminado de adoecimento e de morte. No cerne desse cenário, está o modo como as pessoas que trabalham na área da saúde foram afetadas pelos fatores citados.

O uso do termo *pessoas*, e não *profissionais da saúde* se faz de modo proposital, no sentido de enfatizar que são pessoas que atuam dentro de equipes de saúde, na tentativa de mitigar os efeitos da crise, seja em nível de gestão, recepção, supervisão ou assistência e, no exercício de suas funções profissionais, estão suscetíveis ao sofrimento. Nesse caso, incidem sobre o sofrimento dessas pessoas fatores que acometem a todos os que estão vivendo o momento da pandemia, enquanto humanos, e estes são acrescidos ao fato de estarem na linha de frente, presenciando formas de sofrimento e situações limítrofes, que colocam à prova toda técnica e conhecimento acumulados. Como pessoas, dotadas de subjetividade, sentem, ainda, os efeitos exercidos pelo cuidado às outras pessoas em sofrimento, de modo singular e único.

É sobre o sofrimento dessas pessoas/profissionais que esta seção se debruça. O olhar para o sofrimento dos profissionais de saúde, considerados protagonistas nesta seção, não é uma novidade. No entanto, com a pandemia de COVID-19, esse tema foi tomado como pauta primordial e objeto de análise, constituindo-se como uma urgência, posto que o profissional de saúde é fundamental no enfrentamento da crise sanitária que atravessamos.

O intuito desta seção não é romantizar a precariedade ou recorrer ao heroísmo caricato, mas, trata-se de, essencialmente, validar a presença desses seres humanos que, estando disponíveis a atuar na área da saúde no decorrer da crise, viabilizam que a operação planejada se torne exequível e aconteça em benefício da população que sofre também. Trata-se de reconhecer que essa tarefa não se faz sem custos emocionais e psíquicos, requerendo, frequentemente, que cada um examine suas condições de permanecer trabalhando, mesmo quando as condições são inóspitas e incertas.

Sem o profissional da saúde não há recursos ou materiais que bastem, pois a presença de seres humanos na gestão, na supervisão e na execução das ações de cuidado é o que garante a viabilidade de planejamentos e protocolos instituídos. Contudo, não cabe atribuir somente ao profissional o sucesso ou o fracasso das medidas, pois recursos e materiais insuficientes são produtores de iniquidades que causam sofrimento ao profissional da saúde, quando cabe a ele decidir o que fazer, sem que as condições concretas de trabalho possibilitem que as ações sejam executadas em condições mínimas de dignidade, como ocorre no País nesta pandemia.

Para refletirmos sobre a condição do profissional na saúde durante a pandemia, esta seção foi organizada em três capítulos.

O primeiro deles trata do sofrimento do profissional da saúde e de formas de promoção de cuidado ao sofrimento, tanto as formais, como aquelas que ocorrem no cotidiano, sendo as segundas tão ou mais potentes que as primeiras, por se inserirem nas relações interpessoais de forma despretensiosa e proporcionarem experiências de conexão e cuidados mútuos. Esse capítulo traz a perspectiva de quem observa as contingências vivenciadas pelo profissional enquanto vive a crise sanitária.

O segundo capítulo descreve a intervenção do "diário de bordo", que consiste em uma estratégia formal de cuidado à equipe, que se pauta na escrita reflexiva como um dispositivo de cuidado e no ato de compartilhar como uma forma de incremento da compassividade consigo e com os outros. O ponto de vista desse capítulo é o de quem cuida de quem está cuidando, sendo a proposta do diário de bordo uma forma de provocação e convite ao despertar para a necessidade de incluir o cuidado como pauta a ser discutida e prática a ser aplicada no cotidiano profissional.

O terceiro capítulo da seção, que finaliza esta obra, reúne textos escritos pelos profissionais da unidade de cuidados paliativos do HCFMUSP no diário de bordo, os quais foram selecionados para compor uma narrativa do sofrimento dos profissionais que atuaram na unidade, buscando dar sentido ao que foi vivido ao longo do funcionamento da enfermaria, cuja operação é descrita nesta obra. O olhar do último capítulo é o de quem esteve na situação real, pessoas de carne e osso, que protagonizaram e testemunharam vivências, acontecimentos e repercussões da doença que assola o mundo. Elas se dispuseram a escrever sobre a experiência vivida e coube à autoria tentar realizar uma costura sensível dos textos, propondo temas que se desdobram dos escritos.

Esta seção revela como o cenário de pandemia torna inescapável a necessidade de o profissional deparar-se com as suas próprias dores e cuidar delas, genuinamente.

A seção também comunica a possibilidade de olhar para a área da saúde para além dos aspectos operacionais e protocolares, incluindo a subjetividade de quem executa as ações em saúde. Questões subjetivas podem e devem ser incluídas, sem que isto signifique eliminar as discussões sobre produtividade ou a necessidade de operacionalização das ações, pois não são temas excludentes, mas complementares.

Ensejamos que os textos permitam uma reflexão produtiva e atenta sobre o tema, e que o conteúdo desenvolvido seja um norteador para discussões e uma inspiração para mudanças das práticas de cuidado àqueles que se arriscam ao cuidado do outro.

Boa leitura!

Luciana Suelly Barros Cavalcante

CAPÍTULO 22

O Sofrimento da Equipe e a Necessidade de Cuidado ao Profissional durante a Pandemia de Coronavírus

Luciana Suelly Barros Cavalcante

Introdução

Desde dezembro de 2019, o mundo se deparou com o coronavírus. Um micro-organismo de proporções diminutas, mas com uma potência avassaladora. No Brasil, o primeiro caso foi registrado no dia 26 de fevereiro de 2020, em São Paulo-SP. Considerando os níveis alarmantes de disseminação e de propagação do vírus, em 11 de março de 2020 o estado de pandemia foi decretado pela Organização Mundial da Saúde (OMS),[1] com o reconhecimento público de que se trata de uma crise global, sem precedentes na história, que exerceria impactos não somente na saúde pública, mas em todos os âmbitos da sociedade.

Para além dos aspectos clínicos e biológicos da COVID-19, já abordados anteriormente neste livro, enquanto evento crítico mundial, a pandemia do novo coronavírus reorganizou amplamente a vida em coletividade; modificou hábitos e comportamentos; alterou planos; reformulou os modos de produzir cuidado individual; afetou as relações sociais, afetivas e familiares; evidenciou problemas econômicos; interrompeu fluxos migratórios; restringiu a mobilidade urbana e reduziu a liberdade de circulação das pessoas, descortinando uma condição de alta vulnerabilidade da humanidade e evidenciando os riscos reais de adoecimento e morte.

Ao se considerar a alta letalidade e a capacidade de propagação do vírus, tendo em vista a facilidade de viagens e de intercâmbio internacional de pessoas e a inocência imunológica da população ao vírus,[2] a sensação de ameaça e de incerteza tornava-se patente.

Dos muitos impactos da pandemia, um dos fatores mais afetados pela crise consistiu na organização do trabalho para profissionais de diversos setores.[3] As medidas de distanciamento social impuseram a necessidade do trabalho em formato *home office* para alguns grupos profissionais e o desenvolvimento de novas práticas visando à manutenção da rotina ocupacional.

Dos setores profissionais, a área da saúde sagrou-se um campo em evidência no cenário de crise sanitária, posto que tem funções essenciais para o enfrentamento direto da crise e para a manutenção da saúde das pessoas afetadas, ou não, pela COVID-19. Enquanto outras categorias profissionais eram orientadas ao trabalho em casa, como forma de se resguardar e evitar o contágio pelo vírus, os profissionais da área da saúde eram convocados a ir na direção contrária, deparando-se diariamente com ambientes contaminados e com pessoas infectadas. Com o crescimento do número de casos, crescia também a responsabilidade dos profissionais e a prontidão deles para a criação de estratégias para responder à crise instaurada mundialmente.

A condição do profissional da saúde na pandemia

Médicos, enfermeiros, técnicos e auxiliares de enfermagem, assistentes sociais, psicólogos, fisioterapeutas, nutricionistas, terapeutas ocupacionais, fonoaudiólogos, farmacêuticos, bem como agentes funerários, porteiros, profissionais da limpeza e recepção são algumas categorias profissionais que estavam na linha de frente da atenção aos pacientes com COVID-19 e viveram em primeira pessoa as modificações da rotina provocadas pelo cenário crítico.

Essas modificações envolveram aumento da carga horária, mudança nas relações de trabalho, uso permanente de equipamentos de proteção individual (EPIs), que ocasionavam desconforto, ritmo de trabalho extenuante, com poucas horas de sono e descanso, raras idas ao banheiro, baixa ingestão de alimentos e hidratação insuficiente. Alguns profissionais foram remanejados, retirados do seu setor de origem para compor a frente de trabalho organizada para atender os pacientes com coronavírus.

Soma-se ainda a necessidade de atualização técnico-científica e de realização de treinamentos, sem tempo razoável para assimilação das novas informações, tendo em vista uma ágil e vultosa produção de evidências, com múltiplas interpretações, às vezes até opostas. Para responder a esta demanda, a quantidade de horas de estudos e de pesquisa das novas informações foi elevada contínua e progressivamente, com a finalidade de que o paciente fosse assistido com a aplicação dos dados mais atuais, com uma razoável margem de segurança.

No entanto, ainda que embasados com as informações mais recentes e cientificamente fundamentadas, o manejo clínico da COVID-19 encontrava-se sob a possibilidade de o paciente não reagir bem, piorar e morrer abruptamente, trazendo incertezas ao profissional, sendo estas um contraste às convicções científicas.

No que diz respeito à exposição aos riscos de contrair a doença, o profissional entrava em contato com material contaminado, secreções, fluídos e gotículas, devido à interação próxima com o paciente. Durante a operação de crise, as longas horas de trabalho envolviam assumir, além do risco real de contaminação pela interação próxima com pessoas doentes de COVID-19, o risco psíquico de conviver com o medo e a apreensão. Tornava-se necessário aceitar tarefas concretas e assumir a tarefa invisível de dispor de esforços internos para estar exposto aos perigos inerentes ao coronavírus e alcançar os resultados esperados pela instituição, garantindo a saúde dos pacientes.

Numa esfera subjetiva, o medo de disseminar o vírus a seus entes queridos e familiares tornou-se motivo pelo qual muitos profissionais se isolaram voluntariamente, afastando-se da convivência familiar. A cada novo teste positivo para coronavírus ou morte de um profissional ocasionada pela COVID-19, a preocupação e a tensão cresciam e se ampliava a sensação de proximidade com o coronavírus e com a morte, despertando nos profissionais a consciência de horizontalidade da situação de adoecimento e de mortalidade, temas invisíveis em outras condições de trabalho e em outros momentos da trajetória profissional.

Acrescenta-se a esses fatores, a estigmatização pelo trabalho com pacientes com COVID-19 e a insegurança gerada nos vínculos de confiança do profissional,[4] no que tange aos riscos de propagar o vírus e a desconfiança de ser vetor de contaminação. A relação que se produzia entre o profissional com seu entorno privado e com a comunidade era dotada de ambiguidades, pois, ao mesmo tempo em que era tratado como herói, era também considerado uma ameaça e veiculador da doença.

Como repercussões da conjuntura macrossocial na esfera subjetiva, todos estes sentimentos se potencializavam pela hiperconectividade e excesso de informação – a infodemia,[5] que se caracteriza pela divulgação de enorme volume de informações, algumas de idoneidade duvidosa, fomentando o equívoco, o sensacionalismo e exacerbando as ansiedades dos profissionais da área da saúde.[4-6] Durante a pandemia, as informações técnicas passam a disputar espaço e confiabilidade com as opiniões transmitidas pela mídia, blogs e redes sociais, destituindo a validade das evidências e dificultando a seleção de material de qualidade. Além disso, a infodemia, pelo excesso que produz, causa ao profissional a sensação de ser incapaz de atender a demanda[5] ou de responder a ela de forma adequada, trazendo a sensação de esgotamento e de insuficiência.

Condições de trabalho inóspitas, ambiência ameaçadora, alto número de mortos, hiperconectividade e contato direto com o sofrimento do outro são aspectos que compõem o contexto situacional do profissional da saúde na pandemia, deflagrando a possibilidade de que também ele entre em sofrimento e/ou adoeça.

A necessidade de cuidado ao profissional de saúde na pandemia

Como todos os outros seres humanos, os profissionais da área da saúde estavam vulneráveis[4] e suscetíveis aos riscos concretos e psíquicos da pandemia e, de forma específica, ao trabalho nesse contexto, no qual os níveis de sofrimento alcançaram patamares assoladores.

Fatores inerentes ao comportamento do coronavírus, fatores associados às condições de trabalho e ao sistema de saúde, condições emocionais e físicas do profissional e o contexto social compõem o painel que justifica a premência de cuidar do profissional da saúde.

Mesmo com alta capacitação técnica e profissional, não existe treinamento ou preparo que possa eliminar completamente a possibilidade de uma pessoa exposta a catástrofes ser afetada por sintomas psíquicos ou estresse pós-traumático e blindá-la dos efeitos dessa experiência.[7] Esse fato assinala e reforça a ausência do controle e a vulnerabilidade do ser humano ao caos e à desorganização produzida por uma crise da proporção de uma pandemia. Frente a isso, o cuidado de si torna-se uma necessidade.

No entanto, o que se observa de modo geral, e anteriormente à pandemia, é a tendência de o profissional da saúde abdicar de seu autocuidado para atingir metas, manter-se ativo, produtivo, útil e envolvido nos cuidados à saúde dos pacientes.[8] Com a disposição inteiramente voltada ao trabalho, o cuidado se instaura na vida do profissional somente depois que ele já está adoecido. Fatores relacionados a formação, exigências pessoais, cobranças externas e imagem social idealizada, como aquele que não cansa ou não adoece, repercutem no modo como o profissional encara seu próprio cuidado, comumente divergindo do discurso do autocuidado em direção ao descuido. O profissional se esforça para não se afetar por sentimentos negativos inerentes à atuação, distrai-se de si mesmo e de suas necessidades e recorre a recursos variados para obter bem-estar geral, os quais nem sempre são eficientes.

Portanto, o contexto de pandemia, associado a uma condição prévia que caracteriza o profissional em relação ao cuidado que (não) oferece para si mesmo, potencializa riscos e expõe contradições da área da saúde, as quais se consolidam em questionamentos sobre como oferecer o melhor cuidado ao paciente em contexto de crise humanitária se os profissionais também carecem de cuidado.

Enquanto população de alto risco às consequências da pandemia, os profissionais de saúde apresentam quadros de ansiedade moderada a grave,[4,6] recaída de quadros psiquiátricos prévios, sentimentos de intensa vulnerabilidade, incerteza frente ao futuro, sensação de ameaça à vida, depressão, ataques de pânico, sintomas cognitivos e psicossomáticos.[9]

As condições de trabalho anteriormente descritas podem desencadear sentimentos de desamparo, medo, estados emocionais disfóricos, irritabilidade, estresse e desespero, além de outros sintomas, como distúrbios do sono e da atenção, perda de apetite e de energia e declínio físico.[9]

Também se manifestam os sentimentos de angústia e de medo, que afetam o bem-estar mental dos profissionais. Estando sob o domínio de reações emocionais perturbadoras e sob forte pressão psicológica, eles necessitam tomar decisões rápidas, realizar condutas e seguir desempenhando suas tarefas.

Assim, a necessidade de cuidado ao profissional se define não somente pelo papel primordial dele no enfrentamento da crise, mas, sobretudo, pela incipiência da cultura do autocuidado entre profissionais da área da saúde, escancarada em contexto de pandemia. Apesar dos inúmeros estudos debruçados sobre o sofrimento e o adoecimento do profissional, não há garantia de que o cuidado seja vivenciado na concretude das rotinas e do cotidiano de trabalho.

As decorrências psíquicas e físicas do desempenho das tarefas durante a pandemia potencializam a fragilidade anteriormente recusada e negligenciada, recolocando ao profissional sua suscetibilidade ao adoecimento. A pandemia revelou ao profissional da saúde seus pontos fracos e deu lugar de relevo à precariedade humana, que também o acomete, requerendo dele que medidas de cuidado de si fossem estabelecidas, para que pudesse cuidar do outro de uma forma possível e viável.

Cuidados com o profissional na enfermaria de cuidados paliativos COVID-19

O cuidado é essencial ao ser humano e é dotado de complexidades conceituais. Não se resume ao seu sentido operacional de realizar intervenções na assistência em saúde ou adotar estratégias para melhorar sintomas e produzir bem-estar. Engloba uma postura diante do outro e de si mesmo, que contempla a possibilidade de estar aberto às interações, intra e intersubjetivas, permeável a acessar o sentido existencial das práticas em saúde.[8]

O cuidado requer que práticas reflexivas sejam estabelecidas e, por essa razão, ele não é redutível aos atos assistenciais automáticos. É um atributo humano, que envolve o ato de ocupar-se de si (do latim, *cura sui*) e preocupar-se com algo relacionado a si mesmo,[10] o que se materializa no âmbito profissional nos questionamentos sobre quem é aquele que cuida, por que motivos o cuidar é adotado como profissão, o que é o cuidado prestado e para quem ele é oferecido.

Dentro da perspectiva prática e formal, o cuidado ao profissional na enfermaria engloba segurança ocupacional e a disponibilização adequada de EPIs, de testagem e de controle dos riscos infecciosos. As necessidades humanas básicas de descanso, alimentação, hidratação, higiene e de sono precisam ser atendidas.

A organização do trabalho também é uma forma objetiva de cuidado, com a definição de protocolos institucionais, o fornecimento de orientações de precaução, o alinhamento dos fluxos e a definição de jornadas de trabalho compatíveis com a capacidade do profissional de responder às demandas existentes, dentro das circunstâncias vivenciadas na pandemia.

Na vivência diária, o uso da roupa privativa é uma estratégia de cuidado para proteção das vestes do profissional do contato com o ambiente contaminado. Nesse ambiente, medidas práticas e simples, como prender os cabelos, usar toucas, evitar o uso de adornos, usar constantemente o álcool em gel, ter o hábito de lavar as mãos e providenciar sapatos apropriados e para o uso exclusivo no ambiente contaminado também consistem em formas de cuidado.

Contudo, além da objetividade necessária ao momento, é fundamental pensar sobre o cuidado, de si e do outro, como condição indissociável do fazer profissional e alternativa possível para prover a sobrevivência das pessoas, para manter os elos de relacionamento humano e para propiciar a sustentabilidade das práticas individuais, coletivas e institucionais no contexto de crise.

Transcendendo o aspecto prático, o cuidado se expressa na intencionalidade e na atenção com que se realiza a paramentação e a desparamentação antes de entrar no quarto, com o seguimento correto dos passos recomendados nos treinamentos e a manutenção da consciência sobre a importância da precaução e da cautela.

Nessa vertente, o cuidado ao profissional na enfermaria de cuidados paliativos COVID-19 do Núcleo Técnico Científico em Cuidados Paliativos (NTCCP) do Hospital das Clínicas da Faculdade de Medicina da Universidade de São Paulo (HC-FMUSP) pautou-se não somente na vertente objetiva, mas na necessidade de subverter as saídas individuais e reforçar as potencialidades das soluções encontradas pela via da interdisciplinaridade.

Na prática, isso se situava no processo de desenvolver relações de troca de informações, de partilha de conhecimento, de impressões e de sentimentos suscitados na atuação com os pacientes, na atenção às famílias e na assimilação das novidades técnicas, teóricas e operacionais, que surgiam para todos os profissionais, em níveis de assistência e de residência. Para isso, utilizava-se o espaço formal de discussão dos casos que ocorria diariamente – a reunião multiprofissional – e também os espaços informais de interação.

Em cenário de crise, os níveis hierárquicos e acadêmicos se diluíram em função de buscar respostas e soluções para os impasses e as dificuldades que atingiam a todos de forma uníssona e no sentido de prover suporte mútuo, ajuda prática, divisão de tarefas, cooperação e colaboração nos momentos adversos e de sobrecarga aos profissionais, no intuito de amenizar o esgotamento esperado e temido, apontado pela literatura.[4,6,7,9]

Sendo um hospital-escola, com a vocação de formar multiplicadores, havia a preocupação com o fornecimento de informação de qualidade e momentos didáticos proveitosos, em uma vertente do cuidado com o ensino dos residentes e pós-graduandos. Para isso, na reunião diária implementada para discussões de casos, almejava-se, além do cuidado clínico do paciente, fomentar o aprendizado dos residentes e promover a prática de compartilhar ideias, saberes, novas informações e impressões acerca dos casos.

De maneira secundária aos objetivos da reunião, e como produto da convivência diária, o apoio social ocorria e solidificava-se, sendo estimulado e gradualmente construído, tendo em vista a semelhança das experiências e o momento comum experimentado pelos componentes do grupo. O cuidado, neste caso, era representado por uma perspectiva dos benefícios do apoio humanitário e do estabelecimento de conexão entre as pessoas em contexto de crise.[7] O encontro profissional poderia se converter de um momento pragmático em uma ocasião de diminuição da tensão inerente ao que estava sendo vivido.

Muitos profissionais buscaram amparo na equipe e no trabalho, paradoxalmente. Ao tempo em que o cenário originava desafios, incômodos e dificuldades, aos poucos a integração do grupo se estabelecia e revelava-se como uma forma de prover a cultura do cuidado recíproco e da socialização dos impactos da rotina e da pandemia, reduzindo-os. Havendo, inclusive, a possibilidade de compensar a ausência das trocas sociais, impedidas pelas medidas de isolamento e distanciamento social estabelecidas, amenizando sentimentos de solidão e de carência de contato humano.

Em uma vertente de cuidado em saúde mental, houve a implantação de ações de psicoeducação, sugestão de norteadores para a auto-observação de estados emocionais da equipe e a oferta de suporte formal aos profissionais, por meio das reuniões semanais para discussão dos textos do "diário de bordo" da equipe.

Durante a operação de crise, um rastreio de Burnout foi realizado na equipe de cuidados paliativos do HCFMUSP, a partir da aplicação do *Maslach Burnout Inventory* (MBI), com objetivo de sondagem e monitoramento de sintomas da síndrome de Burnout nos profissionais, bem como de promover a percepção de estados emocionais durante a realização do autopreenchimento do instrumento.

Como estímulo ao autocuidado e à busca por suporte psicológico, uma lista com serviços de apoio ao profissional, organizados durante a pandemia por instituições de psicologia e grupos especializados em perda e luto, foi disponibilizada em grupo de WhatsApp da equipe. Além disso, paralelamente, havia a oferta de suporte em saúde mental da instituição, por meio de canal telefônico (*hotline*) disponível para todos os profissionais do complexo hospitalar, 24 horas por dia, sete dias por semana.

Considerações finais

Este capítulo teve o intuito de ponderar a respeito da necessidade de cuidado ao profissional da saúde, articulando essa ideia ao contexto de pandemia por coronavírus. Diante dos desafios impostos pela crise, cuidar consagrou-se como uma atitude fundamental e uma saída prática e ética para o enfretamento das adversidades que emergiam.

No entanto, as medidas adotadas esbarraram em fatores práticos e subjetivos, como o número restrito e controle de EPIs, limitações para alocação de recursos, carga horária extensa de trabalho no setor e em outros hospitais, sobrecarga afetiva relacionada às inúmeras mortes presenciadas e o estresse mental decorrente da autocobrança, por não atender às necessidades de cuidado do paciente e da família da forma como gostaria, considerando os obstáculos encontrados e a condição *sui generis* de execução do trabalho durante a pandemia. Deparar-se com o volumoso número de mortos, restrições e formas aflitivas de desempenho de funções foi um enorme desafio, cujos efeitos se ramificam e deixam vestígios nos profissionais para sempre.

Todos os ajustamentos realizados demandaram esforço intelectual, cognitivo e emocional dos profissionais, o que, se por um lado acarretou desgaste, por outro lado ocasionou o crescimento do grupo enquanto equipe. Aceitar a crise como uma oportunidade de crescimento tornou-se uma alternativa para os profissionais, em todos os níveis hierárquicos de atuação, posto que a crise não equivale somente à destruição, havendo a expectativa de que se siga a ela renovação e melhorias das práticas pessoais e profissionais.

Crescer, no caso, significou poder conciliar as dificuldades, as angústias, o choro, a tristeza e o peso esmagador de presenciar experiências limítrofes com a possibilidade de ensejar-se em práticas solidárias, inovadoras e integradoras, tendo como ponto forte o estabelecimento de conexões sociais significativas e suportivas, sendo o apoio recíproco um dos pontos centrais da experiência desta enfermaria.

Por último, vale dizer que, da mesma forma que a fragilidade dos profissionais precisou ser reconhecida, revisitada e reposicionada, também foi necessário que fosse dado ao cuidado ao profissional um novo estatuto, caso contrário, ele estaria fadado a se reduzir à dimensão instrumental ou a um conceito esvaziado de sentido. Para isso, foi imprescindível que houvesse implicação no que estava sendo feito pelo grupo e que cada um pudesse perceber qual seu lugar na equipe, que se harmonizava paulatinamente, apesar da crise. Para alguns, a operação organizada para o enfrentamento da crise consistiu em um processo de despertar individual, o qual só se viabilizou porque o cuidado se colocou como anteparo e como resguardo ao que estava sendo vivido.

▶ Referências bibliográficas

1. World Health Organization. Timeline: WHO's COVID-19 response. Disponível em: https://www.who.int/emergencies/diseases/novel-coronavirus-2019/interactive-timeline. Acesso em: 29 nov. 2020.
2. Docea AO, Tsatsakis A, Albulescu D, Cristea O, Zlatian O, Vinceti M, et al. A new threat from an old enemy: reemergence of coronavirus (Review). Int J Mol Med. 2020 Jun;45(6):1631-43.
3. Helioterio MC, Lopes FQRS, Sousa CC, Souza FO, Pinho OS, Sousa FNF, Araújo TM. COVID-19: por que a proteção da saúde dos trabalhadores e trabalhadoras da saúde é prioritária no combate à pandemia? Trabalho, Educação e Saúde. 2020;18(3);1-13.
4. Schwartz J, King C-C, Yen M-Y. Protecting healthcare workers during the coronavirus disease 2019 (COVID-19) outbreak: lessons from Taiwan's Severe Acute Respiratory Syndrome Response. Clinical Infectious Diseases, New York. 2020;71(15):858-60.
5. Organização Pan-americana da Saúde. Entenda a infodemia e a desinformação na luta contra a COVID-19. Disponível em: https://iris.paho.org/bitstream/handle/10665.2/52054/Factsheet-Infodemic_por.pdf?sequence=14#:~:text=The%20Lancet%202020%20Feb%3B395(10225)%3A676. Acesso em: 29 nov. 2020.
6. Tsamakis K, Rizos E, Manolis AJ, Chaidou S, Kympouropoulos S, Spartalis E, et al. COVID-19 pandemic and its impact on mental health of healthcare professionals. Experimental and Therapeutic Medicine. 2020;19:3451-3.
7. Organização Pan-americana da Saúde. Proteção da saúde mental em situações de pandemia. Disponível em: https://www.paho.org/hq/dmdocuments/2009/protecao-da-saude-mental--em-situaciones-de-epidemias--portugues.pdf. Acesso em: 29 nov. 2020.
8. Cruz TA, Carvalho AMC, Silva RD. Reflexão do autocuidado entre profissionais de enfermagem. Revista Enfermagem Contemporânea. 2016;5(1):96-108.
9. Ornell F, Halpern SC, Kessler FHP, Narvaez JCM. O impacto da pandemia de COVID-19 na saúde mental dos profissionais de saúde. Cad. Saúde Pública [online]. 2020;36(4):e00063520. Disponível em: http://cadernos.ensp. fiocruz.br/csp/artigo/1037/o-impacto-da-pandemia-de-covid-19-na-saude-mental-dos-profissionais-de-saude. ISSN 1678-4464. Acesso em: 29 nov. 2020.
10. Costa CD. A arte de morrer como uma dimensão do "cuidado de si" no pensamento dos filósofos greco-romanos. Theoria – Revista Eletrônica de Filosofia. 2013;5(12):108-21.

CAPÍTULO

23 O "Diário de Bordo" como Estratégia de Cuidado ao Profissional durante a Pandemia de COVID-19

Luciana Suelly Barros Cavalcante
Luis Alberto Saporetti

"Navegar é preciso; viver não é preciso."
Fernando Pessoa

Introdução

Deve chamar a atenção do leitor o termo "diário de bordo" em um livro da área da saúde. Diário de bordo é um instrumento utilizado na navegação para registro de eventos, sendo companhia constante dos viajantes. Uma rápida lida no título e pensamos em aviação, náutica e viagens.

O "diário de bordo" do qual trata este capítulo não se refere a, exatamente, uma viagem geográfica, mas à possibilidade de realizar explorações sobre um modo de fazer cuidado, dele extrair impressões e realizar registros sensíveis sobre o que foi vivido. Neste capítulo, temos o objetivo de descrever e relatar uma estratégia de cuidado à equipe da enfermaria de cuidados paliativos do Hospital das Clínicas da Faculdade de Medicina da Universidade de São Paulo (HCFMUSP), elaborada e implantada em 2013 pelos autores, e que foi estendida à unidade de internação organizada para pacientes com COVID-19, em 2020.

A estratégia é nomeada como "Diário de bordo: as ressonâncias do cuidar" e consiste em uma ação permanente de cuidado à equipe na enfermaria de cuidados paliativos do HCFMUSP, ressaltando-se algumas interrupções no percurso, ocasionadas por alterações na dinâmica da unidade, licença e afastamento dos responsáveis pela ação e esvaziamento sazonal do espaço de discussão. Atualmente, o "diário de bordo", em sua proposta original, encontra-se em seu segundo volume, sendo o terceiro volume criado especialmente para a enfermaria de CP para pacientes com COVID-19.

Nesse local, estava alocada uma equipe especialista em CP, mas seu corpo técnico contava também com profissionais em processo de formação, transferidos de outros setores e contratados para a operação de crise. Dessa forma, a equipe era composta por profissionais em estágios diferentes de conhecimento e de contato com a temática da morte e dos cuidados paliativos, perfazendo um grupo heterogêneo no que concerne à disponibilidade e às condições pessoais, técnicas e profissionais para exposição ao sofrimento patente, evidenciado pela COVID-19.

A elevada taxa de letalidade e, por conseguinte, o acesso a pacientes com alto potencial de morte são fatores que podem desencadear sofrimento aos profissionais da área da saúde, considerando-se a possibilidade de vivenciarem sobrecarga mental e afetiva na interação com esses pacientes. Esse fato corrobora as discussões sobre a importância do cuidado ao profissional, posto que eles estão continuamente expostos ao sofrimento do outro e, como reflexo dessa exposição, experimentam seus próprios sofrimentos.

Tal experiência foi revisitada e reeditada com o advento do novo coronavírus, a partir da posição humana de horizontalidade do adoecimento e da morte, destacando-se formas de sofrimento inéditas aos profissionais e originando a necessidade de realizar uma ação com o intuito de proporcionar cuidado e reflexão para os profissionais atuantes na enfermaria de cuidados paliativos para pacientes com COVID-19.

No entanto, para que seja possível compreender a ação realizada durante a pandemia, é imprescindível entender a raiz e a história da proposta.

O começo da história

O embrião da intervenção é uma conversa entre os autores, ocorrida em 2013, a respeito da necessidade de cuidado à equipe, cuja atuação se consolidava algum tempo após a implantação da enfermaria de cuidados paliativos do HCFMUSP. Depois de cuidarmos de um número significativo de pacientes, acumulava-se experiência e, junto com ela, lutos e sofrimento não cuidados, invisibilizados e não percebidos.

Inicialmente, não sabíamos a forma como o cuidado aos profissionais seria propiciado. A escrita emergiu como uma alternativa e a escolha por um diário se justificava porque escrever é um ato voluntário, que requer a organização mínima de ideias e pensamentos, para que estes sejam transformados em linguagem escrita, mobilizando, para isso, recursos cognitivos, afetivos e mentais, e tornando a experiência compreensível.[1] A palavra escrita dá forma às experiências e confere contorno aos afetos, dando a eles um nome. Além disso, um diário funciona como uma forma de registro, sendo documentação e intervenção, simultaneamente.

Nesse diário, a narrativa é feita a partir das experiências de profissionais que atuam em uma enfermaria de cuidados paliativos. É um diário que registra a história, acontecimentos relevantes, notas e vivências marcantes para os profissionais que trabalham neste lugar.

De formas possíveis, variadas, criativas e livres, é possível expressar o que se vive na rotina de cuidado com pacientes acometidos por doenças graves, que lhe ameaçam a vida. Deste modo, não somente de textos escritos o "diário de bordo" é composto, tendo em vista que o registro também pode ocorrer por meio de imagens, fotos, desenhos, letras de músicas, poesias e páginas vazias, repletas de significados.

A esse diário demos o subtítulo de "Ressonâncias do Cuidar", como alusão à ideia de que o ato de cuidar de alguém repercute no profissional. Na física, a ressonância implica na transferência de energia entre sistemas que oscilam em frequências de vibração semelhantes. Na esfera do cuidado, profissional e paciente realizam intercâmbio de afeto, ainda que não percebam, "ressonando" aquilo que vivenciam. De um lado, o paciente e seu corpo, repleto de sensações, por vezes desagradáveis, com marcas que contam a sua história e a de sua doença. Do outro, o profissional, com saberes técnicos e científicos, mas também portador de uma história, de sentimentos e de sensações.

Empatia, *burnout* e autocuidado

Muito se tem falado sobre empatia e escuta empática com o paciente e seus familiares. A ideia de "ressonância do cuidar" dialoga com estes temas, considerando que a experiência empática envolve a possibilidade de se deixar tocar pela experiência do outro, afetando e sendo afetado por ela, mutuamente,[2] sintonizando-se com o paciente, não como contaminação emocional, mas como capacidade para acompanhá-lo naquilo que ele vive.

Não é possível sair ileso à capacidade empática. Por isso, nos últimos anos, em especial desde o início da pandemia, muito se atentou para o sofrimento do profissional de saúde e suas consequências, posto que o desenvolvimento de empatia sem o autocuidado do profissional pode gerar adoecimento.

Médicos e profissionais da saúde em geral, especialmente nas áreas de oncologia, medicina paliativa, medicina de emergência, intensivismo e psicoterapia estão sujeitos a uma ampla gama de situações estressoras e, frequentemente, a estresse crônico. Dados mostram que são cada vez mais frequentes os diagnósticos de burnout e fadiga de compaixão em profissionais da saúde.[3]

O burnout é uma forma de sofrimento mental manifestada em indivíduos que experimentam diminuição do desempenho no trabalho resultante de atitudes e comportamentos negativos, sendo um preditor de insatisfação com a escolha de carreira e está associado a piores condições de saúde, acarretando cuidados não adequados aos pacientes e erros médicos.[3] Em 2019, foi incluído na Classificação Internacional de Doenças (CID-11) pela Organização Mundial da Saúde (OMS).[4]

A fadiga de compaixão tem sido descrita como o "custo do cuidado" e pode levar profissionais da saúde a abandonar o trabalho. Alguns pesquisadores consideram a fadiga de compaixão semelhante ao transtorno de estresse pós-traumático (TEPT), com a diferença de que, no caso da fadiga de compaixão, o indivíduo é emocionalmente afetado pelo trauma vivido por outros (p. ex.: membro da família) em vez de um próprio trauma. Em contraste com o burnout, o profissional com fadiga de compaixão pode se importar e estar envolvido com o paciente, ainda que de maneira prejudicada.[3]

A revisão de Kearney et al.[3] reúne evidências de várias práticas e abordagens que podem prevenir ou amenizar as síndromes de burnout e fadiga de compaixão, melhorando a qualidade de vida e do profissional de saúde. Escrita reflexiva, supervisão adequada, intervenção centrada no significado, treinamento em habilidades de comunicação e desenvolvimento de habilidades de autoconsciência são algumas dessas técnicas.

Nota-se também que o trabalho em equipe interdisciplinar, que resulta na oferta de um cuidado integral, e a busca espiritual são formas e estratégias de minimizar o sofrimento e os abalos psicoemocionais causados no cotidiano do cuidar/assistir pessoas doentes.[5]

Das estratégias citadas, no caso do "diário de bordo", a escrita tem importância terapêutica e consiste em uma forma de cuidado por permitir reflexões sobre as situações vividas. Ao escrever, os profissionais podem revisitar o que foi vivenciado, fornecendo significados à experiência, identificando sentimentos e emoções associados,[1] permitindo a elaboração da vivência.

Metodologia da intervenção

A intervenção do "diário de bordo" ocorre em dois momentos. No primeiro deles, o profissional é convidado a escrever livremente sobre o que vive e sente no contato diário com pacientes e seus familiares. O livro utilizado é um caderno customizado e personalizado pelos profissionais, sendo a dinâmica para a customização parte do processo da intervenção. A intenção é provocar entre os profissionais a apropriação do caderno por eles produzido e a intencionalidade para a escrita no diário.

Além disso, tornar o caderno personalizado é o que o configura como diário da equipe, posto que um caderno se torna único e singular por meio dos itens que, intencionalmente, os profissionais aderem a ele.

O segundo momento do "diário de bordo" envolve falar sobre ele. Além de escrever, é necessário falar sobre o que foi vivido, sobre o que estava escrito em suas páginas e extrapolar sentidos, intercambiar as impressões e dar aos textos uma voz própria, para além de quem os escreve, a partir da forma como cada participante escuta os textos quando são lidos em voz alta. Para isso, uma reunião semanal, denominada informalmente "A Reunião do Livro" (Figura 23.1) acontece com a finalidade de lermos juntos as produções que constam no caderno e conversar sobre elas.

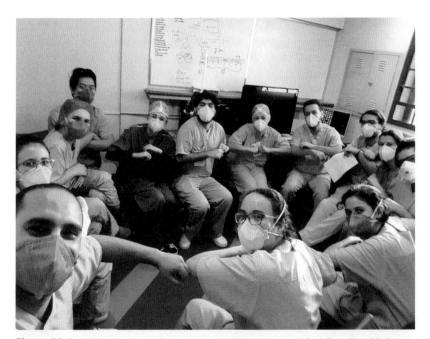

Figura 23.1. "A Reunião do Livro", com integrantes da equipe multidisciplinar de cuidados paliativos, na enfermaria COVID-19. Com limitações ao toque, impostas pela pandemia, sem poder apertos de mãos ou abraços convencionais, ela é encerrada com um abraço coletivo adaptado.

Fonte: Acervo da autoria.

Princípios da intervenção

A intenção do "diário de bordo" não é realizar psicoterapia de grupo com os profissionais. Para aqueles que manifestarem sinais da necessidade de realizar psicoterapia, recomendamos que procure ajuda especializada.

A ideia central da proposta é possibilitar um espaço de compartilhamento de experiência e o reconhecimento das consequências que o cuidado ao outro exerce sobre o profissional. Para isso, alguns princípios são necessários para a boa qualidade da intervenção:

- **Confiança e sigilo:** para que as pessoas se sintam seguras para escrever, falar e refletir sobre seus sentimentos, é necessário que haja confiança nos participantes e garantia de sigilo entre os mesmos. Os facilitadores têm papel importante no "contrato do grupo", estabelecendo a norma de forma clara e sensível. A construção do espaço-tempo seguro é essencial ao desenvolvimento do trabalho.

- **Liberdade e não julgamento:** poder falar sem ser julgado, expressando suas próprias fragilidades é, ao mesmo tempo, um desafio e potente princípio curativo. Escrever e falar pode ser libertador, no entanto, vale assinalar que os profissionais têm a liberdade também para não escreverem e não falarem, se assim preferirem, para que não se sintam coagidos a produzir textos ou participar da reunião.

É importante também ressaltar que não se trata de atividade avaliativa, portanto, a correção gramatical e ortográfica e a qualidade literária não devem ser motivo de preocupação para os profissionais, a fim de diminuir dificuldades que, porventura, possam surgir devido à autocrítica e medo de reprovação pelo grupo, visando reduzir possíveis resistências.

Os facilitadores do processo devem estar atentos a críticas, *feedbacks* negativos, sejam de forma ativa ou passiva, modulando a experiência do grupo, no sentido do acolhimento e escuta da diversidade de sentimentos, emoções e pensamentos. O acolhimento dos aspectos mais sombrios tem um grande potencial regenerador, o que, às vezes, pode ser desafiador para os facilitadores e para o próprio grupo.

Durante a leitura dos textos, também é fundamental ampliar a discussão para os temas que emergem das produções, desfocando a discussão acerca dos seus autores, uma vez que o objetivo da proposta é a tomada de consciência coletiva sobre os conteúdos dos textos, e não falar sobre quem os escreveu.

Fatores terapêuticos do "diário de bordo"

Toda abordagem de grupo apresenta fatores terapêuticos responsáveis pelo efeito psíquico sobre as pessoas. Dos fatores propostos por Yalom,[6] em nosso trabalho, identificamos mais claramente: universalidade, catarse, aprendizagem Interpessoal, coesão grupal, fatores existenciais e instilação de esperança.

No modelo "diário de bordo", podemos observar a potência de alguns desses fatores. A universalidade da dor e do sofrimento equipara a todos. Profissionais de saúde, pacientes, familiares, equipe administrativa, funcionários da copa, da limpeza, todos vivenciam o sofrimento dentro da unidade de internação. A identificação do sofrimento do outro como semelhante ao nosso nos retira da solidão da experiência dolorosa. Muitos indivíduos têm o pensamento perturbador de que são solitários na desgraça.[6] Nesse aspecto, o trabalho com o grupo revela rapidamente que "estamos no mesmo barco".

Ao longo da história, a catarse tem sido utilizada com potencial de cura, sendo utilizada como ferramenta terapêutica para expressão de emoções reprimidas.[1] Os segredos que guardamos são tóxicos congelam a alma e dificultam nossa caminhada.[7] Desse modo, a catarse, como expulsão do que nos é estranho e por isso nos corrompe, manifesta-se nos escritos ou nas falas do grupo, traz à tona sentimentos, emoções e crenças que, se não compartilhadas, potencializam-se no indivíduo, afetando sua prática pessoal e até mesmo a saúde do profissional. Ao comunicar isso às pessoas, o segredo se desfaz, aqueles que ouvem ou leem frequentemente identificam as mesmas coisas em si mesmos. Nasce, aos poucos, uma sensação de universalidade que aumenta a coesão do grupo. Um modelo interpessoal novo se estabelece, segundo o qual aprendemos a ouvir, respeitar e refletir sobre nosso mundo interior. Essa experiência, além de salutar para o profissional, zela pela principal ferramenta do trabalho em saúde: o próprio profissional.

No dia a dia dos relatos, vários são os questionamentos existenciais que aparecem diante dos nossos olhos: o sentido da vida, da morte, o vazio, a solidão, o significado do trabalho etc. O acolhimento dessas questões, que são o cerne da motivação e da dor existencial da humanidade, expressa nas artes, nas religiões e na ciência, não necessita de respostas, mas de esperança.

O objetivo de grupos como esse não é encontrar respostas, mas acolher a dor diante do sofrimento e instilar a esperança, não como um espaço motivacional, mas como um lugar de onde é possível sair íntegro, apesar das cicatrizes na alma.

"O curador ferido": tomando consciência do doente em nós mesmos

O que leva uma pessoa a lidar com a dor e o sofrimento de forma tão próxima? Por que escolher o cuidado como profissão? Ao longo da vida profissional, a resposta para essas perguntas pode oscilar[8] e os motivos pessoais para tal são singulares, mas, na história, muitos são os mitos que falam sobre isso. Quando reunimos, então, profissionais para falar sobre as ressonâncias do cuidar em si mesmos, identificamos padrões arquetípicos que merecem nossa atenção.

Para Carl Jung, o inconsciente é a verdadeira fonte das potencialidades do humano. Ele possui uma linguagem própria, a partir da qual identificamos padrões que se repetem ao longo dos tempos em sonhos, atitudes, pessoas e nações: os chamados arquétipos. Os arquétipos são agrupamentos definidos de caracteres arcaicos, que, em forma e significado, encerram motivos mitológicos, os quais surgem em forma pura nos contos de fadas, nos mitos, nas lendas e no folclore.[9]

Nas profissões que tratam da saúde humana, o arquétipo que merece nossa atenção é o "curador ferido" e alguns mitos trazem a dualidade desse arquétipo: Quíron, na Grécia; Kali, na Índia; Labartu, na Babilônia; Obaluaiê, na África; os Xamãs, nas culturas indígenas norte-americanas. Uma característica observável nesses mitos é que todos possuem, concomitantemente, a doença e a cura: são feridos e, por isso, sabem como curar. A polaridade do arquétipo se constela, assim, no profissional de saúde como o "curador" e no paciente como o "doente/ferido".

Como profissionais de saúde, a busca pelo sentido do cuidar passa frequentemente por nossas próprias feridas. O processo de resgate da totalidade de si ocorre quando o curador percebe o doente em si e o paciente, o curador em si mesmo. Desse modo, paradoxalmente, a possibilidade da cura habita dentro da própria doença, o que nem sempre é tolerável para os profissionais, considerando que a doença, geralmente, é entendida por eles como algo a ser eliminado.

O arquétipo do "curador ferido" representa nossas feridas psicológicas mais profundas e algumas delas acabam por nos auxiliar em determinados momentos da profissão, pois, certamente, por já termos experienciado a dor psíquica, podemos reconhecê-la e empatizamos mais facilmente à dor alheia.[10]

▶ Quíron

Das narrativas sobre curadores feridos, o mito de Quíron é bastante conhecido na área da saúde, e seus significados são fundamentais para a construção da identidade dos profissionais da área. Com o objetivo de elucidar elementos do mito, optamos por narrá-lo a seguir, para recorrermos a ele na tentativa de análise de algumas feridas dos profissionais:

> "O mito de Quíron nasce na Grécia, com o encontro entre Cronos e a ninfa Filira. Cronos, o Deus do Tempo, encantou-se pela beleza de Filira e passou a persegui-la. Para escapar do seu assédio, a ninfa transformou-se em uma égua e fugiu, mas foi em vão... pelo fato de Cronos ter-se unido à Filira sobre a forma de um cavalo, nasceu o centauro: 1/2 homem,1/2 animal. Horrorizada ao ver o monstro que gerara, Filira suplicou aos deuses que a

transformassem em uma árvore, desejo que foi prontamente atendido. Rejeitado pela mãe e sem ter conhecido o pai, Quíron foi adotado por Apolo, o deus da música, da poesia, da medicina e das profecias, que lhe transmitiu muitos e ricos ensinamentos.

O centauro Quíron vivia numa gruta e era um gênio benfazejo, amigo dos homens. O sábio ensinava música, arte da guerra e da caça, a moral, mas sobretudo a medicina. Foi o grande educador de heróis, entre outros, Jasão, Peleu, Aquiles e Esculápio (Asclépio).

Quando do massacre dos centauros por Hércules, Quíron, que estava ao lado do herói, foi acidentalmente atingido por uma flecha com o veneno da Hidra de Lerna, que o teria matado se não fosse imortal. A ferida que nasceu não cicatrizava e trazia dores alucinantes ao centauro, que usou de todo seu conhecimento para aliviá-la, sem sucesso. Recolhido à sua gruta, Quíron desejou morrer, mas nem isso conseguiu, pois era imortal. Finalmente, após muito tempo, Quíron conseguiu livrar-se de sua agonia, graças a uma troca de destino com Prometeu. Esse titã fora acorrentado a um rochedo por Zeus, como castigo por ter roubado o fogo dos deuses para dá-lo aos homens.

Como Quíron, também Prometeu estava condenado a uma tortura eterna, pois todos os dias uma águia lhe bicava o fígado, que se recompunha durante a noite. De acordo com as ordens de Zeus, Prometeu só poderia ser libertado se um imortal renunciasse à sua imortalidade. Convencido por Hércules, que intercedeu a favor do seu antigo mestre, Zeus concordou com a troca. Assim, Quíron tomou o lugar de Prometeu, que lhe cedeu o direito à morte. E foi assim que Quíron pode encontrar repouso. Conta-se que Quíron subiu ao céu sob a forma da constelação do Sagitário."[11]

Quíron traz em sua natureza muitas das feridas presentes no profissional de saúde. Sua primeira ferida: "o abandono". Abandonado pela mãe e sem conhecer o pai, Quíron desenvolveu-se sob a guarda de Apolo. Tal ferida é tão contundente, que se expressa como norma que rege a impossibilidade de um médico abandonar um paciente. Segundo o Código de Ética Médica: "É vedado ao médico abandonar o paciente sob seus cuidados".[12]

O segundo aspecto marcante, decorrente do primeiro, é a ausência materna. Quíron, "aquele que faz com as mãos", é por natureza um técnico, um ser habilidoso nas artes da cura, ensinadas por Apolo. Tão habilidoso que seu discípulo Asclépio tornou-se o pai da medicina. Por herança, o curar, não o cuidar, é o seu fazer. Nasce daí uma medicina que, arquetipicamente, exclui a natureza subjetiva, o cuidar e a alma, como expressão da supressão do feminino, simbolizado pela mãe ausente.

Sua ferida causada pela flecha envenenada é incurável e, apesar de todo seu conhecimento e seus esforços, não é capaz de se curar. Sua habilidade, então, torna-se maior ainda para curar e aliviar o outro. Contudo, Quíron conhece a dor insuportável e, sendo imortal, precisa conviver com o sofrimento. Sua imortalidade o aprisiona e, por fim, a libertação acontece apenas quando a finitude é aceita e a mortalidade consome sua dor. Por extensão, sua dor abre caminhos para a aceitação da morte e da finitude, condições inerentes ao que é humano.

Abandono, dor e morte são aspectos com os quais os profissionais se deparam o tempo todo, buscando "curas" de feridas tão humanas quanto a dos curadores feridos...

A reflexão sobre o mito de Quíron se faz necessária para compreendermos a dimensão subjetiva do trabalho desenvolvido por profissionais da saúde na pandemia, posto que o coronavírus colocou o profissional em contato com suas feridas pessoais, sejam elas a doença física, a vulnerabilidade humana ou, em algumas situações, o adoecimento mental.

Durante a pandemia da COVID-19, o profissional poderia adoecer a qualquer momento, dando-se conta da sua própria mortalidade. Essa ferida dói! No entanto, perceber-se mortal, e ao acolher esta verdade, permite que um processo de transformação se inicie no profissional e em sua prática, posto que a mortalidade o destitui da onipotência ensinada na formação.

O diário de bordo na enfermaria de cuidados paliativos COVID-19

No mês de abril de 2020, com a implantação da enfermaria de cuidados paliativos para pacientes com COVID-19, surgiu a necessidade de implantar também alguma forma de cuidado à equipe, exposta ao sofrimento de diversas ordens, conforme já discutido.

Havendo a estratégia do diário de bordo já consolidada no serviço, ter um livro coletivo foi o caminho que claramente se delineou para que os aspectos subjetivos dos que lá estavam pudessem ser manifestos e ganhassem lugar de expressão.

No local, o caderno utilizado era mais simples e menos personalizado que o original, dadas as circunstâncias nas quais surgiu, não sendo possível realizar a dinâmica de customização do caderno. No lugar desta, foram realizadas dinâmicas para acolhimento ao grupo no início da operação de crise, as quais funcionaram como passagem à produção dos textos.

A metodologia de trabalho da intervenção foi mantida, ocorrendo o registro em escrita e a discussão da produção no caderno entre os membros da equipe, com a mediação da conversa sendo feita pela psicóloga responsável pelo setor.

Ao longo do período situado entre os meses de abril a setembro de 2020, durante o qual a intervenção ocorreu, foram produzidos 28 textos pelos profissionais e as reuniões tiveram, aproximadamente, a participação de 144 pessoas, considerando a rotatividade de profissionais na equipe.

Por meio da escrita e da discussão dos temas suscitados, foi possível examinar e entender, em grupo, a dinâmica do trabalho desempenhado, os constituintes da experiência de atuar em uma unidade para cuidados paliativos em COVID-19 e o modo como os indivíduos atribuíam significado ao que estavam realizando e construíam suas experiências neste campo.[13]

A disponibilidade de um lugar reservado para escrever e expressar-se funcionou como respiro e despressurização para as angústias sentidas, oriundas das experiências do campo de trabalho, da morte e da pandemia, em seus múltiplos desdobramentos emocionais, sociais, afetivos e operacionais.

Na "Reunião do Livro" na área COVID, a angústia premente não se tratava somente da morte, mas do vírus, do novo ente assustador que pôs a humanidade em embaraço, diante do não saber, da vulnerabilidade e da morte. Aconteciam reflexões a respeito do cuidado que a população não realizava facilitando o contágio e a disseminação do vírus. Sobravam questões a quem participava e certa perplexidade diante da aparente negligência da população e do governo quanto às medidas para conter o avanço do vírus.

Os sentimentos que pareciam pairar entre os profissionais eram o de desgaste e desconsideração, por estarem exclusivamente dedicados à operação de crise e à rotina, exaltados pela mídia e pelas palmas nas sacadas e, ao mesmo tempo, invisíveis nos esforços individuais que faziam. No início da pandemia, houve a crença de que o novo coronavírus traria o impulso necessário para uma mudança de postura da humanidade. No entanto, ao contrário do que se pensava, o vírus não trouxe a remissão dos pecados. Angústias eram despertadas pela quarentena que não se efetivou completamente, sobrando preocupação aos que estavam na linha de frente com a saúde da população e com o volume de casos, que crescia exponencialmente.

Estar diante de um vírus sobre o qual pouco se sabia, até então, provocava estresse e trazia a consciência acerca da vulnerabilidade humana e o medo de contaminação, sendo o medo mais pulsante o da perda do controle dos seus próprios corpos, da rotina, da saúde e da vida. A morte deixou de ser do outro e chegou mais perto de nós, levando o grupo a se aproximar da finitude de vida de uma forma mais sensível e menos técnica.

Nesse sentido, a pandemia parece ter produzido a intensificação de feridas internas, que atacam as pessoas desde o lado de dentro, como o próprio vírus.

As feridas, no caso, ganham nomes como ansiedade, medo, pânico, raiva, desesperança, carência, descrença, dor, frustração e sensação de assujeitamento à ação do vírus.

O grupo e a escrita eram oportunidades para abrir espaço para a dúvida, para a angústia, para encarar os medos que os invadiam. Nessa reunião foram evidenciadas faces do cuidado que ficam comumente escondidas sob a técnica, fazendo com que os profissionais percebessem que a técnica é insuficiente para tratar a dor de estar vivo, sobretudo em uma pandemia.

Sem buscar respostas prontas, o espaço de escuta foi promovido como estratégia para atenuar a dor e proporcionar um tempo de pausa em meio ao contexto conturbado. A intenção desse ato era proporcionar que os profissionais pudessem escutar a si mesmos e uns aos outros. Além disso, no intuito de legitimar o sofrimento apresentado, o papel da reunião era também o de criar a ambiência para o testemunho grupal daquilo que os profissionais viviam, com o intuito de produzir a sensação de reciprocidade e de que "navegamos juntos".

Identificar em si o que ocorre com o outro (com o colega, com o paciente, com o familiar, com a humanidade) possibilita que algum grau de consciência se instaure no profissional acerca de estados psíquicos e emocionais que está vivenciando, podendo, dessa forma, despertar para a necessidade de cuidar não só do seu fazer, mas do que pensa, sente e percebe enquanto trabalha.[13] Tal consciência, se aperfeiçoada, permite que ele encontre a medida de sofrimento que suporta, posto que tal medida é única e depende dos recursos que cada pessoa possui para sustentar a experiência pela qual está passando.

Na área para pacientes com COVID-19, o cuidado foi realizado em uma posição radicalmente horizontal, uma vez que a diferença entre profissionais e pacientes consistia no fato de que os primeiros estavam fisicamente saudáveis naquele momento. Essa posição despertou reflexões acerca dos próprios limites, dos modos de produção de cuidado de si e do outro no decorrer da pandemia e sobre os lugares ocupados por cada um dentro da relação terapêutica.

A pandemia tornou claro o princípio de que se descobrir ferido é parte do processo de cura e, por conseguinte, da capacidade de ajudar o outro a curar-se. Nesse caminho, a medida da permeabilidade ao sofrimento do outro é descoberta em um processo, no qual buscar é mais importante que a chegada. Naveguemos!

▶ Referências bibliográficas

1. Beneti IC, Oliveira WF. O poder terapêutico da escrita: quando o silêncio fala alto. Cadernos Brasileiros de Saúde Mental. 2016;8(19):67-77.
2. Kuperman D. Estilos do cuidado: a psicanálise e o traumático. São Paulo: Zagodoni; 2017.

3. Kearney MK, Weininger RB, Vachon MLS, et al. Self-care of physicians caring for patients at the end of life:"being connected… A key to my survival". JAMA. 2009;301(11):1155-64.
4. ICD-11. International Classification of Diseases. 11th revision. The Global Standard for Diagnostic Health Information. Disponível em: https://icd.who.int/Browse11/L-M/En-/Http://Id.Who.Int/Icd/Entity/129180281https://Icd.Who.Int/Browse11/L-M/En#/Http://Id.Who.Int/Icd/Entity/129180281. Acesso em: 7 abr. 2021.
5. Santos NAR, Gomes SV, Rodrigues CMA, et al. Estratégias de enfrentamento utilizadas pelos enfermeiros em cuidados paliativos oncológicos: revisão integrativa. Cogitare Enferm. 2016;21(3):1-8.
6. Yalom ID. Psicoterapia de grupo: teoria e prática. Porto Alegre: Artmed; 2007.
7. Estés CP. Mulheres que correm com os lobos. Rio de Janeiro: Rocco; 1994.
8. Torres RF. O curador ferido e a individuação. Junguiana. 2018:36(1):49-58.
9. Jung CG. Fundamentos da psicologia analítica: as conferências de Tavistock. Petrópolis: Vozes; 1972; p. 85.
10. Downing C. Espelhos do self: imagens arquetípicas que moldam a vida. São Paulo: Cultrix, 1999; p. 233.
11. Brandão JS. Mitologia grega. v. II. 11. ed. Petrópolis: Vozes; 2000.
12. Conselho Federal de Medicina. Código de Ética Médica: Resolução CFM n. 1.931/09. Brasília: CFM; 2009.
13. Vasques-Menezes I. Subjetividades no trabalho e saúde do trabalhador: um espaço esquecido? In: Brandt JA, Heloani R, Fernandes MIA. (Orgs.) Fundamentos da psicologia das relações de trabalho. São Paulo: Zagodoni; 2014.

CAPÍTULO

24 "As Ressonâncias do Cuidar" – Poemas, Relatos e Reflexões dos Profissionais de Cuidados Paliativos sobre a Pandemia

Letícia Santos de Carvalho
Luciana Suelly Barros Cavalcante

Apresentação

A pandemia de COVID-19 pode ser analisada, estudada e contada a partir de olhares sociológicos, políticos, sanitários, laborais, psicológicos, religiosos e tantos outros. Dialogar sobre a pandemia, no entanto, passa necessariamente pela experiência, seja ela de sofrimento, confinamento, mudanças de planos, adoecimento, morte, revolta, aprendizados ou descobertas.

Neste capítulo, temos como objetivo abordar a pandemia a partir do olhar de profissionais da saúde, que trabalharam em uma enfermaria de cuidados paliativos para COVID-19. Dessa forma, a autoria deste capítulo assume um papel de curadoria de textos escritos por esses profissionais no "diário de bordo" da equipe, sendo a nossa função organizá-los a partir dos diálogos possíveis que há entre eles, das reflexões sobre temáticas comuns e do intercâmbio subjetivo das ideias contidas nos textos, na tentativa de revelar uma narrativa, cujo protagonismo é assumido pelos profissionais.

Os textos foram produzidos de forma independente e voluntária, e a distribuição deles ao longo do capítulo não obedeceu a ordem cronológica na qual foram escritos no diário original. O agrupamento dos textos do modo como propomos baseia-se no conteúdo que emerge deles, considerando como fio condutor a experiência de atuar em uma unidade de internação especializada em COVID-19 e cuidados paliativos, articulada aos temas inerentes à crise vivida pela humanidade e às impressões pessoais daqueles que escreveram os textos que estão exibidos aqui. A amplitude dos textos selecionados engloba desde visões sobre contextos macrossociais às ressonâncias íntimas deste momento, sendo estas últimas o cerne da proposta do "diário de bordo".

A transcrição dos originais para este livro respeitou a forma de escrita dos autores, a fim de preservar a autenticidade dos sentimentos e das ideias expressas.

A escolha dos textos foi provocada pelos conteúdos mencionados, priorizando aqueles que melhor traduzem as reflexões extraídas pelos profissionais do contato diário com o sofrimento, derivado do contexto de pandemia e do contato com pacientes acometidos por doenças graves e avançadas, às quais associou-se à COVID-19. Após selecioná-los, organizamos os textos com base na leitura repetitiva, aprofundada e cuidadosa do que comunicavam, respeitando o que se manifestava a partir da escrita dos profissionais e buscando expor os textos de forma a dar a eles uma unidade.

As ressonâncias do cuidar

A inserção de um profissional em um novo campo de atuação tem desafios inerentes a todo grande começo, revelando a insegurança, a expectativa e a necessidade de aprendizado e de adaptação. A entrada nas unidades específicas para COVID-19 exigiu que os profissionais combinassem as capacidades anteriormente citadas com outras imposições urgentes do contexto pandêmico, em que se destaca o rompimento da diferença entre os adoecidos e os cuidadores, visto que a COVID-19 escancarou a vulnerabilidade dos profissionais e a possibilidade de eles mesmos adoecerem, subvertendo a dissimetria tradicionalmente estabelecida entre profissionais da saúde e pacientes.

A atenção e a responsabilidade com o outro – pacientes e familiares – não perderam sua importância, mas passaram a ser compartilhadas com a preocupação sobre si mesmo e sua própria humanidade. São tais desafios que se expressam no texto produzido pela psicóloga Letícia Santos de Carvalho, no início de abril de 2020, dias após a entrada na enfermaria de cuidados paliativos COVID-19 do Hospital das Clínicas da Faculdade de Medicina da Universidade de São Paulo (HCFMUSP):

> "E tentando evitá-la, sinto falta de ar. Por trás da máscara as bochechas aguentam o peso da barreira que separa os sãos dos marcados. Minha boca fica seca e racha, e meus ouvidos parecem tampados pelo peso do ofício. Os pacientes estão descobertos, enquanto nós nos banhamos de medo, cuidado e álcool. Óculos por cima de óculos, mas continuo enxergando-os pelo que são: viventes. Não há toque há tempos e os sorrisos agora têm de transbordar por outros poros, mas no fim, encontro um jeito de esquecer

do agente e lembrar do hospedeiro. Que se hospeda na vida e nos nossos cuidados, que se agarra ao que pulsa, ao que sente, ao que dói, pois sabe que viver e doer estão entrelaçados. Vestem-se de gratidão e saudades, são mais que uma sigla, são histórias inteiras. Então esqueço a dor nas bochechas e paro de perceber o contato do látex com a pele das minhas mãos. Então, esqueço o muro que minhas roupas formam entre nós... até sua próxima tosse, um despertador que me traz de volta para a pandemia, onde há morte e vida por todos os lados, em cada continente, por todo o globo. Me pergunto então, apesar de separados, segregados, distantes, frágeis e com medo, encontraremos enfim nossa humanidade? Num quarto de hospital, utilizamos máquinas para mediar amor e despedida. Buscamos impedir a todo custo o mal-estar, a solidão e o medo, apesar de nós mesmos não termos drogas testadas e aprovadas para tamanha ameaça. Voltamos para casa no fim do dia, com marcas no rosto e feridas no peito, eventualmente cicatrizamos e lembramos que cuidar do outro não nos faz heróis, mas talvez um pouco mais humanos. Descobrimos, por fim, que ser humano é ser ambíguo, criador e criatura, parte e todo, saúde e doença, é ser impotente e enfim ter potência para transformar os dias, ainda que eles demorem a passar. Passarão."

A humanidade do profissional revela-se também na responsabilidade de se manter atuante em um contexto de catástrofe e de ameaça, o qual proporciona movimento na forma como o profissional olha para si e para o seu entorno, despertando questionamentos e indagações sobre seu próprio fazer, sobre possibilidades de promover cuidado ao outro e produzir cuidado de si.

O que significa se expor a uma doença nova e ameaçadora como condição para cuidar do outro? Qual é o impacto de perceber que a sociedade não compartilha, de forma ampliada, a preocupação dos profissionais de saúde? Qual é o preço de se isolar de família e amigos para evitar a contaminação daqueles que amamos?

O texto a seguir, escrito pela médica Mariana Cincerre Paulino, não apresenta respostas para estes questionamentos, mas corrobora com as reflexões sobre os impactos da pandemia na subjetividade do profissional de saúde, que se vê influenciado pelas adversidades do trabalho, mas também pelo contexto social que o cerca, não se abstendo, entretanto, de sua capacidade de avaliação crítica da realidade:

"Visões da pandemia

Eu vi as pessoas enlouquecerem no início ao comprar todo o estoque de álcool em gel e papel higiênico

Eu vi as pessoas banalizarem a morte e ir para bares por conta do tédio

Eu vi as pessoas irem às ruas contra o isolamento social

Eu vi o nosso presidente desrespeitar todas as orientações e chamar de "gripezinha"

Eu vi a desigualdade social escancarada

Eu vi muita gente falecer longe de suas famílias

Eu vi muita gente vendo seu familiar pela última vez quando ele chegou no hospital

Eu vi muita gente morrer com falta de ar

Eu vi nosso país como epicentro de uma pandemia e nosso governo sem oferecer condições de enfrentar tudo isso para a população

Eu vi os profissionais de saúde em cargas horárias de trabalho exaustivas

Dava para dizer muitas outras coisas ruins que eu vi, mas estou preferindo enxergar outras

Enxergar a ressignificação das tecnologias em tentar diminuir o distanciamento dos pacientes e famílias

Enxergar a nossa equipe ajudando e cuidando uns dos outros

Enxergar os amigos e familiares que estão fazendo mesmo o isolamento social

Enxergar o movimento de fortalecer os pequenos empreendedores

Enxergar pequenas formas de afeto (no formato de comida) que as pessoas se fizeram presentes

Enxergar o agradecimento genuíno das famílias por pequenas coisas cabíveis de serem feitas

Enxergar o amor pelas pessoas da minha vida mesmo não estando presentes fisicamente

Enxergar o tamanho privilégio que eu tenho em casa e comida.

Prefiro acreditar na capacidade de melhorar do ser humano e na nossa resiliência

Prefiro acreditar que o antigo normal não vai ser o novo normal

Prefiro acreditar que sairemos melhor (mesmo demorando mais do que poderia ter demorado)

Uma eterna otimista,

Mariana Cincerre Paulino."

"As Ressonâncias do Cuidar"

Cuidar de pessoas contaminadas por uma doença nova e subestimada por pessoas, grupos e governantes coloca em evidência a solidão, a impotência e o desamparo de profissionais diante da coletividade. Entretanto, para além do pesar e da indignação, é importante ressaltar que a pandemia se compôs de contradições. Em parte, escancarando o individualismo, a morte e o isolamento social. Por outro lado, propiciando aprendizados, o trabalho em equipe, a construção e a manutenção de afetos positivos e de fortalecimento coletivo, que surgem como esperança e motivação para dar continuidade ao cuidado, como a médica nos sinaliza.

Em Cuidados Paliativos, a morte é parte do cotidiano, companheira de trabalho. Busca-se oferecer ao paciente um processo de fim de vida que seja digno e que componha a história do paciente, sem desrespeitar os valores dele.[1] Na pandemia de COVID-19, a temática da morte se tornou manifesta e o desfecho da vida ocorria de forma solitária, longe das famílias, sem a realização dos rituais e das despedidas, normalmente oferecidas em Cuidados Paliativos, como parte da proposta de cuidado. Esse processo castrado de finalizações é atribuído à letalidade e à transmissibilidade do vírus. No entanto, parte disso se justifica também por carência de condições para propiciar às famílias e pacientes despedidas dignas, o que condiciona inúmeras formas de violência institucional.

Registre-se que a narrativa dos profissionais aqui representados se constrói em um contexto específico: o de Cuidados Paliativos na atenção a pacientes com COVID-19. É nessa intersecção que o desafio de promover dignidade ao final da vida se torna uma tarefa hercúlea, considerando as condições práticas em que o trabalho ocorria.

Apresentamos a crônica escrita pelo médico Carlos Henri Gomes Filho, que utiliza do recurso metalinguístico para nos contar sobre a morte que invade e modifica a vida, que tem camadas de humanidade, sendo representada por ele não como uma vilã a ser combatida, mas como uma figura que necessita ser cuidada por um outro, que lhe dê contorno, pessoalidade e hospitalidade.

"– Boa tarde! Eu me chamo Amanda. Sou médica do Hospital das Clínicas. Estou ligando pois gostaria de falar com o Carlos.

– Sou eu, doutora. Pode falar.

– Será que podemos fazer uma videochamada? Para a gente poder ver o rosto um do outro.

– Pode ser, doutora.

– Pode ser nesse número mesmo, Carlos?

– Pode sim.

– Muito bom, Carlos. Já te ligo então.

– Carlos? Consegue me ver e ouvir? É a doutora Amanda. Eu que pedi para fazer uma videochamada com você.

– Oi, doutora. Tô te vendo. Mas o áudio tá ruim.

– E se eu falar mais perto do celular assim, Carlos, fica melhor para me ouvir?

– Fica sim, doutora. Agora tô ouvindo

– Queria falar sobre uma coisa importante. Queria conversar sobre a situação da Morte. Você é filho dela, certo?

– Sou sim. A Morte é minha mãe. Aconteceu alguma coisa com ela? Meu deus, doutora, o que foi que aconteceu?

– Eu já te falo como ela tá, Carlos. Mas peço que fique calmo. Primeiro eu gostaria de saber um pouco mais sobre como é a Morte, fora do hospital. Queria saber dela no seu dia a dia. Queria que você contasse um pouco da história da Morte e sua relação com ela.

– Vou contar então, doutora. Nossa relação é complicada. Sei que ela se importa comigo e eu me importo com ela, porém às vezes a vida afasta as pessoas. Por muitos anos ficamos distantes. No entanto, há algum tempo a Morte ficou doente e precisei me mudar pra perto dela. Pra ajudar a cuidar dela. No começo da doença ela só tinha alguns esquecimentos. Esquecia de levar as almas pro além. Depois começou a ficar confusa. Ceifou vidas que não estavam no fim. Deixou outras viverem além do tempo. Foi parando de conseguir fazer as coisas sozinha. Não conseguia mais se vestir. Depois ficou ainda mais dependente. Precisando de ajuda para andar, comer e tomar banho. Há alguns meses, ficou totalmente acamada. Tem sido muito difícil cuidar da Morte.

– E o que você sabe sobre o estado atual da Morte, agora que ela tá internada no hospital? Como tem sido a conversa com os médicos?

– Eu sei que a situação dela é grave, doutora. Os médicos têm conversado muito comigo e eles me explicam tudinho. Me falaram que ela tá tomando antibiótico e tá precisando de oxigênio para respirar.

– E como você se sente com tudo isso, Carlos?

– Me sinto muito triste, viu, doutora. Sei que ela já tá bem doente há algum tempo. Mas tá difícil ver ela assim tão mal. Tô sofrendo muito com essa internação.

– Eu nem imagino o quanto isso tá difícil para você, Carlos. Infelizmente a situação é bem delicada mesmo. A Morte realmente tá muito grave. Como você mesmo contou, ela já tava bastante debilitada pela doença. Já tinha um organismo frágil. Em cima disso veio a COVID. Uma doença nova sobre a qual ainda conhecemos muito pouco e para a qual não temos cura. A Morte pegou uma doença grave em cima de um corpo já frágil e doente. Esses problemas se somam para tornar a situação dela bem ruim. E nós temos uma preocupação. Estamos preocupados em relação a como será a melhor forma de cuidar dela nos próximos dias.

– Entendi, doutora. Ela já tava fraquinha. E agora essa COVID, meu deus. É muita tristeza.

– Nós estamos acompanhando a Morte e sabemos que nessa fase da doença existe uma chance que não podemos ignorar de ela piorar muito. Por mais que nossa vontade seja devolver a Morte pra você, Carlos, precisamos ser muito honestos. É possível que as coisas tomem um caminho ruim. E precisamos pensar no que faremos se as coisas seguirem por esse caminho ruim.

– Se a Morte começar a piorar, teremos que pensar na melhor forma de cuidar dela, respeitando os limites do que o corpo dela é capaz de suportar. Alguns tratamentos da medicina podem até dar mais tempo de vida, mas será num contexto de prolongar a dor e o sofrimento. Não consideramos que a Morte tenha benefício de ter sua vida sustentada por meio de máquinas, pois isso pode machucá-la muito e, nessa fase da doença, não trará mais benefício.

– Eu não sei o que dizer, doutora. Tenho medo do que pode acontecer. Mas realmente não quero que ela sofra.

– Nós também não queremos que a Morte sofra, Carlos. Iremos fazer o máximo possível para cuidar dela e devolvê-la pra você. Porém, se o pior acontecer, daremos todo o conforto para que ela não sofra e tenha sua dignidade respeitada. Iremos tratar a dor. Iremos tratar a falta de ar.

– Eu agradeço muito a vocês por isso, doutora. É Amanda, né? Muito obrigado pela atenção. Estou com muito medo, mas pelo menos posso ser grato pelo fato de a Morte estar nas mãos de pessoas tão dedicadas e competentes.

– *Para nós é uma honra cuidar da Morte, Carlos.*

– *Muito obrigado, doutora Amanda. A você e a toda equipe de cuidados paliativos. Obrigado por cuidar de nossas Mortes."*

Nessa modalidade de cuidado, a morte tem um estatuto que mescla os enfoques técnico, enquanto evento supostamente passível de controle, e ético, como um momento da vida a ser testemunhado humanamente. Neste prisma, temos familiares cuidados, escutados e acolhidos pela equipe, que, ao testemunhar desenlaces de vidas, não sai ilesa. Somos parte do epílogo das biografias dos pacientes, experimentando o real impacto de cuidar da morte de alguém, o que é feito à custa de profunda reflexão e do apagamento da assimetria, já mencionada em outro momento.

"Eu quis que fosse bonito. Bonito como a água pura que você já sabia que iria atravessar. Bonito como nossos corações, naquele primeiro dia em que eles se tocaram e conversaram com o Divino. Mais bonito que o abraço – de espírito, o único que eu pude te dar.

Olhei pela janela, tentando te enxergar. De quem veio o convite? De você? De mim? Será que você sabia o quanto eu precisava daquilo? Será que você me ofereceu um pedaço da sua alma, justamente para que ela alimentasse a minha?

Olhei. Olhei e vi o rabo do elefante. E me pus a pintar. Através de você, me fiz artista. E disse para mim mesma que eu estava contando a sua história. A cada pincelada era cor, era vida, era perfeição. O coração voltando a bater, a luz, a brilhar. É isso a arte? Que presente tão custoso você me deu, fazendo parecer tão leve.

E quando paramos para admirar o trabalho... Onde estava você? Você, meu amigo, estava na tela. E eu assisti, horrorizada, enquanto o lindo elefante que te carregaria para a plenitude e a sabedoria te atravessava com sua presa de marfim. Seu sangue tingia o quadro, lavando o castelo de promessas que eu havia construído.

Não foi bonito. E se eu tivesse sido pincel? À sua disposição, para expressar o que você, sozinho, já não podia. Teria sido diferente? E se eu tivesse sido Lei? E se eu tivesse sido melhor?

Deixei você ali, sozinho no meu sonho despedaçado. Fechei a porta. Às vezes é mais fácil te colocar no baú, meu amigo. O baú das coisas que doem.

"As Ressonâncias do Cuidar"

O baú dos meus monstros. Para não ouví-los gritando, eu aperto botões. O silêncio é tão perigoso...

Você me perdoa? Por seguir, olhando tão pouco para trás. Por emendar um passo no outro. Por voltar, de novo e de novo, para a tela. Não a da nossa (minha?) criação. A que distância. A que apressa o relógio. A que esconde a tristeza. A que me esconde de mim mesma. E de você.

Queria que acabasse melhor. Que o muito que você me deu fosse suficiente. Sou fraca, ainda. Talvez um pouco menos agora, olhando para você. Mas saiba que te carrego comigo e que seguimos em frente. Apesar de isso não ser um conto de fadas, graças a você, minha história tem mais luz. E quando a luz é lançada sobre o que é feio, bem, também há beleza nisso, meu amigo."

A médica Gisela Biagio Llobet revela, na inevitabilidade da morte, a impotência do profissional de saúde. A morte, ressignificada dentro dos Cuidados Paliativos, distancia-se da banalidade, visto que é compreendida como processo natural frente a um grave adoecimento, impulsionando a busca dos profissionais em permitir sua ocorrência sem acelerá-la ou postergá-la.[1] Apesar disso, ela continua manifestando aquilo que é irreversível e intransponível, características que convocam os profissionais a se questionarem sobre seu próprio fazer, suas impossibilidades e seu poder suposto. O que a morte, como evento humano, proporciona é a indiscernibilidade entre aquele que acolhe e aquele que é acolhido, no que concerne à vulnerabilidade ao sofrimento. Gisela, ao se dirigir ao paciente como um amigo, fala sobre um encontro despido de técnica e o que ganha relevo, portanto, é a conexão que ocorre entre duas pessoas ante um sofrimento intenso, o qual é capaz de transmutar a qualidade do encontro para quem o viveu.

Convém aqui uma ponderação sobre a espiritualidade dos profissionais de saúde, compreendendo-a como aquilo que transpõe o ato técnico e provoca significado para as vivências. De forma expandida, consiste na busca de sentido e de conexões consigo, com o outro, com a natureza e com o que existe, para além da realidade tangível.[2] Na atenção ao paciente, espiritualidade é o componente que transcende o aspecto operacional do trabalho, embebendo-o em uma realidade dotada de simbolismo e subjetividade, resgatando a dimensão sensível, primordial para que o Cuidado se dê.

O coronavírus nos lançou diante da fragilidade humana e na pandemia a espiritualidade teve seus efeitos reforçados por funcionar como alento diante da precariedade. Confrontar-se com o sofrimento tornou-se um convite à introspecção e fez emergir a consciência de que não somos infinitos, despertando em alguns profissionais a busca pessoal pelo significado das experiências que estavam em curso.

Atemporalidades

A constatação da finitude se pauta diretamente na relação que se estabelece com o tempo e o modo como se percebe a passagem dele, em suas dimensões concreta ou subjetiva. O tempo, no contexto de pandemia, é marcador de sintomas, pois a doença tem sua trajetória projetada em 14 dias, os quais podem ser de sintomas brandos ou caracterizados por pioras abruptas. Para as famílias, o tempo é o da espera pelos boletins, da duração de chamadas de vídeo que ocasionam as visitas virtuais, da despedida e, se possível, do reencontro. Nos Cuidados Paliativos, o tempo é também um marcador de etapas a serem seguidas, de ritmo de funcionamento da equipe e de tomada de decisões, que podem exigir agilidade ou permitem ações expectantes.

"Tempo

O que é o tempo?

Quanto dura 1 hora?

O que são 25 minutos?

 Tempo desperdiçado....

 Tempo "ganho"...

 Tempo que foi "perdido"...

 Tempo, falta de...

Ah...tempo, tempo, tempo!

 Uma palavra tão citada em nosso vocabulário,

 tão curta em sílabas,

 mas com um significado tão intenso, tão misterioso,

 tão efêmero, tão demorado, tão... inexorável!

Ontem, ao passar o meu plantão, decidi enfrentar meus leões e obter a troca de que tanto sentia fazer e ter com uma jovem paciente.

Vinte e nove anos! Para uns, muito tempo, para outros, pouco. Vinte e nove anos do que? De uma vida? De uma construção contínua de sonhos?

De uma viagem com muitas dificuldades e obstáculos, mas também de grandeza e vitórias?

Aprendi de uma das piores formas que existem sobre a importância do tempo. O que são 25 minutos?

Para a maioria, é a duração que fica conectado às redes sociais...

É o tempo que se passa dentro de um veículo ou transporte público...

É o tempo que se desperdiça em uma briga...

É o tempo...

É o tempo...

Para mim, foi o tempo que tive para conhecer minha filha, amá-la, beijá-la, segurá-la, batizá-la, entregá-la aos familiares para que recebesse o carinho guardado durante toda uma gestação e, enquanto isso, o relógio não parava, mas sua respiração e batimentos cardíacos diminuíam... ainda restou tempo para aconchegá-la em meus braços, até que minutos se passaram até a entrega final!

Meses... quanto tempo dura? Para uns, dias longos que se passam sem importância, para outros, um tempo insuficiente.

Para uma jovem de 29 anos, os meses restantes são pouquíssimos perto da vontade de estudar, fazer bolos, abrir uma confeitaria e, principalmente, ficar o mais próximo da família.

Tempo esse ingrato, ter que dividi-lo em idas ao hospital, permanecer sozinha, ter que enfrentá-lo sentindo dores físicas e na alma, ter que vivê-lo com medo de quando será o fim! Ah... tempo...

O quão ingrato você é! O quão vítima e vilão se tornas... brigamos tanto contigo, mas também nos amamos, te desperdiçamos tanto e, ao mesmo tempo, imploramos para você se multiplicar. Pedimos para que pare e, em outros momentos, ordenamos que passe rapidamente.

Só desejo que todos que tiveram "tempo" para ler este texto, tenham sabedoria para aproveitá-lo da melhor maneira possível!

Espero que nossa relação seja mais pacífica, mais duradoura e cada vez mais intensa. Obrigada, TEMPO e até algum dia que você deixe de acompanhar o meu tempo biológico..."

Ontem, ao passar meu plantão, decidi enfrentar meus leões e doer a troca de que tanto sentia fazer e ter com uma jovem paciente.

Vinte e nove anos! Para uns, muito tempo, para outros, pouco. Vinte e nove anos do que? De uma vida? De uma construção contínua de sonhos? De uma viagem com muitas dificuldades e obstáculos, mas também de grandeza e vitórias?

Aprendi de uma das piores formas que existem sobre a importância do tempo. O que são 25 minutos?

> Para a maioria, é a duração que fica conectado às redes sociais...

> É o tempo que se passa dentro de um veículo ou transporte público...

> É o tempo que se desperdiça em uma briga...

> É o tempo...

> É o tempo...

Para mim, foi o tempo que tive para conhecer minha filha, amá-la, beijá-la, segurá-la, batizá-la, entregá-la aos familiares para que recebesse o carinho guardado durante toda uma gestação, e enquanto isso, o relógio não parava, mas sua respiração e batimentos cardíacos diminuíam... ainda restou tempo para aconchegá-la em meus braços, até que minutos se passaram até a entrega final!

Meses... quanto tempo dura? Para uns, dias longos que se passam sem importância, para outros, um tempo insuficiente.

Para uma jovem de 29 anos, os meses restantes são pouquíssimos perto da vontade de estudar, fazer bolos, abrir uma confeitaria e, principalmente, ficar o mais próximo da família.

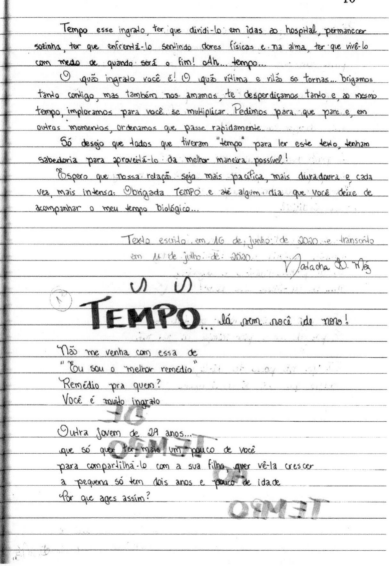

Figura 24.1. Retrato de uma página do caderno "Diário de Bordo", com textos produzidos pelos profissionais da enfermaria de cuidados paliativos COVID-19.

Fonte: Acervo da autoria.

A enfermeira Natacha Silva Moz compartilha o seu olhar sobre o tempo a partir de sua experiência pessoal e profissional (Figura 24.1). De forma entrelaçada, fala da relação do trabalho com sua história de vida e das impressões pessoais deixadas nos e pelos pacientes, contando-nos sobre o reflexo exercido por sua história pessoal no contato com uma paciente jovem. O tempo, aqui, é exíguo e prestes a ser interrompido.

A relação com o tempo organiza o andamento da relação que se estabelece com o paciente ou, em outros casos, desorganiza o encontro, impossibilitando-o. De toda forma, adoecer ou acompanhar o adoecimento de alguém pressupõe marcas temporais, seja por meio das perdas, que revelam o passado que foi alterado pela doença, do futuro vivido a partir de prognósticos, planejamentos terapêuticos e medos ou do presente colocado em vácuo pelas incertezas.

Encontros

Nos textos do Diário de Bordo, os profissionais nos contam sobre o que há de humano no atendimento em saúde. Em contato com seus pacientes, deparam-se com suas próprias marcas de temporalidade, de vida e de morte, visto que, no contato com o outro, revelam-se, exteriorizando suas batalhas contra o tempo e as dores que os compõem após essa luta, perdurando, às vezes, como experiência, em outras, como trauma. Nossa aposta é a de que as dores de quem cuida podem ser potência, se, como neste capítulo, puderem ser reconhecidas, elaboradas e se sobre elas puder ser contada uma história, como nos diz a célebre frase de Hannah Arendt (1906-1975), utilizada como epígrafe do Diário de Bordo.

O médico Caio Anunciação reconhece a humanidade que se faz necessária ao atendimento de pessoas, resgatando o prosaico e o comum da vida, mesmo em contexto de pandemia:

"Cores

A ciência às vezes usa nomes pomposos para definições.

Qual a cor do sangue?

Vermelho rutilante.

A vida, por outras vezes, nomeia mais prático.

O sangue tem cor de quê?

Suco de beterraba.

Uma vez disseram que trocamos emoções com outro quando alguém conta uma história.

Parece que tentamos achar algo nosso quando se fala daquela dor.

Nas trocas que fazemos, ouvimos. Mas nem sempre escutamos o que nos é dito.

Aquilo se pinta às nossas cores. E buscamos soluções para adequar o tom – que passa apenas pelos nossos olhos

Nem sempre as despedidas no fim da vida são para a morte. Às vezes, elas são para poder, de fato, sentir o viver.

O cuidado com o outro ensina. Muitas vezes com nomes bonitos e pomposos. Quando, na verdade, precisamos mesmo é de um suco de beterraba."

O profissional busca ultrapassar os limites da medicina ao desvelar que saberes técnicos não abarcam a experiência completa de estar frente a outro ser humano, cuja história, diferente ou semelhante, será sempre plano de fundo para que o profissional de saúde se veja refletido. Mais do que buscar um artifício de comunicação, Caio demonstra ponderar sobre o que é, de fato, se vincular a alguém, como médico, cientista, pessoa, cuidador e aprendiz, em uma cadeia intersubjetiva de ações e relações. Ele nos faz lembrar também que nem sempre o ponto de vista técnico-científico é suficiente para abarcar a experiência do paciente, a qual fica reduzida, se olhada a partir de um único prisma.

A experiência de trabalho nesta pandemia e nos Cuidados Paliativos pressupõe um outro pilar: o trabalho em equipe. A multidisciplinaridade é parte constituinte dos CP, pois há a busca em reconhecer as limitações e potencialidades de cada profissional e profissão implicadas no cuidado, além do esforço em aplicar uma abordagem que se aproxime, ainda que minimamente, da completude do ser humano e de seu sofrimento. Somado a isso, a pandemia evidenciou os limites dos profissionais de saúde, radicalizou o investimento humano em outros seres humanos e a luta constante por entregar o melhor cuidado a quem adoecia, ações que corroboram a necessidade do trabalho conjunto, proposto pelos Cuidados Paliativos.

Nesse contexto, é possível perceber a busca dos profissionais em encontrar base e segurança para continuar seu labor, o empenho em descobrir, no outro, amparo e fortaleza para cuidar das próprias feridas, do próprio cansaço e da própria dor. As equipes de saúde, dessa forma, ultrapassam sua função institucional e adquirem *status* identitário e afetivo, pois os profissionais são convocados a cuidarem uns dos outros, sabendo que, sem isso, o cuidado com o paciente se torna infrutífero.

A relação fraternal entre uma equipe e a conexão social, dentro e fora da pandemia, agem como fatores protetivos saúde mental dos profissionais[3] e, portanto, potencializa a recuperação emocional futura, sabendo que o sofrimento presenciado e vivenciado tem contorno e é compartilhado com seus pares, que, após convivência e entrega, constituem-se mutuamente e poderão ajudar a contar essa história, que é também compartilhada e coletiva. Essas reflexões são suscitadas pelo texto que segue, escrito pelo médico Gustavo Ryo Morioka.

"Colcha

Tentei por tanto tempo e agora tive coragem de escrever o que sinto, sobre essa vivência intensa que todos nós mergulhamos de cabeça, por mais imprudente que fosse, pois ir de cabeça em um mar com tantos mistérios poderia ser perigoso.

Assim que demos conta do local que estávamos veio pensamentos como medo, incerteza, preocupação, impotência, e era notório a percepção sobre o sofrimento que essa doença trouxe para o paciente, familiares e para toda equipe que teve a árdua tarefa de cuidador de tudo isso e sempre que possível trazer conforto, com olhares, palavras e gestos. Cada membro sabe o que passou e só ele sabe a marca que foi deixada em sua mente, alma e espírito; diria como um prego que ao ser inserido em uma cerca de madeira, marca e sempre estará no local, caso seja retirado é necessária uma força, sempre de um terceiro, ao ser removido e superado pode deixar de existir fisicamente, mas o buraco feito não deixará de existir.

A partir deste ponto podemos analisar a situação de duas formas, ver o quanto fomos martelados e marcados com o momento, pensar que talvez não valesse a pena a dor que suportamos. Ou verificar a quantidade de batalhas que vencemos e o nosso crescimento que tivemos com cada prego removido e que nos mantivemos fortes, mesmo com tantas lutas.

Olho para dentro de mim e vejo um coração cheio de cicatrizes, que apresentam diversas formas, profundidades e em diversos estágios de cicatrização. Porém, ao seu redor tem uma colcha de retalhos, de experiências vividas, conversas e experiências positivas, que nesse contexto me foram proporcionadas. Quem diria que pessoas com histórias tão distintas, backgrounds e com maneiras diferentes de pensar, poderiam criar esse ambiente caloroso, amável, acolhedor. Conhecer todos vocês me mostrou que há pessoas INCRÍVEIS neste mundo e que desejo conhecer e que se não fosse por esse contexto não saberia da existência de seres iluminados. Vou com certeza usar e guardar a colcha que vocês construíram dentro de mim para os momentos difíceis que viverei, como manto protetor, que me aquece, me acolhe e me faz querer lutar para acolher e paliar as pessoas que com essas minhas mãos irei tocar."

Da visibilidade à jornada interna: o que constitui um herói?

Os profissionais de saúde, nesta pandemia, foram convocados a se reinventarem, pois, simbólica e concretamente, viram-se retirados de seus lugares e de seus saberes para enfrentar o desconhecido, a aventura e a natureza. O cenário inaugurado pelo coronavírus era, ao mesmo tempo, amedrontador e atraente, prerrogativas aparentemente necessárias para reunir pessoas excepcionais.

O ato heroico possui diversos significados e simbolismos em nossa sociedade, sendo também um recurso narrativo e de constituição de subjetividades. O que define um herói são suas realizações ou seus esforços extraordinários para superar uma condição desafiadora, que, no caso da pandemia, era a situação adversa imposta mundialmente pelo coronavírus, o contato com a morte e as inúmeras tarefas que surgiam para os profissionais de saúde no contexto de enfrentamento à crise.

Com esse mote, tornou-se oportuno dar aos profissionais a alcunha de "heróis", enquanto artifício de reconhecimento, mas também de depósito de angústias e esperanças coletivas. Rapidamente, essa posição fornecida ao profissional se mostrou efêmera, por ser conferida pelo outro, e inspirada por motivos midiáticos e mercadológicos, forjados em comoção social passageira, como nos fala o poema do médico Douglas Henrique Crispim.

> *"COVID TREND 2020*
>
> *Quando chegou o inimigo*
>
> *Soou o alarme na praça*
>
> *Todos trabalharam de graça*
>
> *Todos heróis na televisão*
>
> *As homenagens eram gasolina*
>
> *Dos bolsos de fogo e orgulho*
>
> *Todas máscaras na internet*
>
> *Todo motivo de barulho*
>
> *Já vai a curva subindo*
>
> *Caindo gente, morrendo gente!*
>
> *Lá vai o povo aplaudindo a alta*
>
> *Lá vai o filme do cadeirante*
>
> *E na tela, dezenas e milhares*

Já vai o soldado no front.
De repente o tempo passa
A curva ainda não sumiu
Ainda morre tanta gente no funil
Mas já não filmam as vitórias
Não tem aplauso, nem MC Donald's
Não tem mais caixa de chocolate
E vai sumindo o povo, não tem heróis agora?
A sociedade líquida e aguda
Ninguém quer saber das chagas prolongadas
Ninguém quer fazer a caridade crônica
Nem líderes, nem soldados, agora ficou a gente
Acabou a pandemia da vitrine
Agora só tem a pandemia real"

O poema revela a trajetória fugaz da narrativa do "super-herói profissional", que se mostrou digressiva e foi abandonada tão logo temas mais atraentes ganharam espaço nas mídias. Passado o impacto inicial da chegada do novo coronavírus, coube ao profissional da saúde a continuidade dos trabalhos e do empenho, de forma solitária e, com o passar do tempo, invisível. O trabalho realizado passou de assunto mais comentado à pauta datada e os aplausos deram lugar ao silêncio do trabalho solitário. O que não mudou foi o comportamento da doença, que permaneceu em índices que não se atenuam, até o momento, exigindo alto custo de esforço pessoal, abdicações, restrições e cargas de trabalho massivas. A pandemia real é vivida por pessoas reais, tanto quanto a doença da qual elas tratam.

No espaço despercebido das enfermarias para COVID-19, há a complexidade psicológica de pessoas, imperfeitas e inacabadas, que se tornam heroicas pelo engajamento que desenvolveram para enfrentar a crise humanitária que atravessamos. Nesse percurso, os profissionais envolvidos podem encarar desafios e conflitos internos, que, quando superados, os levam para novos patamares de autoconhecimento. Estamos diante de heróis no sentido íntimo e subjetivo do termo, posto que as características heroicas se originam do próprio processo de morte e renascimento simbólicos, ocasionado pelas experiências do trabalho.

"As Ressonâncias do Cuidar"

Para refletir sobre isso, podemos recorrer a um recurso de interpretação, que consiste no mito denominado "jornada do herói" ou "monomito", o qual pressupõe uma sequência de experiências com as quais o protagonista se depara em sua jornada, que acarreta mudanças psíquicas que o aproximam de quem ele é genuinamente.

No primeiro momento, o herói se vê afastado de suas origens – daquilo que é conhecido – e, após distanciar-se, enfrenta obstáculos, sacrifica-se, encontra fontes de auxílio para enfrentar suas batalhas e regressa ao seu lugar de origem. Contudo, agora, subjetivamente transformado e capaz de compartilhar com seu meio os benefícios de tais transformações.[4]

Como último texto desta coletânea, para concluir a reflexão proposta neste capítulo, apresentamos o texto escrito pelo médico Daniel Dei Santi, que dialoga com o mito do herói, ao evidenciar um processo de revisão do que foi vivido, recapitulando a entrada, a permanência e a saída dos profissionais da enfermaria de cuidados paliativos COVID-19, escrito no último dia de sua existência. Todos os profissionais que escreveram no Diário de Bordo, com textos selecionados ou não, revelam seus sacrifícios, sinalizam dores até então inconcebíveis e atribuem novos significados para o sofrimento vivenciado, transformam-se e, enfim, retornam para o local de origem, mas diferentes de quem eram no começo da jornada.

O retorno, por sua vez, mesmo ansiado, revela-se uma experiência complexa, cercada também por inseguranças, nostalgia e medo. O lugar de onde saíram não é mais o mesmo, assim como os profissionais também não são. A experiência limítrofe de cuidar de pessoas contaminadas pela COVID-19 torna-se parte de quem esses profissionais são e, portanto, afastar-se desse tipo de cuidado é uma marca na identidade deles, percebida, em alguma medida, também como perda. Concluir a passagem pela referida unidade de internação é se retirar do que se tornou rotina ou missão, sendo uma experiência indelével e que os constitui como pessoas e como profissionais.

"A despedida, das despedidas

Querido diário,

Sim! Porque nesse momento não consigo pensar em algo menos clichê.

E "querido" sim porque você merece, depois de tantos meses em que ficou de prontidão enfrentando todas dificuldades dessa batalha e sendo um guardião de nossas mentalidades. Peço desculpas por não poder ser mais ou fazer mais, não que você não mereça ter em suas páginas tão belos poemas como os que foram escritos pelos que me precederam, mas infelizmente no momento é impossível.

Infelizmente... quantos "infelizmentes" nós não falamos nesses últimos meses? Algo poderia ser melhor? Gostaríamos! Podíamos? Não sei.

Infelizmente veio esse tal vírus que mudou nossa realidade, mas se não fosse por ele, você também não estaria aqui nesse momento. Você, nem muitas outras pessoas que por aqui passaram.

Pessoas que vieram pelo vírus: uns porque adoeceram, outros para ajudar.

Se não fosse pelo vírus, talvez nunca tivéssemos nos conhecido. Talvez muitas outras coisas boas não tivessem acontecido. E foram coisas muito boas!

Não dá para falar "felizmente", porque algo que trouxe tanta dor, sofrimento e tantas mortes não pode ser chamado de feliz.

Mas como há o Yin e o Yang, na dor também há a felicidade; no choro, o sorriso; na tristeza, a alegria; a luz na sombra. Não consigo falar que foi felizmente que tudo aconteceu, principalmente em consideração aos milhares de mortos e seus familiares enlutados. Mas não posso ignorar o fato que foi uma experiência de muito aprendizado e crescimento profissional, pessoal e espiritual.

Está chegando a hora de se despedir.

Foram longos 160 dias de batalha.

E você se portou como um fiel companheiro, mais um guerreiro nesta luta.

Esteve firme e forte ao nosso lado, ouvindo muitas coisas.

Sim! Foram muitas coisas que passaram por estas páginas, por estes corredores. Quantas coisas aconteceram dentro dessas portas, no silêncio, no escuro, no isolamento.

Algumas foram postas para fora, da mesma forma que saíram de dentro de nossos pensamentos, de nossas almas e através de você tomaram forma e realidade.

Quantas feridas curadas!

Sei que você sofreu muito, mas não foi em vão.

Seu sacrifício ficou marcado, e sem você talvez não tivéssemos tido o sucesso que tivemos, alguns não teriam chegado ao final da jornada.

Hoje é um momento ainda de muitas emoções para poder ter toda a noção do que significa se despedir. É uma mistura de alegria, nostalgia, medo. Talvez daqui um tempo seja possível ter melhor consciência de tudo que foi.

"Tudo!", "Tudo?" Será que conseguimos ter a noção da complexidade do todo? Ou isso é mais de um de nossos devaneios, da nossa forma de nos paliar por acharmos que podemos controlar as variáveis, prever os desfechos, nos preparar para o futuro.

Possivelmente não passa de uma ilusão tal controle, mas de uma forma ou de outra nos conforta. No meio de dúvidas e incerteza, qualquer chão palpável é uma trilha que pode ser percorrida.

Mas assim como tudo chega ao fim, esta jornada também está chegando. É hora de nos despedirmos.

Mas parece difícil parar de escrever. Difícil ir embora.

Foram tantas as despedidas nestes meses todos (e dizemos que somos especialistas em cuidar do final de vida!)

Facilitamos o contato para que tantos se despedissem. Estivemos lá para acolhê-los, mas parece que quando é com a gente sempre é mais difícil.

Acho que a grande dificuldade em "dizer adeus" é saber (ou não saber) como lidar com as perdas, com a saudade, com aquilo que foi e não volta mais a ser.

Não há fórmula, não sei se há como ensinar a passar por isso. Às vezes a gente sabe que a hora vai chegar e começamos a nos preparar, mas conseguimos realmente nos preparar? Ainda penso que quando a hora chega, não há preparo que suporte a avalanche de emoções. Talvez seja amenizada. A dor é de cada um, tenho que respeitar.

Respeitar, validar e acolher.

Essa é a nossa missão aqui, podemos dizer com muito orgulho que foi cumprida.

Com suor e lágrimas chegamos ao final.

Mas esta página será virada, virão outras em branco para serem escritas.

Se linhas acima cheguei à conclusão que o mais difícil é dizer adeus, o maior medo seria o que está por vir.

O que as próximas páginas nos reservam? E o que esperam de nós? Não conhecemos o desconhecido, o que transcende após a despedida.

Não quero decepcioná-lo, prometo manter-me firme na missão. Talvez não sejam as suas páginas a serem escritas, mas a história será.

E aquilo que ficou registrado não será esquecido, agora é tempo de refletir e assimilar. E usar tudo isso que levamos na bagagem para ser a tinta para escrevermos os próximos capítulos.

Assim como a despedida não pode se alongar mais do que o tempo que lhe foi programado, pois o tempo não espera.

O tempo é e sempre será soberano, imutável, assim também esse capítulo tem que se encerrar.

Obrigado, mas chegou a hora de apagar a luz."

O Diário de Bordo (Figura 24.2) tornou-se parte da equipe, incorporou-se à rotina e transformou-se em companheiro de partilha e de atenuação de carga. Tornou-se testemunha silenciosa e atenta da jornada, que consistiu em romper com o conhecido, iniciar-se ao novo, aprender com ele e depois despedir-se.

Iniciar no novo campo significava separar-se do trabalho habitual e romper com as estruturas que, reconhecidamente, funcionavam para resolver problemas antigos. Imergir na nova realidade requereu a abertura para o novo e temível, tolerando a permanência no lugar que transformou nossas práticas, crenças e posturas.

Terminar este trabalho implicou em recolher retalhos da experiência, reuni-los e lançar o olhar para o futuro, como se fosse possível antever os desdobramentos do que foi vivido, em uma dimensão tão intangível quanto palpável.

No texto final, o compromisso assumido é com a narração da história e com o desenrolar dos fatos, como uma forma de honrar a jornada, homenagear todos que participaram dela – pacientes, familiares e profissionais – e reverenciar tudo que nela foi criado e todo o aprendizado que dela foi extraído. O compromisso é com a continuidade da construção de uma história de coragem, tendo como ponto de partida o legado que procede desses 160 dias.

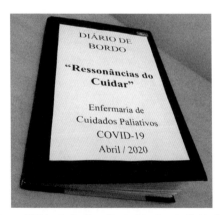

Figura 24.2. O caderno "Diário de Bordo – Ressonâncias do Cuidar" usado na enfermaria de cuidados paliativos COVID-19 do HCFMUSP.

Fonte: Acervo da autoria.

▶ **Referências bibliográficas**

1. Carvalho RT. Cuidados paliativos – conceitos e princípios. In: Carvalho RT, Souza MRB, Franck EM, et al. (Eds.). Manual da Residência de Cuidados Paliativos: Abordagem Multidisciplinar. Barueri, SP: Manole; 2018.
2. De La Longuiniere ACF, Donha Yarid S, Sampaio Silva EC. Influência da religiosidade/espiritualidade do profissional de saúde no cuidado ao paciente crítico. Rev Cuidarte [Internet]. 2018;9(1):1961-72. Disponível em: https://revistacuidarte.udes.edu.co/index.php/cuidarte/article/view/413. Acesso em: 8 abr. 2021.
3. Organização Pan-americana da Saúde. Proteção da saúde mental em situações de pandemia. 2009. Disponível em: https://www.paho.org/hq/dmdocuments/2009/protecao-da-saude--mental-em-situaciones-de-epidemias--portugues.pdf. Acesso em: 8 abr. 2021.
4. Souza AD, Jucá ACB. Monomito, individuação e o Fausto: a simbolização como ferramenta psicoterápica transdisciplinar. Arte médica ampliada. 2015;35(4):153-7. Disponível em: http://abmanacional.com.br/arquivo/c9f9d647298d97b5c3ff2bce3d8ebd1b16727c74-35-4-monomito-individuacao-e-fausto.pdf. Acesso em: 20 fev. 2021.

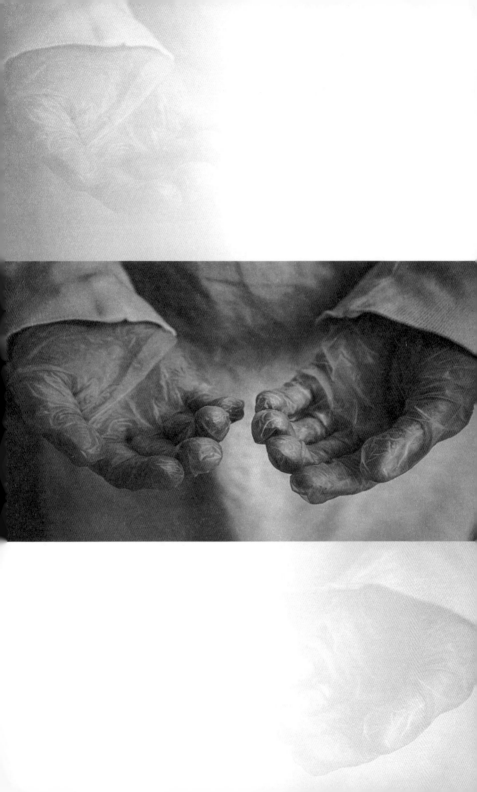

Índice remissivo

Observação: números em *itálico* indicam figuras; números em **negrito** indicam tabelas e quadros.

A

"A vida não é só borboletas", vivência
    apresentação do caso, 127
    desfecho, 130
    diagnósticos da avaliação multidimensional, 128
    discussão do caso, 129
    plano de cuidados e condutas adotadas, 129
Abertura bucal, limitação da, 132
Ação(ões)
    do NTCCP voltadas ao combate da pandemia COVID-19, 21
        acolhimento pós-óbito e seguimento do luto, 25
        comunicação, 22
        enfermaria de cuidados paliativos, 23
        fluxograma orientador, 21
        hotline, 21

Acolhimento pós-óbito
    fluxograma das ligações de, **93**
    e seguimento do luto, 25
Adenocarcinoma de cólon, 127
Ageísmo, 56
ANCA-PR3, 131
Anticolinérgico, 193
Arte e Despertar, 115
Assimetria, apagamento da, 234
Assistência aos pacientes não infectados pela COVID-19, 110
Associação de cateter nasal de alto fluxo e posição prona, 67
Atemporalidades, 236
Autonomia
    do médico, 49
    do paciente, 48
Azitromicina, 179

B

Babação, 133
Benzodiazepínicos, 71
Bioética
    em contexto de crise na saúde, 45
    na tomada de decisão durante a pandemia pela COVID-19, 45
Burnout, 19, 216

C

Capacitação *in loco*, 34
Carcinoma
    epidermoide do lado esquerdo do pescoço, 137
    espinocelular de pele, 167
Cárie, 69
Caso, relato e registro, atenção direta e exclusiva a pacientes com COVID-19, 123-193
Cateter nasal de alto fluxo, 67
Cenário *iceberg*, 9
Colectomia total com ileostomia terminal, 127
Coma, avaliação do paciente em, 192
Coma vígil, 132
Comitê de crise, 110
    no HCFMUSP, 19
Comunicação, 22
    adaptação em saúde na pandemia, 77
        ensinamentos sobre as adaptações, **79-82**
    antes da pandemia, 75
    durante a pandemia da COVID-19, lições sobre, **79-82**
    em cuidados paliativos durante a pandemia, 75
    estratégias de, 22

Consciência, redução do nível de, 191
Consentimento livre e esclarecido, 48
Contorção facial, 132
Coronavirus Disease 2019 (COVID-19), 5
Corticosteroide, 193
COVID-19
    cuidados paliativos e a, 8
    enfermaria de cuidados paliativos, 23
    teoria aplicada à pandemia, 3
CP, ver Cuidados paliativos
Crise humanitária, uso racional de recursos durante, 111
CROSS (Cental de Regulação de Ofertas de Serviços de Saúde), 18
Cuidado(s)
    ao luto pela COVID-19, 87
    ao paciente, adequação de rotina, 27
    de alta dependência, 33
    do "eu" e do "outro", 106
    foco de acordo com a progressão da doença, **7**
    no final da vida, 47
    oral e odontológico, 72
    paliativo(s), 6
        ações assistenciais em, 20
        COVID-19 e, 8
        discussão sobre a gestão em, 18
        em pacientes não infectados pela COVID-19 no contexto da pandemia, 109
        gestão em, 18
        na área não COVID-19, atuação do grupo de, 111
            ambulatório de cuidados paliativos, 115
            interconsulta, 112
            unidade de internação, 113
        na pandemia COVID-19, *14*, 18

Índice remissivo

para a equipe não especialista, adequação da rotina, 26
para uma doença aguda potencialmente letal, 18
planejamento avançado, 52
planejamento estratégico assistencial durante a pandemia de COVID-19, 110
princípios fundamentais dos, **7**

Curador ferido, 219
arquético do, 220

D

Decisão(ões)
compartilhada, 52
terapêuticas na situação de crise, 46
Delirium, 71
hiperativo, 159
Depressão, 170
Desadaptação protética, 68
Desequilíbrio metabólico, 68
Desidratação, 68
Diário de bordo
caderno, **248**
como estratégia de cuidado ao profissional de saúde durante a pandemia de COVID-19, 213
empatia, *burnout* e autocuidado, 215
fatores terapêuticos do, 218
metodologia da intervenção, 216
na enfermaria de cuidados paliativos COVID-19, 222
o começa da história, 214
o curador ferido, 219
princípios da Intervenção, 218
retrato de uma página do caderno, **239**
reunião do livro, **217**

Dignidade humana, 48
Diretivas Antecipadas de Vontade (DAV), 49
Discussão multidisciplinar de casos de pacientes internados na enfermaria de cuidados paliativos COVID-19, reunião diária para, **33**
Disfagia, 27
Disgeusia, 69
Dispneia, 181
associada à hipoxemia, 138
fluxograma proposto de manejo de, **65**
manejo farmacológico específico da, 64
total, 175
Distanásia, 192
Distanciamento social, 84
Dobutamina, 174
Doença(s)
do enxerto contra hospedeiro, 186
periodontal, 69
severa, 6

E

"E uma pimentinha vai bem!", vivência, 161
apresentação do caso, 161
diagnósticos da avaliação multidimensional, 162
discussão do caso, 163
plano de cuidados e condutas adotadas, 163
receita compartilhada durante atendimento psicológico, 165
"Ela é só uma criança e tem uma mãe que vai morrer", vivência, 149
desfecho, 153
diagnósticos da avaliação multidimensional, 149

diagnósticos e sofrimentos identificados, **150**
discussão do caso, 151
plano de cuidados e condutas adotadas, 151
Empatia, 83
Enfermagem na equipe multiprofissional da enfermaria de CP COVID-19, 33
Enfermaria
   de cuidados paliativos COVID-19, 23
      grupo de residentes se reúne para assistir aula em sala da, *33*
      reunião diária para discussão multidisciplinar de casos dos pacientes internados na, *33*
   de cuidados paliativos COVID-19 do HCFMUSP
      adequação do elenco de medicações psicotrópicas, 26
      mudanças das rotinas de admissão de pacientes, 26
      cuidados paliativos para a equipe não especialista, 26
Enfrentamento à COVID-19, 83
Enrijecimento muscular, 132
EPI (equipamento de proteção individual), 32
Equipe
   de psicologia
      estruturação na enfermaria de CP COVID-19 do HCFMUSP, *40*
   multiprofissional na pandemia COVID-19
      estruturação de uma enfermaria de cuidados paliativos para pacientes com COVID-19, 32
      enfermagem, 33

fisioterapia, 35
medicina, 36
psicologia, 39
odontologia, 41
o que existe na literatura, 32
Eritropoietina, 151
Esgotamento, 85
Etarismo, 56
Extubação paliativa, 193

F

Fadiga de compaixão, 19, 85, 216
Família como unidade de cuidado, 100
Fentanil, 151
Ferramenta SPICT-BR, *12*
Filtro expiratório, 67
Fim de vida, 195
Finitude
   consciência de sua, 186
   constatação, 236
Fisioterapeuta, enfermaria e médicos discutem caso avaliado na interconsulta de CP, *38*
Fisioterapia na equipe multiprofissional da enfermaria de CP COVID-19, 35
Funcionalidade, perda de, 54
Fundamentos éticos e legais em cuidados paliativos, 47
   autonomia do médico, 49
   autonomia do paciente, 48
   tomada de decisão e cuidados no final da vida, 47
Furosemida, 174

G

Grito subjetivo, 84

Índice remissivo

H

Halitose, 69
HFNC (*high-flow nasal cannula*), 67
Hidratante labial, 151
Higiene oral, 68
Hipersecretividade, 133
Hipossalivação, 68, 72
Hipoxemia, 67
   crônica, 70
   feliz, 70
Hipóxia-dispneia-agitação, ciclo vicioso de, 159
Hospice, 17
Hotline, 21

I

Infecção(ões)
   fúngica, 186
   oportunistas, 68
   pulmonar de repetição, 143
Infiltração tumoral, 186
Infodemia, 205
Insuficiência
   renal, 68
   respiratória aguda, 191
Interconsulta, 112
Intervenção do "diário de bordo", 216
   princípios da, 218
Intubação orotraqueal, 191
Isolamento social, 99, 101
   durante a internação da adequação de rotina, 28

L

Lábio(s)
   com crostas, 72
   ressecados, 68
Lesão(ões)
   de pele associadas à vasculite, 132
   por pressão, 27
Leucemia linfoide aguda de células T, 185
Língua
   despapilada, 68
   fissurada, 68
   saburrosa, 68
      com lesão em seu ápice, 132
Luto
   antecipatório da família, 134
   elaboração do, 88
   em cuidados paliativos, trabalho com o, 89
   pela COVID-19, cuidado ao, 87
   processo de, 88

M

Maior benefício, 55
Maslach Burnout Inventory, 209
Medicação(ões)
   psicotrópicas, adequação da rotina, 26
   solicitadas e quantidades, **27**
Medicina na equipe multiprofissional da enfermaria de CP COVID-19, 36
Medida de suporte artificial de vida, 47
Modelo educacional, adaptação em tempos de pandemia, 118
Morfina, 64, 138
Morte
   de indivíduos jovens, 105
   de um jovem, sentimento de incompletude diante da, 189
Mucosite oral, 151

N

"Nadando contra um oceano", vivência, 155
　apresentação do caso, 155
　desfecho, 159
　diagnósticos da avaliação multidimensional, 156
　diagnósticos e sofrimentos identificados, **156**
　discussão do caso, 157
　plano de cuidados e condutas adotadas, 156

"Nossa luta foi em vão", vivência, 185
　apresentação do caso, 185
　desfecho, 189
　diagnósticos da avaliação multidimensional, 185
　diagnósticos e sofrimentos identificados, **186-187**
　discussão do caso, 187

NTCCP (Núcleo Técnico Científico em Cuidados Paliativos), 21

O

"O nada é melhor do que esta vida", vivência, 167
　apresentação do caso, 167
　desfecho, 171
　diagnósticos da avaliação multidimensional, 168
　diagnósticos e sofrimentos identificados, **168**
　discussão do caso, 169
　plano de cuidados e condutas adotadas, 168

Odontologia na equipe multiprofissional da enfermaria de CP COVID-19, 41

Opioide, 193
Oxigenoterapia, 174

P

Paciente(s)
　comCOVID-19, estigmatização pelo trabalho com, 205
　crítico refratário, 57
　não infectados pela COVID-19, assistência aos, 110
　recebe unção dos enfermos, enquanto familiares presenciam através do *tablet*, 83

Palhiare, 115

Pandemia da COVID-19
　a partir do olhar de profissionais de saúde, 227
　bioética na tomada de decisão durante a, 45
　cuidados paliativos, *14*
　equipe multiprofissional na, 31
　fundamentos dos cuidados paliativos à, 5
　contextualização do Hospital das Clínicas da Faculdade de Medicina da USP, 10
　potenciais consequências, *9*
　sob olhar da gestão, 17
　tomada de cisão na, *14*

Papaína, 133
Plano terapêutico, 52
Pneumonia viral pela COVID-19, 149
Pneumopatia grave e critérios de terminalidade, paciente com, 181

"Pode amarrar uma rede em qualquer cantinho deste hospital, que eu fico", vivência, 143

Índice remissivo

apresentação do caso, 143
desfecho, 147
diagnósticos e sofrimentos identificados, **144**
diagnósticos da avaliação multidimensional, 144
plano de cuidados e condutas adotadas, 144
Polifarmácia, 68
Posição prona, 67
Princípio
   da autonomia, 157
   da justiça, 158
Profissionais de cuidados paliativos, poemas, relatos e reflexões dos, 227
Profissionais de saúde, 199
   condição durante a pandemia, 204
   cuidados na enfermaria de cuidados paliativos COVID-19, 207
   necessidade de cuidado na pandemia, 206
   sofrimento dos, 200
Psicoeducação, ações de, 209
Psicologia na equipe multiprofissional da enfermaria de CP COVID-19, 39

Q

Qualidade de vida, 56
"Que seja feita a Vossa Vontade...", vivência, 191
   apresentação do caso, 191
   desfecho, 195
   diagnósticos da avaliação multidimensional, 192
   diagnósticos e sofrimentos identificados, 192
   discussão do caso, 193
   plano de cuidados e condutas adotadas, 192

R

Residente de CP discute caso com médico assistente através de porta com janela de vidro, *38*
Resolução da ortotanásia, 47
Ressecamento labial, 68, 132
Ressonâncias do cuidar, 215, 227, 228
   da visibilidade à jornada interna, 243
   poemas, relatos e reflexões dos profissionais de cuidados paliativos sobre a pandemia, 227

S

Saburra no dorso da língua, 69
Saliva, escape de, 132
Salivação, controle da, 133
Sangramento tumoral maciço, 139
Sarcoma de alto grau com metástases, 149
SARS-CoV-2, 5
   glândulas salivares abrigam o, 41
Saúde, bioética em contexto de crise na, 45
"Se ele está lutando, vamos cuidar!", vivência, 137
   apresentação do caso, 137
   desfecho, 140
   diagnósticos da avaliação multidimensional, 138
   diagnósticos e sofrimentos identificados, 138
   discussão do caso, 139
   plano de cuidados e condutas adotadas, 138

"Ser humano é ter paciência", vivência, 179
   apresentação do caso, 179
   desfecho, 183
   diagnósticos da avaliação multidimensional, 180
   diagnósticos e sofrimentos identificados, **180-181**
   discussão do caso, 182
   plano de cuidados e condutas adotadas, 181
"Será que posso decidir sobre o meu corpo?", vivência, 173
   apresentação do caso, 173
   desfecho, 177
   diagnósticos da avaliação multidimensional, 174
   discussão do caso, 175
   plano de cuidados e condutas adotadas, 174
Sinais vitais, manejo na ausência de sintomatologia, 165
Síndrome
   da ardência bucal, 68
   de *Burnout*, 210
Sintomas, controle de, especificidades da COVID-19, 63
   o que encontramos e as dificuldades, 69
   o que existe na literatura, 64
   particularidades do cuidado oral e odontológico, 72
Sofrimento
   dimensões do, 7
   familiar, 99
   familiar e isolamento social, 99
      estratégias de cuidado, 102
   invisível, 84
   psíquico, 169

Solução para dispneia nos cenários habitual e COVID-19, comparação entre, **70**
SPICT-BR (*Supportive and Palliative Care Indicators Tool*), **12**
Startups, 23

T

Teleconsultas, 116
Telepresença, reunião de família através do dispositivo de, **77**
Teoria do mal menor, 55
Terapia assistida por cães, 115
Terminalidade, 170
Tomada de decisão, 50
   na COVID-19 do HCFMUSP, fluxograma, **59**
   na pandemia COVID-19, **14**
   no cenário da COVID-19, 53, 57
   pela equipe de CP do HCFMUSP no contexto da pandemia da COVID-19, 59
   processo de, 177
Tosse seca, febre e dispneia progressiva, quadro de, 155
Tosse/secretividade, fluxograma proposto de manejo de, **66**
Transferência de responsabilidade, 52
Transtorno de estresse pós-traumático, 216
Traumatismo mucoso, 68
Trismo, 133
Tromboembolismo pulmonar, 143
   segmentar, 179

U

Úlceras pseudomembranosas, 150

Índice remissivo

V

Ventilação mecânica, 192
  não invasiva, modalidade binível, 67
Videochamada(s)
  com familiares, 156
  paciente se comunica com seu familiar através da, **79**
  reuniões familiares por, 168
Visita virtual, **77**, 78
Vivências
  a vida não é só borboletas, 127
  e uma pimentinha vai bem!, 161
  ela é só uma criança e tem uma mãe que vai morrer, 149
  nadando contra um oceano, 155
  nossa luta foi em vão, 185
  o nada é melhor que esta vida, 167
  pode amarrar uma rede em qualquer cantinho deste hospital, que eu fico, 143
  que seja feita a Vossa Vontade, 191
  se ele está lutando, vamos cuidar, 137
  ser humano é ter paciência, 179
  será que posso decidir sobre o meu corpo?, 173
  vivendo em agonia, 131
  "Vivendo em agonia", vivência, 131
    apresentação do caso, 131
    desfecho, 135
    diagnósticos da avaliação multidimensional, 132
    diagnósticos e sofrimentos identificados, **132**
    discussão do caso, 133
    plano de cuidados e condutas adotadas, 133

X

Xerostomia, 151

Este livro foi impresso nas oficinas gráficas da Editora Vozes Ltda.,
Rua Frei Luís, 100 – Petrópolis, RJ.